**Kopf über Wasser**
Ein Leben mit ME/CFS und MCAS

Sarah Frischke

# Kopf über Wasser

Ein Leben mit ME/CFS und MCAS

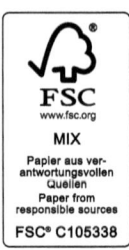

Bibliografische Information der Deutschen Nationalbibliothek:
Die Deutsche Nationalbibliothek verzeichnet diese Publikation in der Deutschen Nationalbibliografie; detaillierte bibliografische Daten sind im Internet über dnb.de abrufbar.

Verlag: BoD · Books on Demand GmbH, In de Tarpen 42, 22848 Norderstedt
Druck: Libri Plureos GmbH, Friedensallee 273, 22763 Hamburg

ISBN: 978-3-7597-8405-6

*Gott,*
*gib mir*
*die Gelassenheit,*
*Dinge hinzunehmen, die ich nicht ändern kann,*
*den Mut,*
*Dinge zu ändern, die ich ändern kann,*
*und die Weisheit,*
*das eine vom anderen zu unterscheiden.*

# Inhaltsverzeichnis

*Einleitung* ............................................................................. *13*

    Vorbemerkungen .............................................................. 13

    Hinweise zu diesem Buch ................................................ 17

*ME/CFS und Long Covid* ................................................... *20*

    Hauptsymptome ............................................................... 21

    Diagnostik .......................................................................... 24

*Das Mastzellaktivierungssyndrom (MCAS)* ................... *32*

    Mögliche Symptome ........................................................ 33

    Diagnostik .......................................................................... 34

    Therapie ............................................................................. 38

*Wo finde ich Hilfe und Unterstützung?* .......................... *42*

    Ambulanzen von Krankenhäusern ................................. 43

    Privatärzte ......................................................................... 44

    Verbände, Vereine und Hilfsorganisationen ................. 44

    (Online-)Selbsthilfegruppen .......................................... 45

    Medizinische Unterstützung vor Ort .............................. 50

    Psychotherapie und Ergotherapie ................................. 51

    Physiotherapie .................................................................. 52

    Osteopathie ....................................................................... 54

    Pflege ................................................................................. 56

Rechtsberatung.................................................................. 57

ME/CFS und Reha?............................................................ 60

ME/CFS Genesungsprogramme ................................... 61

Blogs und Podcasts ....................................................... 71

*Pacing* ................................................................................ 72

Herzfrequenzmesser/ Pulsuhr ................................... 73

Sauerstoffsättigung....................................................... 75

Die Löffel-Methode (Spoon-Therapie)....................... 76

Der kaputte Akku ........................................................... 80

Pausen.............................................................................. 81

Die Pomodoro-Technik................................................. 82

Langsamkeit als Schlüssel ........................................... 83

Die 30-Sekunden-Regel ............................................... 83

Adrenalin vermeiden .................................................... 85

Digital Detox: Verzicht auf Online-Medien ............... 90

Schlafen........................................................................... 93

Weitere Vorsichtsmaßnahmen ...............................100

*Grundlagen für das Brain Retraining*............................103

Funktionen des menschlichen Gehirns....................103

Das autonome Nervensystem....................................106

Die Neuroplastizität des Gehirns .............................112

*Nervus Vagus-Therapien* .................................................114

Atemübungen ............................................................... 114

Weitere Nervus-Vagus-Übungen ................................... 119

Vagusnerv-Stimulatoren .............................................. 121

Neuroathletik ............................................................... 122

Körper- und Entspannungsübungen .............................. 122

Vagusvit-Infusionen ..................................................... 130

*DBT-Therapie: Skill-Orientierung* ................................ 131

DBT ............................................................................. 131

Verschiedene Skills ...................................................... 133

Notfall-Koffer und Notfall-Listen ................................. 144

*Ressourcenorientierung* .............................................. 147

Was sind Ressourcen? .................................................. 147

Übungen zur Ressourcenfindung .................................. 150

Schwierigkeiten und Lösungsansätze ........................... 161

*Imaginationsübungen* .................................................. 167

Grundsätzliches ........................................................... 168

Geeignete Imaginationsübungen für zuhause ............... 171

Imaginationsübungen für die Innenarbeit .................... 184

Schwierigkeiten bei Imaginationsübungen ................... 192

*Meditationen* .............................................................. 194

Geführte Meditationen ................................................ 194

Freie Meditationen ...................................................... 195

*Affirmationen und Visualisierungen*..................................................*198*

    Funktionen von Affirmationen ....................................**201**

    Wie formuliere ich Affirmationen? ...............................**203**

    Grenzen der Affirmationen...........................................**204**

    Visualisierungen ..........................................................**207**

*Emotionale Selbstfürsorge*...........................................*211*

    Grenzen setzen ............................................................**212**

    Ein wohlwollendes Umfeld auf- und ausbauen.............**216**

    Muße tut der Seele gut ................................................**219**

    Mit der Natur verbunden .............................................**227**

    Spiritualität: Der Sinn im Leben ..................................**230**

    Ihr Charakter entscheidet über Ihre Bedürfnisse .........**238**

*Der Umgang mit belastenden Gefühlen* ........................*245*

    Grübelstopps ...............................................................**246**

    Trauer...........................................................................**257**

    Wut ...............................................................................**261**

    Schuldgefühle ..............................................................**267**

    Suizidgedanken - Achtung: Trigger!!! ..........................**272**

*Ernährung und Darmgesundheit*....................................*278*

    Nahrungsmittelunverträglichkeiten .............................**279**

    Verbesserung der Verdauung ......................................**285**

    Leaky Gut und Dysbiose ..............................................**287**

Zahngesundheit .............................................................. 289

Mikronährstofftherapie..................................................... 292

*Weitere Therapiemöglichkeiten*..................................... 294

Medikamentöse Offlabel-Therapien .............................. 294

Chronische Infektionen ................................................. 297

Hormontherapie ............................................................. 300

Entgiftungsstörungen und Schadstoffbelastung ........... 303

HPU-Therapie ................................................................. 305

Blutwäschen ................................................................... 307

Schimmelbelastung......................................................... 308

Mitochondrientherapie .................................................. 309

Coimbra-Protokoll........................................................... 310

Nikotinpflaster-Therapie bei Long Covid ....................... 312

Low Dose Lithium........................................................... 313

Schmerztherapien .......................................................... 314

Stellatum-Blockade ........................................................ 315

Ketamin-Infusionen......................................................... 315

Instabile Halswirbelsäule................................................ 316

*Meine Erfahrungen* ...................................................... 320

Wie es anfing (2002 bis 2004) ........................................ 320

Vor den Trümmern meiner Existenz (2007) .................... 325

Mein Leben als EM-Renterin (2008 bis 2018).................. 327

Krise und Verwirrung (2019)......................................................330

Die Suche nach Klarheit – eine Odyssee (2019 bis 23)...............332

Mein heutiges Leben..............................................................348

*Ist Heilung möglich?*...............................................................*355*

*Anhang*.................................................................................*359*

Danksagung ........................................................................359

Abbildungsverzeichnis...........................................................360

Abkürzungsverzeichnis..........................................................361

Quellenverzeichnis................................................................362

# Einleitung

## Vorbemerkungen

In den letzten vier Jahren beschäftigte ich mich aufgrund eigener Betroffenheit intensiv mit ME/CFS und MCAS sowie den unterschiedlichen Begleit- und Folgeerkrankungen. Die Diagnostik, die bei mir 19 Jahre zu spät kam, nahm einen sehr großen Platz ein. Obwohl ich bereits seit 2003 schwerkrank bin, wurden bei mir bis 2019 die meisten Symptome auf eine psychische Ursache geschoben. Daher war für mich vieles unbekannt und neu. Genauso neu waren dann auch viele (ganzheitliche) Behandlungsmethoden und Brain Retraining-Programme. Aber in Hinblick auf die Neuroplastizität des Gehirns traf ich alte Bekannte aus meiner Traumatherapie wieder. Egal, ob es sich um Nervus Vagus-, Atem- oder Imaginationsübungen drehte: Ich kannte bereits alles und konnte auf mein altes Wissen und damit auf einen großen Fundus an Übungen zurückgreifen.

Verwundert war ich jedoch darüber, wie teuer manche Online-Genesungsprogramme sind, die sich größtenteils auf das Brain Retraining konzentrieren. Selbst wenn diese kein Coaching-Angebot beinhalten, kosten sie im Jahr 2024 in der Regel zwischen 300,- bis 400,- EUR – obwohl viele Inhalte und Übungen im Internet sowie in Büchern sehr viel kostengünstiger zu bekommen sind. Zudem sind individuelle Therapien manchmal unabdingbar, da Standardrezepte aus den Online-Programme oft nicht greifen – oder im schlimmsten Fall sogar schädigen können. Hier tut Aufklärung Not, damit Betroffene die jeweiligen Angebote überprüfen und angemessen anwenden können.

Daher entschied ich mich, ein Buch für ME/CFS-, Long/ Post Covid- und MCAS-Betroffene zu schreiben. Ich will Menschen eine Möglichkeit geben, sich ihr eigenes Genesungs-Programm zusammenzustellen, um mit ähnlichen Voraussetzungen ihre Symptome lindern zu können. Gleichzeitig möchte ich über die Grenzen und Gefahren von einigen Online-Programmen aufklären. Mein Schwerpunkt liegt dabei auf der Vermittlung von praktischen Tipps und Übungsvorschlägen. Hierfür greife ich u.a. auf mein Wissen zurück, das ich dank meiner langjährigen Traumatherapie besitze. Die theoretische Grundlage bilden die aktuellen Kenntnisse in der Psychotraumatologie und dem Brain Retraining, welche ich durch eigene konkrete Erfahrungen ergänze.

Selbstverständlich ist mir dabei bewusst, dass das Brain Retraining nur ein Baustein bei der Behandlung sein kann. Großen Raum nimmt daher auch das Pacing ein. Die Notwendigkeit, die durch die Krankheit eng gesetzten Grenzen nicht zu überschreiten, erfordert m.E. eine unmenschliche Härte gegenüber sich selbst. Darüber hinaus ist ein drastisches Umdenken hinsichtlich des Begriffs „Disziplin" angesagt. Gerade leistungsorientierte Menschen tun sich damit schwer. Pacing wird jedoch inzwischen als das wichtigste Instrument im Umgang mit ME/CFS betrachtet, um die Erkrankung in Schach zu halten.

ME/CFS und MCAS sind zugleich multisystemische Erkrankungen, die sich bei jeder bzw. jedem von uns sehr individuell zeigen. Daher bedarf es meist einer Vielzahl weiterer Diagnostik- und Behandlungsmaßnahmen, um schrittweise wieder ins Leben zurückkehren zu können. Im weiteren Verlauf des Buches gehe ich daher auf die einzelnen Therapiemöglichkeiten und Probleme ein.

Zum Schluss möchte ich meinen eigenen bisherigen Weg schildern. Dieser war (und ist nach wie vor) eine Berg- und Talfahrt, die teilweise einem Hürdenlauf ähnelt. Aufgrund der Chronifizierung meiner Erkrankung und der gleichzeitig bestehenden Mastzellsymptomatik muss ich grundsätzlich vorsichtig und sanft vorgehen. Viele mögliche Therapien sind in meinem Fall zu riskant und überfordern den Körper. Aber auch mit kleinen Schritten komme ich voran: Ich kann heute wieder zwei Stunden am Tag spazieren gehen, lesen und Bücher schreiben. Einiges ist wieder möglich, wobei ich jedoch nach wie vor in sehr eng gesteckten Grenzen und Strukturen leben muss. Viele Lebensentwürfe musste ich auf diesem Weg begraben. Andere Träume wurden endlich wahr. Heute führe ich ein „kleines, feines Leben", das ich mir mit Unterstützung meiner therapeutischen und medizinischen Helfer sowie meinem privaten Umfeld erkämpft habe.

Mein Ziel ist es, Mut zu machen und aufzuzeigen, dass es möglich ist, Hürden zu überwinden und neue Wege zu gehen, um wieder schrittweise ins Leben zurückkehren zu können. Dabei gehe ich auch auf die Stolpersteine, Schwierigkeiten und Umwege ein. Denn diese gab es bei mir zuhauf.

Bitte achten Sie jedoch darauf, dass mein Weg nicht 1:1 übertragen werden kann. Vieles, was mir half und hilft, kann für andere Betroffene zu riskant sein. Eine gründliche Analyse der eigenen Situation ist daher unabdingbar. Das gilt insbesondere für die schwer Erkrankten.

Schön wäre es, wenn auch Unterstützer und Behandler von diesen Schilderungen profitieren. Denn es gibt meines Erachtens bis auf wenige Ausnahmen nach wie vor zu wenig Mediziner und Behandler, die sich eingehend mit den Auswirkungen und der Behandlung von ME/CFS und MCAS beschäftigen. Diese Lücke muss unbedingt gefüllt werden, um die Not vieler Menschen zu lindern.

*Beppo, der Straßenkehrer*

*„… Manchmal hat man eine sehr lange Straße vor sich. Man denkt, die ist so schrecklich lang; das kann man niemals schaffen, denkt man.*

*"Er (Beppo) blickte eine Weile schweigend vor sich hin, dann fuhr er fort: „Und dann fängt man an, sich zu beeilen. Und man eilt sich immer mehr. Jedes Mal, wenn man aufblickt, sieht man, dass es gar nicht weniger wird, was noch vor einem liegt. Und man strengt sich noch mehr an, man kriegt es mit der Angst, und zum Schluss ist man ganz außer Puste und kann nicht mehr. Und die Straße liegt immer noch vor einem. So darf man es nicht machen."*

*Er dachte einige Zeit nach. Dann sprach er weiter: "Man darf nie an die ganze Straße auf einmal denken, verstehst du? Man muss nur an den nächsten Schritt denken, an den nächsten Atemzug, an den nächsten Besenstrich. Und immer wieder nur an den nächsten."*

*Wieder hielt er inne und überlegte, ehe er hinzufügte: "Dann macht es Freude; das ist wichtig, dann macht man seine Sache gut. Und so soll es sein." Und abermals nach einer langen Pause fuhr er fort: "Auf einmal merkt man, dass man Schritt für Schritt die ganze Straße gemacht hat. Man hat gar nicht gemerkt wie, und man ist nicht außer Puste."*

*Er nickte vor sich hin und sagte abschließend: "Das ist wichtig."*

*Michael Ende aus „Momo"*[1]

# Hinweise zu diesem Buch

Folgende Anmerkungen dienen zum besseren Verständnis und zur optimalen Handhabung des vorliegenden Buches. Bitte berücksichtigen Sie diese vor der Lektüre.

1.  Dieses Buch beruht auf meinen ureigenen Erfahrungen, die ich mit den beiden Erkrankungen ME/CFS und MCAS gemacht habe. Die Informationen, Hinweise und Tipps in diesem Buch wurden in den letzten Jahren umfassend recherchiert und überprüft. Ich erhebe in diesem Buch jedoch keinen Absolutheits- und Vollständigkeitsanspruch, da mein Wissen natürlich subjektiv beeinflusst und auf meinen Erfahrungshorizont basiert.

2.  Bitte berücksichtigen Sie, dass ich in diesem Buch aus pragmatischen Gründen nur den Begriff „ME/CFS" verwende, damit aber Erkrankungen mit diesem Symptomkomplex und damit „Long Covid", „Post Covid" sowie „Post Vacc-Syndrom" mit einbeziehe.

3.  Sie können dieses Buch auf unterschiedliche Art und Weise nutzen. Primär ist es als Ratgeber oder als Nachschlagewerk gedacht. Sie können das Buch von Anfang bis Ende durchlesen, sich aber auch nur bestimmte Kapitel und Übungen herauspicken, die Sie interessieren. Wichtig ist, dass Sie für sich den bestmöglichen Nutzen daraus ziehen. Markieren Sie, machen Sie Notizen, schreiben Sie Ihre Erfahrungen dazu. Alles ist erlaubt. Es ist Ihr Buch.

4.  Dieses Buch enthält eine Fülle von Möglichkeiten, das autonome Nervensystem zu beruhigen und zur Linderung von ME/CFS und MCAS beizutragen. Damit biete ich Ihnen eine Art „Werkzeugkoffer". Wie Sie diesen Werkzeugkoffer nutzen wollen, bleibt Ihre freie Entscheidung. Sie müssen weder einen von außen aufgestellten „Plan" erfüllen noch eine Reihenfolge bei den Übungen beachten. Entscheidend ist, dass Sie neugierig sind, einzelne Übungen testen – und für sich selbst herausfinden, welche Übungen in Ihrer persönlichen Situation geeignet sind.

5. Achten Sie bei der Auswahl der Übungen auf Ihre eigene Belastbarkeit, hören Sie auf Ihren Körper und überfordern Sie sich nicht. Idealerweise sprechen Schwer- und Schwersterkrankte vorab mit ihren Behandlern ab, welche Übungen sie in welchem Rhythmus und Pensum durchführen können.

6. Auch andere – v.a. emotional aufwühlende - Übungen sollten unter gewissen Umständen nur mit Hilfe von Behandlern durchgeführt werden. Bitte fangen Sie vor allem nicht in instabilen Zeiten oder bei parallel bestehenden psychischen Erkrankungen allein damit an. Beachten Sie zudem, dass für die praktische Anwendung der enthaltenen Hinweise und Tipps keine Haftung übernommen werden kann.

7. Mir war einerseits wichtig, mit diesem Ratgeber und Erfahrungsbericht eine Hilfestellung zu bieten, die so wenig Triggerpotential wie möglich enthält. Andererseits wollte ich Tabus nicht aussparen wie z.B. das Thema „Sterbehilfe". Daher finden Sie Triggerwarnungen und -zeichen wie z.B. bei dem Begriff „Sui***".

8. Aus stilistischen und praktikablen Gründen habe ich in diesem Buch auf das Gendern verzichtet. Daher bezieht sich die gewählte männliche Form immer zugleich auf weibliche und männliche Personen.

9. Meine eigenen Erfahrungen sind zum einen im Ratgeber-Teil kursiv gedruckt, zum anderen am Ende des Buchs in einem Kapitel zu finden.

10. Quellenverweise sind im Literaturverzeichnis am Ende des Buches zu finden. Dort habe ich alle Quellen aufgelistet, mit denen ich in den letzten Jahren verstärkt gearbeitet habe. Weitere Literaturtipps befinden sich in den einzelnen Kapiteln.

11. Da ich mich durch die eigene Erkrankung bedingt bereits seit vielen Jahren mit den einzelnen Themen beschäftige, konnte ich leider nicht immer im Nachhinein herausfinden, auf welche Autoren mein Wissen und meine Erfahrungen zurückzuführen sind. Vieles habe ich in meinen Therapien oder durch Selbsthilfegruppen – zum Großteil in Gesprächen oder Chats – erfahren. Ich bitte daher um Verständ-

nis, falls die eine oder andere Quelle vergessen wurde. Für diesbezügliche Hinweise bin ich sehr dankbar.

12. Dieses Handbuch kann weder (Fach-)Arzt- und Therapiebesuche noch eine gründliche Diagnostik und Behandlung ersetzen. Die Erkrankungen zeichnen sich durch eine starke Komplexität, individuelle Betroffenheit und unterschiedliche Symptome aus. Daher sind eine gründliche Diagnostik und Behandlung unabdingbar. Jeder von Ihnen hat zudem seine eigene Geschichte, eigene Schwächen und Stärken sowie Ressourcen. Die Therapie von ME/CFS und MCAS ist somit immer individuell. Was der einen Person schadet, kann für die andere Person ein Gamechanger sein. Daher bitte ich Sie, so achtsam wie möglich zu sein und Ihr Bewusstsein für sich und Ihren Körper zu stärken. Denn nur so können Sie sich leiten lassen durch den Dschungel der vielfältigen Therapiemöglichkeiten.

13. Medikamente gehören in die Hände von Fachleuten. Aus diesem Grund bitte ich Sie, keine Medikamente ohne fachärztliche Beratung einzunehmen. Im weiteren Sinne trifft dies auch auf Nahrungsergänzungsmittel (NEMS) zu. Viele NEMS haben genauso wie Medikamente Nebenwirkungen und Kontraindikationen. Daher sollte vor jeder NEM-Einnahme eine gründliche Recherche und Diagnostik vorangestellt werden, um keine unliebsamen Überraschungen zu erleben. Dies gilt umso mehr für die MCAS-Betroffenen, die mit diversen Unverträglichkeiten rechnen müssen.

# ME/CFS und Long Covid

ME/CFS steht für „Myalgische Enzephalomyelitis/Chronische Fatigue-Syndrom",
nicht zu verwechseln mit dem Fatigue-Symptom, das bei Krebs, MS und Co auftreten
kann. Hinter der Abkürzung verbirgt sich eine schwere multisystemische und neuro-
immunologische Erkrankung, die oft zu einem hohen Grad der Behinderung, Arbeitsunfähigkeit sowie Bettlägerigkeit führt.[2] Als Auslöser sind v.a. Infektionen (EBV, Borrelien, Herpes, Corona, andere Viren, Bakterien, Pilze), Impfungen, Krebserkrankung
mit Chemotherapie und/ oder Bestrahlung, langanhaltende psychische Belastungen
sowie eine instabile HWS bekannt. Nur in wenigen Fällen wird kein direkter Auslöser
gefunden.[3] Bereits seit 1969 stuft die WHO als neurologische Erkrankung ein. Aber
erst durch die Folgen von Covid wird die ME/CFS in der Öffentlichkeit und auch im
Gesundheitssystem langsam wahr- und ernstgenommen. Vor der Covid-Pandemie
waren in Deutschland ca. 250 000 Menschen an ME/CFS erkrankt. Nach der Pande-
mie gehen die Schätzungen inzwischen davon aus, dass in Deutschland inzwischen
mindestens 1 Mio. Menschen an Long Covid und ME/CFS erkrankt sind.[4] Weltweit
geht man von 17 Millionen ME/CFS-Erkrankten und 400 Millionen Long Covid-
Erkrankten aus.[5] Damit zählt diese schwere Erkrankung schon längst nicht mehr zu
den seltenen Erkrankungen. Trotzdem ist die Versorgung der Betroffenen in Deutschland nach wie vor katastrophal.

Der Begriff Long COVID steht wiederum für eine Vielzahl von Symptomen, die nach
einer akuten Covid-19-Erkrankung neu auftreten und mindestens vier Wochen anhalten. Halten die Symptome über drei Monate an, wird von einem Post Covid-Syndrom
gesprochen. [6] Manche Long Covid- und Post Covid-Betroffene haben das große
Glück, dass ihre Symptome nur vorübergehender Natur sind und im Laufe der Zeit
abklingen. Bei anderen Erkrankten hingegen chronifiziert sich die Erkrankung. Wenn
die Beschwerden nach sechs Monaten noch nicht abgeklungen sind, sollte über eine
ME/CFS-Diagnostik nachgedacht werden. Dies gilt auch für das Post Vacc-Syndrom,
dessen Ursache in der Impfung zu suchen ist.

Bitte berücksichtigen Sie, dass ich in diesem Buch aus pragmatischen Gründen nur den Begriff „ME/CFS" verwende, damit aber alle Erkrankungen mit diesem Symptomkomplex mit einbeziehe.

# Hauptsymptome[7]

Da die ME/CFS sowohl das autonome Nervensystem (ANS) als auch das Immunsystem stark beeinträchtigen, sind die Symptome vielfältig, diffus und teilweise schwer beeinflussbar. Auch die Hormonachse ist stark betroffen. Kardinalsymptom ist jedoch eine starke geistige sowie körperliche Erschöpfung, die die Lebensqualität und den Radius stark einschränkt. Die schwere Erschöpfung und körperliche Schwäche zeigen sich v.a. in der Post-Exertional Malaise (PEM) oder PENE (Post-Exertional Neuro-immune Exhaustion), die durch eine ausgeprägte und anhaltende Verstärkung aller Symptome nach meist geringer körperlicher oder geistiger Anstrengung gekennzeichnet ist. Umgangssprachlich wird dieses Symptom auch oft als „Crash" bezeichnet.

## PEM/PENE[8]

PEM/ PENE ist typisch für ME/CFS und zeigt sich in einer starken körperlichen und geistigen Erschöpfung nach alltäglichen Aktivitäten und Belastungen. Gerade bei Schwerbetroffenen können schon Zähneputzen, Duschen oder Kochen einen Crash auslösen. Viele Symptome können sich während eines solchen Rückfalls bzw. Crash verschlimmern, wobei hier v.a. Schmerzen, Konzentrationsschwierigkeiten, starke Reizempfindlichkeit sowie grippeartige Symptome zu nennen wären. Heimtückisch ist, dass diese manchmal nicht sofort, sondern erst mit einer Verzögerung von einigen Tagen auftreten kann. Dies hat zur Folge, dass sich die Betroffenen oft übernehmen, ohne es zu spüren.

Ist ein Crash erst einmal eingetreten, kann dieser tage- oder wochenlang (oder sogar länger) andauern. Oft wird danach eine anhaltende Zustandsverschlechterung festgestellt, was sich in einer noch niedrigeren Belastbarkeit zeigt. Daher gilt es bei der

Krankheitsbewältigung vor allem darum, PEM/ PENE zu vermeiden. Zu diesem Zweck wurde die Methode „Pacing" entwickelt, um die eigenen Energiegrenzen nicht zu überschreiten.[I]

## ORTHOSTATISCHE INTOLERANZ[9]/ POTS-SYNDROM

Bei Menschen, die an einer orthostatischen Intoleranz leiden, kann sich der Körper kreislauftechnisch nicht mehr aufrecht halten. Daher können viele Betroffene nicht mehr lange oder kaum mehr sitzen oder stehen. Wenn sie dies versuchen, werden sie schwächer. Ihnen wird schwindelig und sie verlieren ihr Gleichgewicht. Das Herz rast und klopft, der Blutdruck gerät aus dem Gleichgewicht. Blässe und Atemnot kommen hinzu. Je nachdem wie schwer diese Intoleranz ausgeprägt ist, wird das Leben der Betroffenen dadurch stark beeinträchtigt. Viele verbringen ihren Alltag mehr oder weniger liegend. Festzustellen ist die orthostatische Intoleranz durch den Schellong-Test, den NASA-10min-Lean-Test oder die Kipptisch-Untersuchung.[10]

Eine Sonderform der orthostatischen Intoleranz ist das posturale Tachykardie-Syndrom (POTS). Hier steigt der Puls beim Aufrichten bzw. Aufstehen um mind. 30 Schläge an. Herzrasen, Schwindel und ein Schwächegefühl in den Beinen sind die Folge. Der Blutdruck sinkt jedoch meist nicht ab.[11]

## NEUROLOGISCHE SYMPTOME

Hierzu zählen schwere Kopfschmerzen, Muskelzuckungen und -krämpfe, Taubheitsgefühle, Einschlaf- und Durchschlafstörungen trotz extremer Müdigkeit, Brain Fog (neurokognitive Symptome wie Konzentrations-, Merk- und Wortfindungsstörungen) und

---

[I] Diese Methode wird später im Kapitel „Pacing" detailliert erläutert.

eine starke Intoleranz in Hinblick auf jegliche Reize. Dies führt u.a. dazu, dass schwer und Schwerstbetroffene Tag und Nacht im Dunkeln liegen müssen und kaum Geräusche ertragen. Andere entwickeln eine starke Duftstoffunverträglichkeit.

## STÖRUNG DES IMMUNSYSTEMS

Hier ist zuallererst die erhöhte Infektanfälligkeit aufgrund eines stark verschobenen Immunsystems zu nennen. Infolgedessen kommen ein starkes Krankheitsgefühl, schmerzhafte und geschwollene Lymphknoten, Halsschmerzen und Atemwegsinfekte hinzu. Autoimmunerkrankungen wie Hashimoto tauchen genauso häufig auf wie Unverträglichkeiten, neue Allergien, MCAS und Co.

## STARKE SCHMERZEN

Viele Betroffene leiden unter extremen und zermürbenden Kopfschmerzen, die neuartiger Natur und daher schwer einzuordnen sind. Aber auch Migräne wird oft als Begleiterkrankung genannt. Darüber hinaus treten starke Muskel- und Gelenkschmerzen auf, was oft zu einer Fibromyalgie-Diagnose führt. Nervenschmerzen sind in der Regel auf die Small Fiber Neuropathie (SFN) zurückzuführen, die nach wie vor viel zu selten diagnostiziert wird.

Darüber hinaus bestehen bei ME/CFS meist etliche Begleit- und Folgeerkrankungen und -störungen. Ein Neurologe erklärte mir letztens, dass er Patienten mit bis zu 100 Symptomen betreut. Vor allem die Fehlfunktion des autonomen Nervensystems (ANS) bedingt etliche funktionelle Störungen wie Verdauungsstörungen, Reizblase oder Reizdarm.

# Diagnostik

Da noch keine Biomarker für die ME/CFS bekannt sind, wird die Diagnose mit Hilfe der Ausschlussdiagnostik und anhand des klinischen Erscheinungsbildes gestellt. Eine gründliche Anamnese bekommt daher einen großen Stellenwert, in der die kanadischen Konsenskriterien abgefragt werden. Diese sind in einem Leitfaden bzw. Fragenkatalog zusammengestellt. Theoretisch kann jeder Behandler das kanadische Interview durchführen. Dafür ist es von Ihrer Seite hilfreich, ein Symptomtagebuch zu führen.

## KANADISCHE KRITERIEN

Der deutsche Fragebogen für das kanadische Interview wird u.a. von Prof. Dr. Stark im Netz zur Verfügung gestellt. Er ist unter folgendem Link zu finden: https://prof-stark-selbsthilfe.de/cfs-diagnose. Sie können dort den Test auch erst einmal für sich durchführen, bevor Sie einen Arzt ansprechen.

## WEITERE UNTERSUCHUNGEN

Darüber hinaus sollte immer
- eine körperliche Untersuchung
- ein Test auf Kreislaufbeschwerden beim Aufstehen (Schellong-Test)
- Blut- und Urinuntersuchungen sowie
- eine Handkraft-Messung
vorgenommen werden.

Auf weitere Belastungsprüfungen wie z.B. einen Ergometer-Belastungstest sollte aufgrund der hohen Risiken verzichtet werden. Eine gründliche Ausschlussdiagnostik macht jedoch weiterführende Untersuchungen wie EKG, Ultraschalluntersuchungen,

Röntgen oder MRT notwendig. Sinnvoll ist v.a., unterschiedliche rheumatische und neurologische Erkrankungen abzuklären und auszuschließen. Auch ein Besuch beim Endokrinologen ist notwendig, da die Hormonachse stark gestört ist und Autoimmun-erkrankungen der Schilddrüse nicht selten sind. Ein Gefäßmediziner wiederum unter-sucht die entholiale Dysfunktion und kann diesbezüglich Medikamente verschreiben. Und zu guter Letzt kann die Erregerdiagnostik, also die Suche nach (versteckten) In-fektionen, Klarheit bringen. Aber spätestens beim letzten Punkt machen einige Schul-mediziner bereits dicht. Es bleibt dann nur noch die Möglichkeit, einen erfahrenen Privatmediziner aufzusuchen, der sich mit chronischen Infektionen gut auskennt.

Ähnliche Symptome wie ME/CFS weisen u.a. folgende Erkrankungen auf, die jedoch auch als Begleiterkrankung von ME/CFS auftreten können:[12]

1. Chronische Infektionen wie Hepatitis oder Lyme-Borreliose
2. Schilddrüsenerkrankungen
3. Magen-Darm-Erkrankungen wie Zöliakie oder Morbus Crohn
4. psychische Erkrankungen wie Depressionen oder Angststörungen
5. neurologische Erkrankungen wie multiple Sklerose oder schwere Muskelschwäche
6. Autoimmunerkrankungen wie Rheuma oder das Sjögren-Syndrom
7. Krebs
8. Blutarmut (Anämie)
9. Nebenwirkungen von Medikamenten wie Antidepressiva
10. Schlafstörungen wie eine Schlafapnoe
11. chronische Schmerzerkrankungen
12. schädlicher Drogen- oder Alkoholkonsum

# HOHE NEUROTRANSMITTER-AUTOANTIKÖRPER

Eine Sonderrolle spielt die Messung der Autoantikörper (AAk) gegen Neurotransmitter-Rezeptoren wie β-adrenerge Rezeptoren und muskarinerge AcetylcholinRezeptoren (mAChR). Diese können bei ca. 30 Prozent aller ME/CFS-Patienten gefunden werden. Sie gelten jedoch nicht als Beweis für die Erkrankung.[13]

Die Neurotransmitter Rezeptoren gehören zur Gruppe der G-Protein-gekoppelten Rezeptoren (GPGR) wie adrenerge und muskarine Rezeptoren. Auch bei Long-COVID konnten zahlreiche AAk gefunden werden, unter anderem gegen verschiedene GPGR.[14] GPCR sind in der Zellmembran zuständig für die Wahrnehmung und Weiterleitung von Reizen ins das Zellinnere. Dadurch beeinflussen sie auch das autonome Nervensystem. AAk gegen mAChR werden mit Muskelschwäche und neurokognitiven Störungen in Verbindung gebracht.

In Hinblick auf die hohen Autoantikörper gibt es bisher noch keine erfolgreiche Therapie. Teure Blutwäschen wie Immunadsorptionen können manchen Personen helfen, wobei jedoch inzwischen deutlich wird, dass diese bei einer Großzahl von Betroffenen regelmäßig wiederholt werden müssen. Gleichzeitig wird bei MCAS von diesen Methoden aufgrund der hohen Risiken abgeraten.[15]

Einige Forschungen laufen zurzeit zu dem vielversprechenden Medikament BC007 in der Uniklinik Erlangen. An Probanden wurden jedoch nur Long Covid-Patienten ohne Komorbiditäten zugelassen. Das Medikament ist inzwischen zum Politikum geworden, da eine Studie für ME/CFS geplant war, jedoch nicht durchgeführt wurde. Inwieweit BC007 irgendwann auf den Markt kommt, steht noch in den Sternen.[16] Und auch dann wird es vermutlich nur Long Covid-Patienten zur Verfügung gestellt werden. Für die ME/CFS-Betroffenen wäre es wieder einmal nur „Off Label" Therapie, also auf eigene Kosten und eigenes Risiko, erhältlich. Daher ist es aktuell am sinnvollsten, sich bei hohen Autoantikörpern auf den autoimmunen Charakter von ME/CFS zu besinnen und z.B. mit dem Coimbra-Protokoll zu arbeiten, das bei Multipler Sklerose und anderen Autoimmunerkrankungen sehr gute Effekte erzielen konnte. Auch einige Heilpilze wie der Agaricus Blazeii können bei Autoimmunerkrankungen sehr hilfreich sein. Bei MCAS sollte wiederum sorgfältig abgewogen werden, inwieweit diese Versuche vertretbar sind.

Der Schweregrad und die Behinderung durch die Erkrankung wird durch die Bell-Skala festgelegt. Für einige Patienten ist es aber sinnvoller und genauer, den Schweregrad nach der britischen NICE-Leitlinie festzustellen, die eine Einteilung in mild, mittel, schwer und sehr schwer betroffen vornimmt. Entscheidend dabei ist, dass Betroffene im Laufe der Zeit unterschiedliche Schweregrade der Erkrankung erfahren können.

## BELL-SKALA[17]

### 100

Keine Symptome in Ruhe oder bei körperlicher Belastung; insgesamt ein normales Aktivitätsniveau; ohne Schwierigkeiten in der Lage, Vollzeit zu arbeiten.

### 90

Keine Symptome in Ruhe; leichte Symptome bei körperlicher und geistiger Belastung; insgesamt ein normales Aktivitätsniveau; ohne Schwierigkeiten in der Lage, Vollzeit zu arbeiten.

### 80

Leichte Symptome in Ruhe; die Symptome verstärken sich durch Belastung; nur bei Tätigkeiten, die anstrengend sind, ist eine geringfügige Leistungseinschränkung spürbar; mit Schwierigkeiten in der Lage, an Arbeitsplätzen, die Kraftanstrengungen erfordern, Vollzeit zu arbeiten.

### 70

Leichte Symptome in Ruhe; deutliche Begrenzungen in den täglichen Aktivitäten spürbar; der funktionelle Zustand beträgt insgesamt etwa 90% der Norm – mit Ausnahme von Tätigkeiten, die einer Kraftanstrengung bedürfen; mit Schwierigkeiten in der Lage Vollzeit zu arbeiten.

## 60

Leichte Symptome in Ruhe; deutliche Begrenzungen in den täglichen Aktivitäten spürbar; der funktionelle Zustand beträgt insgesamt etwa 70%—90% der Norm; unfähig, einer Vollzeitbeschäftigung nachzugehen, wenn dort körperliche Arbeit gefordert wird; aber in der Lage, Vollzeit zu arbeiten, wenn es um leichte Arbeiten geht und die Arbeitszeit flexibel gehandhabt werden kann.

## 50

Mittelschwere Symptome in Ruhe; mittelschwere bis schwere Symptome bei körperlicher Belastung oder Aktivität; der funktionelle Zustand ist auf 70% der Norm reduziert; unfähig, anstrengende Arbeiten durchzuführen, aber in der Lage, leichte Arbeiten oder Schreibtischarbeit für 4-5 Stunden täglich durchzuführen, wobei Ruhepausen benötigt werden.

## 40

Mittelschwere Symptome in Ruhe; mittelschwere bis schwere Symptome bei Belastung oder Aktivität; der funktionelle Zustand ist auf 50%-70% der Norm reduziert; unfähig, anstrengende Arbeiten durchzuführen, aber in der Lage, leichte Arbeiten oder Schreibtischarbeit für 3-4 Stunden täglich durchzuführen, wobei Ruhepausen benötigt werden.

## 30

Mittelschwere bis schwere Symptome in Ruhe; schwere Symptome bei jeglicher Belastung oder Aktivität; der funktionelle Zustand ist auf 50% der Norm reduziert; in der Regel ans Haus gefesselt; unfähig, anstrengende Arbeiten durchzuführen, aber in der Lage, leichte Arbeiten oder Schreibtischarbeit für 2-3 Stunden täglich durchzuführen, wobei Ruhepausen benötigt werden.

## 20

Mittelschwere bis schwere Symptome in Ruhe; schwere Symptome bei jeglicher Belastung oder Aktivität; der funktionelle Zustand ist auf 30%-50% der Norm reduziert; bis auf seltene Ausnahmen unfähig, das Haus zu verlassen; den größten Teil des Tages ans Bett gefesselt; unfähig, sich mehr als eine Stunde am Tag zu konzentrieren.

## 10

Schwere Symptome in Ruhe; die meiste Zeit bettlägerig; ein Verlassen des Hauses ist nicht möglich; deutliche kognitive Symptome, die eine Konzentration verhindern.

## 0

Ständig schwere Symptome; immer ans Bett gefesselt; unfähig zu einfachsten Pflegemaßnahmen.

---

# NICE-LEITLINIE[18]

---

**Mildes ME/CFS:**
Mild Erkrankte sind im Vergleich zu früher deutlich eingeschränkt. Sie sind jedoch noch weitestgehend selbstständig, benötigen aber eventuell Unterstützung bei Haushaltätigkeiten. Oft sind sie in ihrer Mobilität eingeschränkt, arbeiten jedoch noch. Dafür bezahlen sie aber teilweise einen hohen Preis, da sie meist auf Freizeitaktivitäten verzichten müssen. Darüber hinaus ist es in der Regel unabdingbar, die Arbeitszeiten zu reduzieren und auf Erholungsphasen zu achten.

**Moderates ME/CFS:**
Personen mit mittelschwerem ME/CFS sind in Mobilität und Alltag stark eingeschränkt. Beruf oder Ausbildung sind normalerweise nicht mehr möglich. Typisch sind Schwankungen im Symptomverlauf. Außerhaustermine führen in der Regel zu PEM/PENE. Daher ist Pacing das A und O.

**Schweres ME/CFS:**
Rund 25 Prozent der ME/CFS-Patienten sind schwer oder sehr schwer betroffen. Für sie sind nur noch minimale Tätigkeiten wie die tägliche Hygiene oder Zähneputzen

möglich. Viele alltägliche Aktivitäten (wie zum Beispiel Kochen, Duschen, Haare waschen, Putzen) können nicht mehr selbständig durchgeführt werden, ohne PEM/ PENE auszulösen. Aufgrund der starken orthostatischen Intoleranz und Schwäche benötigen sie in der Regel einen Rollstuhl. Sie sind ans Haus bzw. an das Bett gebunden. Darüber hinaus besteht eine hohe Intoleranz gegenüber äußeren Reizen.

**Sehr schweres ME/CFS:**
Betroffene sind ans Bett gebunden und benötigen Unterstützung bei der persönlichen Hygiene und der Nahrungsaufnahme. Eine extreme Empfindlichkeit gegenüber Reizen (Licht, Geräusche, Gerüche, Berührungen) ist typisch. Viele können kaum noch sprechen und werden teilweise über die Sonde ernährt.

# .Therapie

Bisher gibt leider noch keine anerkannten Therapien. Da es nach wie vor viel zu wenig Mediziner gibt, die sich mit der Erkrankung auskennen oder beschäftigen wollen, sind die meisten Betroffenen mehr oder weniger auf sich allein gestellt. Eigenrecherche nimmt einen großen Platz bei der Krankheitsbewältigung ein. Eigeninitiative und Disziplin sind in Hinblick auf Stressmanagement, Pacing und Co. gefragt. Medikamente wiederum werden v.a. eingesetzt, um Symptome und Begleiterkrankungen zu lindern.

Leider gilt ME/CFS bisher als nicht heilbar, auch wenn immer wieder Ausnahmen bekannt werden, die sich von der Erkrankung gänzlich erholen konnten. Bei Long und Post Covid können sich die Symptome mit der Zeit abmildern bzw. völlig verschwinden, wobei man inzwischen jedoch bei 50 Prozent der Erkrankungen von einer Chronifizierung ausgeht.

Weiterführende Informationen zu ME/CFS finden Interessierte unter dem link me/cfs.de. Dort ist u.a. auch eine Anleitung zur Betreuung von Schwerstkranken zu finden.[19] Behandler können sich inzwischen dank des Online-Schulungsangebots an der Charité unkompliziert weiterbilden. Die einzelnen Module sind on demand verfügbar und unter dem link mecfs.de/was-ist-me-cfs/informationen-fuer-aerztinnen-und-aerzte/on-demand-fortbildung zu finden.

Dieses Buch befasst sich eingehend mit den einzelnen Therapiemöglichkeiten und auch mit unterschiedlichen Heilversuchen, die unter ME/CFS-Betroffenen und in der Fachwelt diskutiert werden. Mehr dazu finden Sie in den entsprechenden Kapiteln.

# Das Mastzellaktivierungssyndrom (MCAS)

Das Mastzellaktivierungssyndrom (MCAS) ist eine komplexe und in Deutschland noch sehr unbekannte Multisystemerkrankung. Experten gehen jedoch davon aus, dass etwas etwa 17 % der Bevölkerung mehr oder weniger von MCAS betroffen sind.[20]

Bei dieser Erkrankung sind die Mastzellen überaktiv. Diese sind Teil des Immunsystems und befinden sich in allen Organen unseres Körpers. Im Normalfall schützen sie uns vor Krankheitserregern. Bei Überaktivierung hingegen können sie auf alle möglichen Umweltreize reagieren und schütten im Ernstfall 200 verschiedene Mediatoren wie z.B. Histamin und Leukotriene aus. Dadurch entstehen Entzündungen und allergische Symptome auf vielfältigste Weise. Viele Betroffene leiden unter gastrointestinalen Symptomen.[21] Aber auch Hautsymptome sind oft vorzufinden. Beides führt dazu, dass die MCAS anfangs oft mit einer Histaminintoleranz (HIT) verwechselt wird. Wenn dann keine weiterführende Diagnostik durchgeführt wird und nur Histaminverzicht empfohlen wird, werden wichtige Therapien nicht durchgeführt, was zu einer weiteren Verschlechterung führen kann. Denn die Mastzelldegranulation schreitet ohne Stabilisierung leider fort.

Die Symptomvielfalt bei MCAS ist niederschmetternd und diffus. Dabei können die Symptome von leichten, kaum merkbaren Problemen bis hin zu schweren Erkrankungen reichen, welche die Lebensqualität und Arbeitsfähigkeit stark einschränken können.

# Mögliche Symptome[22]

a) Allgemeinsymptome: Fatigue, Fieber, Frösteln, Gewichtsverlust oder -zunahme, Allergien, Ödeme, Hitzewallungen, chronische Entzündungen des Gewebes, Thromboseneigung

b) Nervensystem: Schwindel, Kopfschmerzen und Migräne, Konzentrationsstörungen und Wortfindungsstörungen, Schlafstörungen, Depressionen, Parästhesien, Tinnitus

c) Herz/ Kreislauf: Brustschmerzen, Blutdruckentgleisungen, Schwindel, Ohnmachtsanfälle, Schwäche, Herzrasen und Herzrhythmusstörungen

d) Magen/ Darm: Nausea, Erbrechen, Übelkeit, Appetitverlust, Sodbrennen und Magenschleimhautentzündung sowie stiller Reflux, Analekzeme, Juckreiz am After, Globusgefühl bzw. Schluckbeschwerden, Blähungen, Bauchschmerzen und -krämpfe, Darmentzündungen, Dünndarmfehlbesiedlung, Durchfall, Obstipation, Nahrungsmittelunverträglichkeiten, unzureichende Verdauung von Nährstoffen, Verklebungen von Eingeweiden und Bauchfell etc.

e) Atemwege: Hustenreiz, Asthma, Verengung der Bronchien, Schnupfen/ Laufende Nase, Chronische Heiserkeit, Nasennebenhöhlen- und Stirnhöhlenentzündungen, Räusperzwang

f) Haut: Flush, Juckreiz, Urtikaria, Schwellungen, Bindehautentzündungen und -reizungen

g) Geschlechtsorgane/ Blase: Häufiger Harndrang, Dysurie, Urethritis, Zystitis (interstitielle Zystitis), Vaginitis, Schmerzen im kleinen Becken

h) Immunsystem: Anaphylaktische Reaktionen, Infektanfälligkeit, Grippegefühle, Schwellung der Lymphknoten, Zahnschmerzen

i) Hormonsystem: Menstruationsbeschwerden, Endometriose, Hormonstörungen

h) Muskeln/Knochen: Fibromyalgie, Neigung zu Osteoporose

i) Weitere Symptome: Neigung zu Aphthen, Ohrenentzündungen, Leber- und Milzvergrößerung…

Leider wird die MCAS sehr spät entdeckt und anfangs oft als psychosomatische Erkrankung diagnostiziert. Daher haben die meisten Betroffenen bereits eine längere Leidensgeschichte mit unterschiedlichen Diagnosen hinter sich, bevor sie endlich „gesehen" werden.

# Diagnostik

Die Diagnostik ist bei MCAS recht schwierig. Einerseits gibt es kaum Anlaufstellen in Deutschland, andererseits sind diese über Monate und Jahre ausgebucht oder überfüllt. Einige Experten widmen sich inzwischen ausschließlich Forschung (z.B. Moldrings, Mücke), andere machten Privatpraxen auf. Und nicht zu guter Letzt sind durch Long Covid sehr viele neue MCAS-Patienten hinzugekommen. Folglich sind die Anlaufstellen in Deutschland völlig überlastet.

Gleichzeitig hält sich bei einigen Ärzten nach wie vor die Meinung, dass bei einer MCAS die Tryptase im Blut erhöht sein muss, während inzwischen klar sein sollte, dass dies nur auf die Mastozytose zutrifft und auch bei niedriger Tryptase eine MCAS vorliegen kann.[23] Dies ist v.a. dann der Fall, wenn sich die Betroffenen bei den Testungen bereits histaminarm ernähren und sich in keinem Schub befinden.

Aus diesem Grund sollten Sie – wenn möglich – zumindest die Blut- und Urin-Diagnostik bei Ihrem Hausarzt oder einem anderen Behandler durchführen. Als Argumentationsgrundlage für Ihren Hausarzt gibt es einen Fragebogen der Uniklinik Bonn, der von Prof. Dr. Moldrings entwickelt wurde.[II] Bitte beachten Sie dabei, dass dieser Fragebogen keine Diagnostik ersetzen und nur einen ersten Anhaltspunkt bieten kann. Darüber hinaus können Sie über mcas-hope.de Info-Broschüren für Ihren Hausarzt anfordern oder ihm anbieten, sich auf mcas-hope.de oder mastzellenhilfen.de zu informieren.

Sollte Ihr Hausarzt jedoch kein Verständnis haben, bleibt Ihnen immer noch die Erst-Diagnostik über private Behandler. Über das Labor IMD Berlin können diese sowohl die Histaminintoleranz als auch die MCAS über Blut- und Urinproben abklären, wobei hier nur das Minimum an Werten untersucht wird. Den dazugehörigen Patientenflyer können Sie sich auf der Website von IMD-Berlin unter dem Reiter „Für Patienten" ausdrucken.

Folgende Untersuchungen sollten normalerweise gemacht werden[24]:

---

### BLUTUNTERSUCHUNGEN

---

a) Serum-Tryptase
b) Serum-Chromogranin A
c) Gekühltes Plasma auf Prostaglandin D2, und/oder 11-$\beta$-PGF2$\alpha$.
d) Gekühltes Plasma auf Histamin
e) Gekühltes Plasma auf Heparin
f) Großes Blutbild

Um die Ergebnisse nicht zu verfälschen, müssen diverse Medikamente vorher abgesetzt werden. Auch muss dem Arzt mitgeteilt werden, wenn bereits histaminarm geges-

---

[II] Dieser Fragebogen ist unter folgendem link abrufbar: https://www.humangenetics-bonn.de/wp-content/uploads/2024/01/Fragebogen-englisch-1-15-20-LW-GJM.pdf.

sen wird. Lesen Sie daher unbedingt vorher nochmals unter dem link https://www.mastzellenhilfe.de/testen-mcas nach, worauf geachtet werden muss.

## URINUNTERSUCHUNGEN

- N-Methylhistamin
- Prostaglandin D2
- Leukotriene

sowohl im Sammelurin über 24 Stunden als auch in einer einzelnen Urinprobe. Dabei muss der Urin gekühlt werden.

## WEITERE UNTERSUCHUNGEN

Wenn diese Ergebnisse auffällig sind, sollten die Differentialdiagnostik angestrebt werden, um z.B. einige andere Erkrankungen wie IGE-Allergien etc. auszuschließen. Sie finden die Liste der auszuschließenden Krankheiten auf dem bereits genannten Fragenbogen der Uniklinik Bonn. Einige dieser Erkrankungen können jedoch auch als Begleiterkrankungen der MCAS auftreten.

U.a. müssen folgende Erkrankungen abgeklärt werden[25]:

- Diabetes mellitus
- Porphyrie
- Hereditäre Hyperbilirubinämien
- Schilddrüsenerkrankungen
- Morbus Fabry
- Helicobacter-positive Gastritis

- Infektiöse Enteritis
- Parasitosen
- Chronisch entzündliche Darmerkrankungen
- Primäre Zöliakie
- Laktose- oder Fruktoseintoleranz
- Mikroskopische Colitiden
- Amyloidose
- Briden, Volvulus u. ä
- Hepatitis
- Cholecystolithiasis
- Dunbar-Syndrom
- Carcinoidtumor
- Phäochromozytom)
- Pankreatische endokrine Tumoren
- Primäre gastrointestinale Allergien
- Hypereosinophiles Syndrom
- Hereditäres Angioödem
- Vaskulitis
- Intestinale Lymphome

---

## BIOPSIEN

---

Darüber hinaus ist eine Magen-/ Darmspiegelung mit Schichtbiopsie und Auszählung der Mastzellen sinnvoll, um den letzten Beweis für eine MCAS zu erbringen. Idealerweise arbeiten die Gastroenterologen, die die Spiegelung durchführen, mit einem Labor zusammen, das sich mit Mastzellendiagnostik auskennt. Darüber hinaus können die Proben später noch an kundige Labore in Erlangen und München geschickt werden. Informationen über das notwendige Prozedere inkl. der Adressen finden Sie unter dem link https://mcas-hope.de/mcas/mcas-diagnostik/.

Weitere Details zur MCAS-Diagnostik finden Sie in dem Buch „Systemische Mastzellerkrankung" von Prof. Dr. Moldrings und Prof. Dr. Mücke sowie in dem E-Book von Dr. Nina Kreddig.[III]

# Therapie

Die Therapie besteht in erster Linie darin, die mastzellaktivierenden Trigger zu vermeiden. Dies kann die Lebensqualität sehr einschränken, da Trigger allerorts zu finden sind und viele Lebensbereiche betreffen. Die Auslöser für einen Schub sind sehr individuell, was meist eine akribische Detektivarbeit erfordert. Da eine Reaktion der Mastzellen oft nicht direkt, sondern bis zu 72 Stunden später auftreten kann, ist es zudem teilweise sehr schwierig, im Nachhinein die Auslöser für einen Mastzellschub herauszufinden. Führen Sie daher gerade am Anfang am besten Tagebuch, um Ihre individuellen Trigger zu erkennen.

---

**POTENZIELLE TRIGGER**

---

- Nahrungsmittel
- Andere Unverträglichkeiten wie Salicylat- oder orale Nickelintoleranz
- Getränke
- Kosmetik
- Medikamente
- Zusatzstoffe in Medikamenten oder Nahrungsergänzungsmitteln
- Jahreszeiten-, Temperatur- und Wetterwechsel

---

[III] Dieses ist unter folgendem link erhältlich:
https://mastzellenhilfe.myelopage.com/s/mastzellenhilfe/ebook-diagnosekriterien-fachpersonal

- Sonne
- Kälte
- Stress
- Körperliche oder geistige Überanstrengung
- Sport
- Lange Autofahrten/ Reisen
- Operationen
- Hormonwechsel (Regel, Wechseljahre)
- Duftstoffe und Gerüche

etc. etc.[26]

Die medikamentöse Basistherapie sieht eine Kombination von Antihistaminika (H1 und H2-Antihistaminika) und Mastzellstabilisatoren vor. Moldrings und Mücke raten vorzugsweise bei den H1-Antihistaminika zu den verschreibungspflichtigen Medikamenten Rupatadin oder Fexofenadin, da diese keine Nebenwirkungen am Herzen zeigen. Aber grundsätzlich eignen sich auch alle anderen H1-Antihistiminika,[27] wobei die Produkte der zweiten Generation generell verträglicher sind.

H2-Histaminika (Famotidin) sind schwieriger. Einerseits helfen sie gegen die durch Histamin überschießende Magensäureproduktion und damit gegen Refluxerkrankungen. Andererseits können sie auch kontraproduktiv wirken, wenn aufgrund eines destabilisierten ANS zu wenig Magensäure produziert wird und eine chronisch-rezidivierende Dünndarmfehlbesiedlung besteht. Dann sollte im Zweifelsfall eher darauf verzichtet werden.

Zuletzt kommen die Mastzellstabilisatoren ins Spiel. Vorzugsweise wird hier Cromocyclinsäure (Allergoval, Pentatop) empfohlen, die jedoch bei einer gleichzeitigen Salicylatintoleranz meist unverträglich ist. In solchen Fällen wird auf Ketotifen zurückgegriffen. Unbedingt eingenommen werden sollte zusätzlich täglich 750 mg Vitamin C (in Retard-Form oder über den Tag verteilt). Darüber hinaus können pflanzliche Stabilisatoren wie Quercetin sehr hilfreich sein. Bei einer gleichzeitig vorliegenden Salicylatintoleranz muss jedoch auch auf diese verzichtet werden.

Wichtig ist, jedes Medikament einzeln einzuschleichen und die Dosierung anzupassen. Dafür bedarf es sehr viel Geduld und auch Mut, denn nicht selten sind einige Medikamente oder Zusatzstoffe unverträglich und lösen erst einmal einen Rückschlag aus. Wichtig ist in diesem Zusammenhang, dass nicht wenige Betroffene auf die Trägerstoffe der Medikamente reagieren können. Daher kann es sinnvoll sein, die Medikamente als Reinstoffe z.B. von der Klösterl Apotheke in München über ein spezielles Rezept zu beziehen. Diese stellt MCAS-Behandlern inzwischen auch ein Testset mit den wichtigsten Medikamenten zur Verfügung, wobei Rupatadin bisher leider nicht inbegriffen ist. Fragen Sie bei Interesse direkt bei der Klösterl Apotheke in München nach, deren Personal sehr hilfsbereit ist.[IV]

Darüber hinaus raten Moldrings und Mücke zu einer Ernährungsumstellung für die ersten Wochen, in der auf Produkte mit Gluten, Rindfleisch, Kuhmilcheiweiß und Backhefe verzichtet werden sollte.[28] Andere Experten setzen auf histaminarme Kost, wobei unbedingt auch die Histaminliberatoren berücksichtigt werden müssen. Hilfestellung hierzu finden Sie über die SIGHI-Lebensmittelliste.[V]

Die Dosis der Basismedikamente kann und muss auch oft bis auf die Maximaldosis erhöht werden. Darüber hinaus kann die Medikation symptomorientiert ausgeweitet werden. Sollte dies nicht ausreichen oder sollten die Medikamente nicht vertragen werden, muss über andere Therapieoptionen nachgedacht werden. Spätestens dann ist es meist unerlässlich, eines der Kompetenzzentren für MCAS aufzusuchen, was für manche Betroffene lange Fahrten notwendig macht.

--------

[IV] Die Kontaktdaten der Klösterl Apotheke finden Sie auf deren Webseite
www.kloesterl-apotheke.de

[V] Diese können Sie unter folgendem link herunterladen:
https://www.mastzellaktivierung.info/downloads/foodlist/11_FoodList_DE_alphabetisch_mitKat.pdf

Weiterführende Informationen zu MCAS finden Sie u.a. auf den Webseiten mcas-hope.de oder mastzellenhilfe.de. Darüber hinaus bietet die App „Systemisches MCAS" Hilfestellung und Unterstützung für unterwegs.[VI]

In dem Buch von Moldrings und Mücke „Die systemische Mastzellerkrankung" sowie in dem E-Book von Dr. Nina Kreddig "Der MCAS-Wegweiser - Antworten und Aktionspläne für Menschen mit dem Mastzellaktivierungssyndrom" werden grundlegende Informationen zur Diagnostik und Behandlung der Erkrankung zur Verfügung gestellt. Letztere bietet auf ihrer Website mastzellenhilfe.de zudem Beratung sowie ein Fachnetz für Behandler an.[VII]

---

[VI] Die App ist auch sowohl in den gängigen App-Stores als auch unter https://systemisches-mastzellaktivierungssyndrom-mcas.de/MCAS/Was-ist-MCAS als Download erhältlich.

[VII] Das Fachnetz ist zu finden unter https://www.mastzellenhilfe.de/fachnetz-mcas.

# Wo finde ich Hilfe und Unterstützung?

In Deutschland finden Betroffene nach wie vor nur sehr wenige Anlaufstellen für ME/CFS. Zudem belassen die dort angestellten Ärzte es auf bei einer Diagnostik und schicken die Patienten dann mit dem Verweis nach Hause, sich an einen Hausarzt zu wenden.

Auch für MCAS gibt es kaum Spezialisten. Die wenigen Fachleute sind überlaufen und haben teilweise Wartezeiten von Jahren, wenn sie überhaupt noch Neupatienten aufnehmen. Daher ist allein schon die Diagnostik für manche Betroffene ein großes Abenteuer, für das sie kaum Kraft haben. Manche reisen Hunderte von Kilometern, um einen Termin bei einem der wenigen Ärzte zu bekommen, die ME/CFS und MCAS diagnostizieren können. Andere bezahlen viel Geld für private Behandler, weil im Kassensystem kein Raum für die hochkomplexen Erkrankungen vorhanden ist. Das ist leider Fakt.

Und auch wenn das Gesundheitsministerium verspricht, deutschlandweit entsprechende Anlaufstellen einzurichten, so ist die Versorgung von ME/CFS- und Long Covid-Patienten nach wie vor sehr schlecht aufgestellt. Bei MCAS sieht es ähnlich aus. Daher tun Betroffene zurzeit gut daran, sich über andere Wege Hilfe und Unterstützung zu suchen. Leider ist dies oft mit einem erheblichen finanziellen Aufwand verbunden. Aber ein paar Lichtblicke gibt es vielleicht doch.

# Ambulanzen von Krankenhäusern

Im Koalitionsvertrag der aktuellen Bundesregierung wurde versprochen, das Versorgungsnetz für ME/CFS und Long Covid auszubauen. Aber nach wie vor besteht hier noch großer Handlungsbedarf.

Unter folgendem link finden Sie eine Übersicht über die **Post Covid-Ambulanzen** in Deutschland: https://longcoviddeutschland.org/ambulanzen. Bitte erkundigen Sie sich vorab, ob diese auch Post Vacc-Syndrome sowie ME/CFS behandeln dürfen. Denn es kam bereits vor, dass Ärzte anders Erkrankte wegschicken mussten. Des Weiteren sollten Sie vorab in den Selbsthilfegruppen nachfragen, nach welchem Konzept die einzelnen Post Covid-Ambulanzen arbeiten. Nach wie vor wird der psychosomatische Ansatz in Deutschland von manchen führenden Ärzten und Krankenhäusern vertreten, obwohl inzwischen bewiesen sein dürfte, dass Post Covid eine körperliche Erkrankung ist. Für die Erkrankten ist dieser Ansatz wenig hilfreich und stigmatisierend.

Bei einem **Post-Vacc-Syndrom** gelten wiederum die neurologische Post-COVID-19-Sprechstunde der Charité Berlin oder das darauf spezialisierte Zentrum an der Uniklinik Marburg als wichtigste Anlaufstellen.

Für **ME/CFS**ler sieht es nach wie vor nicht so gut aus. Die Charité Berlin bzw. das Charité Fatigue Zentrum als Hauptzentrum nimmt nur ME/CFS-Patienten aus dem Umkreis Berlin oder Brandenburg auf. Für Kinder und Jugendliche ist das MRI Chronische Fatigue Centrum für junge Menschen (MCFC) in München die einzige Anlaufstelle in Deutschland.

Ähnlich sieht es bei **MCAS** aus: Einige Adressen werden unter dem link https://www.mastzellenhilfe.de/adressen-aerzte-mcas genannt. Ich weiß jedoch von Aufnahmestopps bei einigen der genannten Ambulanzen und Ärzte sowie von sehr langen Wartezeiten. Daher rate ich anderen Betroffenen immer wieder dazu, die Diagnostik mit den verfügbaren Ärzten vor Ort durchzuführen.

# Privatärzte

Aufgrund der mangelnden Versorgung in der Kassenmedizin bleibt vielen Betroffenen nur der Weg zu Privatärzten, die sich u.a. auf ME/CFS oder MCAS spezialisiert haben. Meist sind dies Behandler mit einem ganzheitlichen, funktionellen oder integrativen Ansatz, welche die Diagnostik durchführen und mit den Betroffenen gemeinsam die vielen Fragen und Themen schrittweise abarbeiten. Hier ist es ratsam, auf die Mundpropaganda zu setzen und sich über die Selbsthilfegruppen nach geeigneten Ärzten zu erkundigen. Darüber hinaus stellt das Portal me-cfs.net eine Datenbank für registrierte Mitglieder zur Verfügung, in der auch einige Privatärzte zu finden sind.[29]

*Ich selbst habe sehr viel Geld ausgegeben, um überhaupt meine Diagnosen nach der langen Zeit zu erhalten. In Norddeutschland existieren nach wie vor kaum Anlaufstellen für ME/CFS und MCAS. Daher blieb mir nur der Weg über Privatärzte, deren Namen ich über die einschlägigen Selbsthilfeforen erhielt. Selbst die Diagnostik der Small Fiber Neuropathie über die Hautklinik Münster habe ich selbst bezahlt, da sich hier in Hamburg kein Facharzt fand, der bereit war, diese mit mir durchzuführen bzw. zu veranlassen.*

# Verbände, Vereine und Hilfsorganisationen

Die Hilfsorganisationen für ME/CFS und MCAS leisten in Deutschland wertvolle Arbeit. Sie sind nicht nur politisch aktiv und kämpfen für Forschung und eine bessere Versorgung der Erkrankten, sondern stellen Behandlern, Angehörigen und Erkrankten auch eine Vielfalt an wichtigen Informationen zur Verfügung.

Allen voran ist die **deutsche Gesellschaft für ME/CFS** (mecfs.de) zu nennen. Während diese Informationen zu Diagnostik, Pacing, Behandlungsmethoden und Co. online zur Verfügung stellt, hat der Bundesverband für ME/CFS mit dem Namen **fatigatio** (fatigatio.de) eine umfangreiche Schriftenreihe zu ME/CFS veröffentlicht.[30] Die einzelnen Hefte werden gegen einen geringen Kostenbeitrag an Interessierte versendet und eignen sich hervorragend für die Kommunikation mit Behandlern.

Rein politisch aktiv sind die Organisationen **#Millions Missing** und "NichtGenesen". Diese organisieren Schuh-Aktionen und Liegend-Demos in unterschiedlichen Städten, Vorträge sowie Betten- und Rollstuhl-Aktionen, um auf die Erkrankten und deren Schicksale aufmerksam zu machen.

Der Verein **ME-Hilfe** hat einen anderen Ansatz und möchte als kompetenter Ansprechpartner in allen Notlagen die Situation von Betroffenen nachhaltig verbessern.[31]

Und dann gibt es noch den relativ neuen Verein **ME/CFS research**, der Gelder für wissenschaftliche Studien sammelt sowie Register über Studien und Publikationen zur Verfügung stellt (https://mecfs-research.org/mrr/).

In Hinblick auf MCAS ist der Verein **MCAS-hope.de** sowie die Initiative von Dr. Nina Kreddig mit dem Namen **mastzellenhilfe.de** zu nennen.

# (Online-)Selbsthilfegruppen

Wenn fachkundige professionelle BehandlerInnen rar sind, wird Erfahrungsaustausch unter Betroffenen umso wichtiger. Andere Erkrankte kennen aufgrund ihrer Erfahrungen die wichtigsten Anlaufstellen, Behandler, Rechtsanwälte und Co. und geben diese Tipps gern weiter. Des Weiteren gibt es inzwischen zu fast jeder spezifischen Fragestellung eine Online-Selbsthilfegruppe in den sozialen Medien, unabhängig ob es sich um einzelne Erkrankungen (Leaky Gut, SIBO/ Dünndarmfehlbesiedlung, MCAS, ME/CFS etc.), allgemeine Fragestellungen (Gene, Mitochondrien) oder um bestimmte Therapien (z.B. Coimbra-Protokoll, LDN, LDA) handelt. Und gerade bei Detailfragen in Hinblick auf Verträglichkeit vieler Substanzen ist z.B. eine MCAS- oder Salicylatintoleranz-Gruppe sehr hilfreich.

Darüber hinaus gibt es auch Plauder-Gruppen für Betroffene, die sich unabhängig von fachspezifischen Fragen austauschen wollen. In der Online-Community ME space z.B. werden regelmäßig Online-Entspannungsrunden und Schweigestunden angeboten. Mehr Informationen finden Sie in den entsprechenden Einträgen im Community Kalender: https://link.mecfs.space/kalender. Anmeldungen sind über den folgenden link möglich: https://link.mecfs.space/relaxme-anmeldung

---

## VORTEILE VON ONLINE-GRUPPEN

---

- Informationen sind sehr schnell und 24/7 verfügbar.
- Das Schwarmwissen vieler Betroffenen hat einen unschätzbaren Wert.
- Sie können Kontakte zu anderen Betroffenen pflegen.
- Der Service ist kostenlos.

Aber wie immer gibt es Licht und Schatten. Nach über vier Jahren kenne ich auch die Nachteile solcher Gruppen.

---

## NACHTEILE VON ONLINE-GRUPPEN

---

Viele Betroffene berichten in den Foren über ihre Erfahrungen. Die wenigsten haben dabei jedoch einen übergeordneten Weitblick und genügend Wissen, um sich in die unterschiedlichen Nutzer einfühlen und die individuelle Situation eines Einzelnen richtig bewerten zu können. Das führt manchmal zu Fehleinschätzungen und wenig brauchbaren, wenn nicht sogar gefährlichen Ratschlägen.

Darüber hinaus ist die Eigendynamik mancher Gruppen anfangs schwer einzuschätzen. „Reife, erwachsene" Gruppen, die differenzierte Meinungen zulassen und anerkennen, dass jede Therapie auch Nachteile haben und damit auch für einzelne Betroffene unverträglich sein kann, sind zu bevorzugen. „Unreife" Gruppen wiederum, die eine Schwarz/ Weiß-Sicht vertreten und z.B. heikle Fragen oder gar Kritik an manchen Therapien gar nicht zulassen sowie schwere Nebenwirkungen verleugnen (O-Ton „Das kann nicht sein"), sind m.E. mit Vorsicht zu genießen. Oft fehlt es dann v.a. den

Administratoren an Wissen und an der Bereitschaft, Dinge in Frage zu stellen bzw. auch die Nachteile einer Therapie anzuerkennen. In solchen Fällen kommt es dann gern vor, dass Nutzer mit anderen Erfahrungen an die Seite gedrängt werden.

Zudem kann die Stimmung in einer Gruppe (pessimistisch, aufgeheizt, aggressiv etc.) stark schwanken. Hier gilt es gut auf sich zu achten, um nicht in einen Sog zu geraten und sich von den Stimmungen anstecken zu lassen. Und nicht zuletzt ist die Abhängigkeit von solchen Gruppen ein ernstzunehmendes Thema. Wenn Sie sich selbst ertappen sollten, allzu oft am Tag in diesen Gruppen nachzuschauen, was geschrieben wurde und sich in Themen verirren, die für Sie aktuell absolut nicht relevant sind, dann sollten Sie sich Pausen gönnen. Die Gefahr ist groß, sich zu lange mit einzelnen Krankheiten und Symptomen zu beschäftigen, anstatt sich im realen Leben auf die positiven Dinge und Aktivitäten zu konzentrieren. Die Beschäftigung mit der Erkrankung ist wichtig und richtig. Aber es ist nicht gut für das seelische Wohlbefinden, diesen Themen zu viel Beachtung zu schenken. Die Gruppen sind dazu da, um in einzelnen Fragestellungen Rat zu suchen und zu einem gewissen Grad auch andere Betroffene zu unterstützen. Sie sollten jedoch in der Regel kein soziales Netz ersetzen und als Freizeitbeschäftigung dienen. Der nachteilige Effekt liegt auf der Hand.

Aus diesem Grund ergibt es Sinn, gewisse Regeln bei der Nutzung der Online-Gruppen einzuhalten.

---

## REGELN ZUR SELBSTHILFE IM INTERNET [32]

---

- Sichern Sie Ihren eigenen PC sowie Ihr Smartphone mit einem aktuellen Virenschutzprogramm.

- Nutzen Sie in der Regel nur geschützte W-LAN-Netzwerke. Sichern Sie Ihr eigenes Netzwerk.

- Sicherheitshalber sollten Sie von keinem öffentlichen PC sowie in keinem öffentlichen Netzwerk schreiben. Auch sollten Sie nur Ihr eigenes Smartphone nutzen, um in Selbsthilfeforen zu schreiben.

- Verwenden Sie sichere Passwörter für all Ihre Geräte und Netzwerke. Ändern Sie diese alle paar Monate.
- Achten Sie bei der Nutzung Ihres Smartphones darauf, dass Ihre Mobilnummer nirgendwo auftaucht.

- Wenn möglich, nutzen Sie geschlossene, geschützte und moderierte Foren. Bitte bleiben Sie aber auch hier achtsam. Niemand kann garantieren, dass trotz aller Vorsicht nicht doch sogenannte „Trolls" (Störer) oder kriminelle Täter Zugang finden.

- Wenn Sie sich für ein Selbsthilfeforum interessieren, lesen Sie für eine Weile erst einmal passiv mit und klären Sie für sich folgende Fragen:
  o Welche Regeln sind zu beachten?
  o Wie müssen Sie sich registrieren?
  o Müssen Sie Ihre persönlichen Daten herausgeben? Wollen Sie das?
  o Gibt es bei der Anmeldung Kontakt zu einer vertrauenswürdigen Person mit Klarnamen, die sich auch vorstellt?
  o Wie wird mit Triggern umgegangen?
  o Werden Sie oft getriggert?
  o Ist es ein Selbsthilfeforum oder eher ein Raum, in dem sich die Nutzer gegenseitig durch ihre Erzählungen in die Tiefe ziehen?
  o Hilft es Ihnen, die Beiträge zu lesen? Geht es Ihnen danach besser? Oder geht es Ihnen eher schlechter?
  o Wie gehen die Beteiligten miteinander um? Werden Grenzen beachtet? Gibt es Streitigkeiten, fiese Sprüche oder heftige Diskussionen mit Schuldzuweisungen etc.?
  o Wie sind die Administratoren? Sind diese ihrer Aufgabe gewachsen? Wie gehen sie mit Schwierigkeiten oder Streitigkeiten um?
  o Muss viel zensiert oder gelöscht werden?

o   Können Sie Ihre Beiträge nachträglich verändern oder löschen?

o   Nutzen Sie die Suchfunktion, um zu testen, über welche für Sie wichtigen Fragenstellungen bereits diskutiert wurde.

- Fragen Sie sich, wie Sie das Diskussionsforum weiter nutzen möchten und wie Sie mit persönlichen Nachrichten umgehen wollen. Wollen Sie kontaktiert werden?

- Wenn Sie sich entschieden haben, in einem Forum zu schreiben, dann beginnen Sie bitte vorsichtig. Überlegen Sie sich vorher, wie Sie sich auch bei heiklen oder heftigen Diskussionen schützen und die Kontrolle behalten können.

- Stellen Sie sich am besten ein imaginäres oder selbstgebasteltes Stopp-Schild auf, um beizeiten eine Pause einzulegen oder den PC auszuschalten. Lassen Sie sich nicht emotional zu Antworten hinreißen, die Sie nachher eventuell bereuen könnten. Die Kommunikation über soziale Netzwerke hat ihre Schwachstellen. Dazu gehören v.a. Missverständnisse und verbale Gewalt in den sozialen Medien. Um dies zu vermeiden, müssen wir alle achtsamer miteinander umgehen. Dies gilt vor allem auch für Twitter und Co. Denn in der Regel werden die Antworten nicht nochmals überprüft, sondern stehen sofort im Netz und werden somit für alle sichtbar.

- Denken Sie daran, dass das Urheberrecht auch im Internet gilt. Unerlaubte Veröffentlichungen von Liedern, Vorträgen oder Bildern verletzen das Copyright!

- Oft verpflichten sich Moderatoren eines Forums dazu, bei akuter Bedrohung eines Nutzers die zuständigen Stellen wie z.B. die Polizei oder Psychiatrie zu informieren. Dies tritt vor allem bei Suiziddrohungen, aber auch bei Berichten von aktuellen Straftaten ein. Die Moderatoren nehmen ihre Verantwortung hier sehr ernst. Tun Sie dies bitte auch.

# Medizinische Unterstützung vor Ort

Vor Ort braucht es Haus- und Fachärzte, die zwar durch das Kassensystem nicht über viel Zeit verfügen, aber zumindest offen sind für die Belange der Betroffenen, notwendige Medikamente verschreiben und die Erkrankten bei sozialrechtlichen Fragen wie Arbeitsunfähigkeit, Rentenbegehren sowie Beantragung der Pflegestufe etc. unterstützen. Zum Glück gibt es auch nach wie vor noch Hausärzte, die Hausbesuche machen. Das ist für viele Betroffene bereits sehr viel wert. Aber die Suche nach diesen Ärzten ist manchmal sehr schwierig und kräftezehrend.

Auch die Unterstützung von Physiotherapeuten, Cranio-Sacral-Therapeuten, Osteopathen, Ergotherapeuten oder auch Psychotherapeuten sind immer eine Option, wenn es um Krankheitsbewältigung, Linderung von Schmerzen und Co. geht. Teilweise arbeiten diese mit Videokonferenzsystemen wie z.B. Zoom oder machen Hausbesuche.

Pflegekräfte, Nachbarschaftshilfen etc. spielen eine große Rolle, wenn es um tatkräftige Unterstützung im Alltag geht.

Insgesamt reicht diese Hilfestellung vor Ort jedoch meist nicht aus, da zu wenig über die einzelnen Erkrankungen bekannt ist – und der Großteil der Behandler noch keine Fortbildungen zu ME/CFS und MCAS besucht hat. In vielen Fragen bleiben die Betroffenen damit auf sich allein gestellt.

*Seitdem ich die Diagnosen habe, sind einige Kassenmediziner sehr viel offener und fragen vermehrt nach. Auch wenn sich die wenigsten mit den Erkrankungen auskennen, so hat keiner bisher die Diagnosen in Frage gestellt. Mein Hausarzt unterstützt mich in allen Bereichen und stellt mir auch die Medikamente aus, die ich benötige. Wirklich weitergebracht haben mich zudem meine ganzheitlichen Behandler, die die ursächlichen Probleme erkannt haben und diese mit mir gemeinsam behandeln.*

Eine umfassende Begleitung durch ganzheitliche BehandlerInnen hat einen großen Haken: Sie ist teuer. Dabei sind es nicht unbedingt die Behandlungskosten, die so viel Geld verschlingen, sondern eher die sehr kostenintensiven Laborkosten. Manche Betroffene umgehen daher den Schritt der Diagnostik und beginnen z.B. sofort mit der Therapie, ohne zu wissen, wo sie überhaupt stehen. Dies spart zwar anfangs Geld und Zeit, aber mittel- bis langfristig kann es schwierig und problematisch werden. Bitte berücksichtigen Sie, dass es grundsätzlich – v.a., wenn es z.B. um die Darmgesundheit, NICOS, chronische Erreger oder die Nährstoffversorgung geht – zuallererst einer Analyse des Ist-Zustandes bedarf, um die richtigen Therapien wählen zu können. Ohne Analyse ist eine zielgerichtete Therapie fast unmöglich.

# Psychotherapie und Ergotherapie

ME/CFS und MCAS sind schwere multisystemische und körperliche Erkrankungen. Daher stehen die biologisch-medizinische Versorgung sowie Verhaltensänderungen wie Pacing, Ernährungsumstellung und Co. immer im Vordergrund. Eine Psychotherapie oder Ergotherapie kann jedoch als Begleitmaßnahme und zur Krankheitsbewältigung sinnvoll sein – sofern sie freiwillig und nicht erzwungen ist.

Ziel der Behandlung sollte sein, dass die Patienten
a) mit der extremen psychischen Belastung durch die krankheitsbedingten Einschränkungen besser umgehen können (wie z. B. auch bei Multipler Sklerose oder Krebs) sowie
b) die Erkrankung besser handhaben können (z.B. mit Hilfe von Pacing, Nervus Vagus-Übungen, Schlafkonzepten etc.).

Für die Auswahl der einzelnen psychotherapeutischen Methoden ist wiederum die individuelle Ausgangslage der einzelnen Patienten entscheidend. Da auch starke Emotionen für Crashs sorgen können, liegt der Grundsatz des psychotherapeutischen Handelns auf der Hand: "Weniger ist mehr!".

Völlig ungeeignet und unangebracht bei ME/CFS und MCAS sind Therapieformen wie GET (ansteigende Aktivierungstherapie bzw. engl. Graded Excercise Therapy) oder CBT (Cognitive Behavioral Therapy). Diese Behandlungsansätze beruhen auf einem – für ME/CFS und MCAS unzutreffenden – früheren psychosomatischen

Krankheitsmodell, das angebliche aktivitätsvermeidende Verhaltensweisen und falsche Krankheitsüberzeugungen als Ursache der Erkrankungen definierte. Dieses Modell sollte nach all den Beweisen in den letzten Jahren inzwischen der Vergangenheit angehören. Aber leider gibt es nach wie vor noch genügend Behandler in Deutschland, die diese Einschätzung teilen und hartnäckig verteidigen.

Daher sollten Sie bei der Psychotherapie- und Ergotherapie-Suche genau hinschauen und den Wissensstand der einzelnen Therapeuten überprüfen. In einer für Sie geeigneten Psychotherapie sollte es v.a. darum gehen, Zustandsverschlechterungen zu vermeiden und die Krankheitsbewältigungsmethoden zu optimieren. Bei der Kommunikation mit den einzelnen Therapeuten könnte der Artikel „The Role of Psychotherapy in the Care of Patients with Myalgic Encephalomyelitis/Chronic Fatigue Syndrome"[VIII] von Bettina Grande und Co. hilfreich sein.

# Physiotherapie

Physiotherapie spielt für viele ME/CFS-Betroffene meist eine eher untergeordnete Rolle und kann aufgrund der Belastungsintoleranz allenfalls unterstützend wirken. Die herkömmlich empfohlenen körperlichen Rekonditionierungs-Maßnahmen wie z.B. die graduelle Leistungssteigerung GET sind kontraindiziert. Pacing steht an erster Stelle. Daher müssen auch viele Physiotherapeuten erst umdenken. Aufklärung durch Schulungen und Informationen tut Not.[IX] Aber noch kennen sich nicht alle Therapeuten mit dem Thema aus. Die Suche nach einer geeigneten Physiotherapie-Praxis kann daher länger dauern.

---

[VIII] Diesen Artikel finden Sie unter dem link https://www.mdpi.com/1648-9144/59/4/719 sowie als deutsche Übersetzung unter https://www.mecfs.de/wp-content/uploads/2024/02/Die-Rolle-der-Psychotherapie-in-der-Versorgung-von-Patienten-mit-MECFS_deutsch.pdf, zuletzt aufgerufen am 06.06.2024

[IX] World Physiotherapy als Weltverband stellt umfassende Materialien bereit, die u.a. unter dem link https://bw.physio-deutschland.de/long-covid.html als Download zur Verfügung stehen.

Wenn Sie sich selbst für eine Physiotherapie interessieren, sollten Sie sich vorab überlegen, welche Ziele Sie damit verfolgen.

- Geht es um die Verbesserung der Atmung?
- Wollen Sie Nervus Vagus-Übungen erlernen?
- Leiden Sie unter hartnäckigen Verspannungen?
- Wollen Sie lernen, wie Sie Muskel- und Gelenkschmerzen lindern und vorbeugen können?
- Wollen Sie die aktuelle Muskelstärke aufrechterhalten und mobil bleiben?
- Wollen Sie auch im körperlichen Bereich Pacing erlernen und mit Hilfe herausfinden, was Sie noch machen können?

Wenn für Sie die Zielsetzung und damit der Behandlungsauftrag klar ist, können Sie sich auf die Suche machen. Konzentrieren Sie sich dabei bitte auf Physiotherapie-Praxen, für die Pacing kein Fremdwort ist und die bereits Erfahrungen mit ME/CFS, Long Covid und Co. haben.

Sorgen Sie vor dem ersten Termin gut für sich:
- Stellen Sie den Physiotherapeuten Informationen zu Pacing und Co. vor.
- Achten Sie darauf, dass diese vorsichtig und achtsam vorgehen.
- Sagen Sie im Zweifelsfall lieber einmal zu viel „Nein".

Für stärker Betroffene stehen v.a. Hausbesuche oder Online-Coaching an der Hausordnung. Fragen Sie bei den einzelnen Praxen nach, ob dies möglich ist – und stellen Sie diesen die Informationen zur Behandlung von Schwer Erkrankten zur Verfügung.[x]

---

[x] Der Artikel zur Behandlung von schwer und schwerst Erkrankten kann unter https://www.mecfs.de/wp-content/uploads/2023/04/Versorgung-schweres-MECFS-deutsch.pdf heruntergeladen werden.

Bei MCAS sollten Sie wiederum daran denken, dass auch einzelne Behandlungsformen (manuelle Therapien, EMS-Stimulierung, gewisse Weichteiltherapien, Ausdauer- und Krafttraining) die Mastzellen stark aktivieren können. Klären Sie den Physiotherapeuten darüber auf, so dass Sie sich gemeinsam vorsichtig an die geeignete Behandlungsstrategie annähern können. Fangen Sie mit sanften Behandlungen und Dehnungsübungen an – und tasten Sie sich langsam vor. Auch hier ist weniger mehr! Falscher Ehrgeiz ist fehl am Platz.

Ergänzend oder als Ersatz kann auch eine gute Osteopathie bzw. Cranio-Sacral-Therapie sehr viel bewirken.

# Osteopathie

Osteopathie gehört zu den alternativen Behandlungsmethoden, und ist ein überwiegend manuelles Diagnose- und Behandlungskonzept, das auf den amerikanischen Arzt Still (1828-1917) zurückgeht. Dieser stellte während seiner Tätigkeit als Mediziner fest, dass viele Erkrankungen des Körpers mit einer Änderung der Beweglichkeit und Statik des Körpers, insbesondere des Bewegungsapparates, einhergehen. Daraufhin entwickelte er ein Konzept, um durch die Behandlung über das Knochengerüst (griechisch: "osteon") die Erkrankung (griechisch: "pathos") zu behandeln. Der Begriff "Osteopathie" war geboren.[33]

Heute betrachtet die Osteopathie nicht nur den Bewegungsapparat, sondern darüber hinaus auch die funktionellen Zusammenhänge mit den Organen sowie dem Gefäß- und Nervensystem - was für ME/CFS-Patienten sehr wichtig sein kann.

Im Gegensatz zur traditionellen, sogenannten Schulmedizin, welche sich primär auf die Symptombehandlung konzentriert, ist die Osteopathie bemüht, die Ursache eines Leidens festzustellen und zu behandeln. Dabei stellen die Osteopathen durch geeignete Grifftechniken auch organische Probleme wie Bluthochdruck oder Kopfschmerzen fest und können diese auch behandeln.

Hilfreich bei ME/CFS kann v.a. die **Cranio-Sacral-Therapie** sein, die hervorragend geeignet ist, um die Selbstregulation zu verbessern. Des Weiteren wäre hier noch die **Perrin-Technik** zu nennen, die Sie nach Erlernen der Handgriffe zum Teil auch zuhause ausüben können.

Viele gesetzliche Krankenkassen bezuschussen inzwischen drei Osteopathie-Sitzungen im Jahr. In diesem Fall sollten Sie mit Ihrer Krankenkasse Rücksprache halten. Heilpraktiker-Zusatzversicherungen können bei regelmäßigen Osteopathie-Sitzungen zudem sinnvoll sein.

Adressen von Osteopathen mit einer professionellen und hochwertigen Ausbildung finden Sie bei der Deutschen Gesellschaft für Osteopathische Medizin e.V. (DGKM) unter www.dgom.info oder beim Verband der Osteopathen Deutschland e.V. (VOD) unter www.osteopathie.de.

Ein Tipp: Gerade auf dem Gebiet ist die Mundpropaganda nicht zu verachten!

Übrigens kann sowohl ein Arzt, Heilpraktiker oder Physiotherapeut Osteopath sein (Physiotherapeuten dürfen jedoch nur auf Rezept/ Überweisung eines Arztes behandeln). Da der Einsatz der Osteopathie bei vielfältigen Symptomen und Krankheiten helfen kann, ist bei den meisten Osteopathen zudem mit einer Spezialisierung zu rechnen (z.B. orthopädische Beschwerden oder psychische Probleme). Erkundigen Sie sich daher auf jeden Fall vorab bei dem infrage kommenden Osteopathen, ob er sich mit Ihren Beschwerden auskennt. Und fragen Sie nach den Preisen. Achten sollten Sie zudem darauf, dass der Osteopath auf eine ausführliche Anamnese (Erhebung der Krankheitsgeschichte) Wert legt und mit anderen behandelnden Ärzten zusammenarbeitet (z.B. über Anfrage der schulmedizinischen Diagnosen und Unterlagen). Darüber hinaus sollte er darüber informiert werden, dass auch Berührungen, Massagen und Co. triggern können – und möglichst vorsichtig mit seinen Behandlungen beginnen. Osteopathie sollte v.a. bei ME/CFS nicht weh tun – auch wenn das manche Behandler behaupten!

*Ich selbst bin seit einigen Jahren in regelmäßiger osteopathischer Behandlung und bin sehr dankbar dafür. Vor allem meine Probleme mit meiner instabilen Halswirbelsäule konnten dadurch schon gebessert werden. Auch unterstützt mich mein Osteopath bei der Regulierung meines autonomen Nervensystems sowie bei hartnäckigen Verspannungen.*

# Pflege

Die schwerer Erkrankten sind meist bettlägerig und in ihrer Mobilität eingeschränkt. Sie schaffen ihren Alltag nicht mehr allein und müssen gepflegt werden. Daher sind sie gezwungen, einen Pflegegrad zu beantragen. Gutachter der Pflegekassen machen es den Erkrankten jedoch nicht leicht. ME/CFS und Long Covid wird oft nicht anerkannt, Einschränkungen werden negiert.

Allein aus diesem Grund ergibt es Sinn, sich auf eine Pflege-Begutachtung gut vorzubereiten und sich von vornherein rechtlich/ anwaltlich unterstützen zu lassen. Wichtig ist zudem, ein **Pflegebuch** zu führen, um damit erbrachte Pflegeleistungen für sich selbst und für andere (z.B. MDK, Gutachter, Krankenkasse, Pflegeversicherung) zu dokumentieren. Denn oft übersehen sowohl die Pflegebedürftigen als auch die Pflegenden kleine, selbstverständliche Hilfestellung und Handhabungen. Auch der tägliche Zeitaufwand wird in der Regel unterschätzt. Schwierig ist die Einschätzung bestimmter Pflegeleistungen (z.B. Intimpflege oder Unterstützung auf der Toilette), da diese aus Scham oder schlicht aus Vergesslichkeit selten von den Pflegebedürftigen selbst angegeben werden. Werden diese jedoch verschwiegen oder unterbewertet, kann sich das im ungünstigsten Fall nachteilig auf das Gutachten und die Einschätzung der Pflegestufe auswirken. Daher sollten Sie sich zumindest für zwei Wochen (idealerweise die zwei Wochen vor dem Gutachterbesuch zwecks Einstufung) die Zeit nehmen, ein solches Pflegetagebuch zu führen. Denn dann können Sie mit gutem Gewissen dem Gutachter eine realistische und dokumentierte Übersicht mit Zeitschätzung abgeben, die dieser sicherlich zu würdigen weiß. Vorlagen für ein gut gepflegtes Pflegetagebuch finden Sie als Download unter anderem bei der Verbraucherzentrale oder auf Nachfrage bei Ihrer Krankenkasse.

**Pflegewaechter.de** leistet darüber hinaus hervorragende Arbeit. Die App bietet u.a. einen Test an, mit dem man herausfinden kann, welcher Pflegegrad einem zusteht. Darüber hinaus werden über die App personalisierte Gutachten ausgestellt. Das Team selbst unterstützt Sie bei Pflegebegutachtungen und Widersprüchen.

Für die Pflegenden bieten wiederum die einzelnen ME/CFS-Verbände hilfreiche Informationen an. U.a. hat der Bundesverband Fatigatio zu dem Thema „Pflege bei Belastungsintoleranz" eine umfassende Broschüre verfasst, die Sie für einen geringen Betrag bestellen können.[34]

# Rechtsberatung

Viele Betroffene müssen sich nach einer gewissen Zeit mit der Frage beschäftigen, ob sie überhaupt noch arbeiten können. Für die meisten fällt die Antwort negativ aus. Die Beantragung der EM-Rente ist daher ein nachvollziehbarer Schritt. Da ME/CFS und MCAS jedoch noch unbekannte Erkrankungen sind, ist es nicht leicht, mit diesen Diagnosen die EM-Rente bewilligt zu bekommen. Hier besteht bei den Krankenkassen und Rententrägern nach wie vor ein großer Nachholbedarf. Ähnlich schwierig sieht es bei Schwerbehindertenanträgen aus, da die meisten Versorgungsämter weder ME/CFS noch MCAS kennen.

Ein Lichtblick ist eine Veröffentlichung zur Begutachtung von ME/CFS in der Online-Ausgabe des Nachschlagewerkes „Die Ärztliche Begutachtung".[35] Dieser Artikel fasst den aktuellen Wissensstand zur Diagnostik von ME/CFS zusammen und gibt entscheidende Hinweise zur gutachtlichen Bewertung. Zudem wird auf weitere Informationen wie Konsensuspapiere, Leitlinien und Fachliteratur verwiesen – in der Hoffnung, dass sich die Gutachter weiter fortbilden.

Grundsätzlich ist es sinnvoll, spätestens bei Widerspruchsverfahren rechtlichen Beistand in Anspruch zu nehmen. Bei der Suche nach einem geeigneten Anwalt spielt die Mundpropaganda eine wichtige Rolle. Fragen Sie in Selbsthilfeforen nach guten Erfahrungen mit Rechtsanwälten.

Informieren Sie sich zudem über Rechtsberatung des Me-cfs.net-Blogs über bisherige Rechtsurteile und Ihre Rechte.[36] In Hinblick auf die kostenlose Rechtsberatung und anwaltliche Vertretung über die Sozialverbände Vdk und Sovd sind Erfahrungsberichte in den sozialen Medien noch sehr ernüchternd und durchwachsen. Daher bietet es sich an, im Zweifelsfall über den Anwalt Beratungshilfe und Prozesskostenhilfe zu beantragen.

## GUTACHTER; RECHTE, DIE SIE KENNEN SOLLTEN

Bei Renten-, Schwerbehinderten- und Pflegeanträgen gehört ein Gutachtertermin zum gängigen Prozedere. Bitte bereiten Sie sich auf diesen gut vor – und denken Sie an Ihre Rechte:

### a.     Auswahl von drei Gutachtern

Die Rentenversicherung muss Ihnen drei Gutachter vorschlagen. Wenn Sie nur einen Gutachter genannt bekommen, bestehen Sie auf einer Auswahl von drei Gutachtern (juristisch beziehen Sie sich bitte auf 14 SGB IX, Absatz 5, nach dem der Leistungsträger drei möglichst wohnortnahe, geeignete Sachverständige vorschlagen muss).[37] Lassen Sie sich bei der Forderung notfalls von einem Anwalt oder einem Sozialverband helfen. Wenn Sie eine Auswahl von drei Gutachtern erhalten haben, fragen Sie am besten Ihre Ärzte und Therapeuten, inwieweit sie diese bereits kennen bzw. welche Erfahrungen sie mit ihnen gemacht haben. Wählen Sie dann einen davon aus und melden deren Namen an die Rentenversicherung zurück.

### b.     Gutachter mit fundierten Kenntnissen über Ihre Erkrankungen

Inzwischen sieht die Rechtslage vor, dass Betroffene einen anderen Gutachter beantragen können, wenn klar ist, dass die vorgeschlagenen Gutachter keine spezifischen Kenntnisse oder Erfahrungen besitzen und somit auch keine Entscheidung über eine notwendige Therapie in Bezug auf ME/ CFS, MCAS und Co. fällen können.

### c. Weibliche Gutachter

Frauen können eine Gutachterin beantragen bzw. vorschlagen (§§ 1, 9 SGB IX), wenn die Auswahl nur aus männlichen Gutachtern besteht.

### d. Begleitperson möglich

Da Gutachter-Termine oft sehr anstrengend sind, sollten Sie eine Vertrauensperson bitten, Sie zu begleiten. Lassen Sie sich diesbezüglich ein Schreiben von Ihrem Arzt oder Ihrem Therapeuten ausstellen, in dem die medizinische bzw. therapeutische Notwendigkeit der Begleitung betont wird. Klären Sie den Gutachter telefonisch noch vor dem Termin darüber auf. Sofern der Gutachter die Anwesenheit des Begleiters während der Begutachtung verweigert, lassen Sie sich ruhig die Gründe nennen. Weisen Sie auf den §13 IV SGB X hin. Erläutern Sie Ihre Bedürfnisse. Vielleicht lässt sich eine – für alle Beteiligten akzeptable – Lösung finden.

Grundsätzlich lehnen es jedoch viele Gutachter ab, dass die Begleitperson der Untersuchung beiwohnt. Begründet wird dies mit der Aussage, dass die Anwesenheit einer dritten Person die Begutachtung störe. Ihre Begleitperson kann jedoch im Wartezimmer auf Sie warten, was Ihnen schon ein wenig Sicherheit geben kann. Sollten Sie während der Untersuchung das Gefühl haben, zu destabilisieren, können Sie immer noch um die Anwesenheit Ihrer Vertrauensperson bitten. Manchmal lenkt ein Gutachter dann ein. Ihre Vertrauensperson kann darüber hinaus als Zeuge dienen und Sie später nach Hause begleiten.

### e. Erinnerungsprotokoll

Schreiben Sie später zuhause ein Erinnerungsprotokoll. Wenn die Vertrauensperson während der Begutachtung dabei war, bitten Sie diese um ihre Unterschrift. Sollte die Begutachtung sehr negativ verlaufen sein, schicken Sie das Erinnerungsprotokoll so bald wie möglich an die Rentenversicherung mit der Bitte um Kenntnisnahme. Es kann später noch sehr entscheidend sein.

# ME/CFS und Reha?

Grundsätzlich gilt in Deutschland "Reha vor Rente". Daher ist es bisher üblich, dass die deutschen Krankenkassen Erkrankten nach einer längeren Arbeitsunfähigkeit eine Aufforderung zuschicken, in der darum gebeten wird, eine Reha zu beantragen. In diesem geschützten Rahmen soll dann die Arbeitsfähigkeit beurteilt werden bzw. der Erkrankte auf den Wiedereinstieg ins Berufsleben vorbereitet werden.

Bei Long/ Post Covid und ME/CFS geraten diese Regelungen ins Wanken. Zu viele Betroffene kommen nach einer Reha in einem stark verschlechterten Zustand nach Hause, zu viele Betroffene sind per se reha-unfähig. Die Berichte in den Selbsthilfegruppen sind erschreckend.

Daher ist ein Umdenken in den Krankenkassen und Rentenkassen notwendig, um den Betroffenen von ME/CFS und Long-/ Post Covid gerecht zu werden. Aber nach wie vor werden die Erkrankten in ungeeignete Reha-Einrichtungen geschickt. Bisher sind kaum Reha-Kliniken bekannt, die sich auf die spezielle Situation der Erkrankten eingestellt haben sowie die notwendige Ruhe und Reizarmut bereitstellen können. Im Gegenteil: Teilweise wird in manchen Kliniken immer noch die Aktivierungsmethode GET angewandt, die bei ME/CFS und Long Covid stark schädigen kann. Bis geeignete und erprobte Methoden zur Verfügung stehen, wird es noch dauern. Aktuell wird in der Versorgungsstudie CFS-Care der Charité Berlin unter Federführung von Prof. Dr. Scheibenbogen[38] erstmalig ein solches Konzept entwickelt und erprobt.

Seien Sie bitte vorsichtig, falls Sie aufgefordert werden sollten, einen Reha-Antrag zu stellen. Überprüfen Sie mit Ihren Behandlern, ob Sie überhaupt reisefähig und in der Lage sind, eine solche Reha-Maßnahme durchzuführen. Falls dies nicht der Fall ist, lassen Sie sich von Ihren Behandlern die Reha-Unfähigkeit bescheinigen. Das ist keine Niederlage, denn Pacing, Physiotherapie und Co. kann man auch zuhause erlernen. Alles ist besser als sich noch weiter zu verschlechtern im Rahmen eines bestenfalls gut gemeinten, aber unpassenden und schädigenden Umfeldes.

Dies gilt auch für MCAS-Patienten. Die meisten Reha-Kliniken sind nicht in der Lage, auf die besondere Situation der Betroffenen einzugehen und den eingeschränkten Ernährungsplan und die Duftstoffunverträglichkeit zu berücksichtigen. Die meisten Betroffenen werden meist bereits im Vorfeld von den Kliniken abgelehnt.

Bei einer noch bestehenden Reha-Fähigkeit ist es sinnvoll, in den entsprechenden Selbsthilfegruppen und in Vereinen nach geeigneten Reha-Einrichtungen zu fragen, in denen ME/CFS, Pacing, PEM/ PENE und Co. keine Fremdwörter sind - und die anderen Betroffenen geholfen haben. Dabei sollte klargestellt werden, dass in den betreffenden Reha-Einrichtungen bei ME/CFS und Co. keine Aktivierungstherapien angeboten werden.

Aus oben genannten Gründen sollten Sie sich auch nicht auf ambulante Reha-Sportangebote einlassen, die in der Regel für ME/CFS-Erkrankte ungeeignet sind. Eine individuelle Physio- oder Ergotherapie, die sich mit ME/CFS auskennt und auf Ihren individuellen Zustand Rücksicht nimmt, ist immer zu bevorzugen.

# ME/CFS Genesungsprogramme

Inzwischen gibt es immer mehr Genesungsprogramme für ME/CFS, die online angeboten werden. Vor allem ehemals Betroffene, die sich als geheilt bezeichnen, bieten zunehmend Online-Coachings an. In der Regel konzentrieren sich diese auf das Brain Retraining oder Lifestyle-Coachings. Da der Coaching-Markt jedoch nicht reguliert wird, ist es schwierig, die seriösen und guten Angebote zu erkennen. Und auch wenn es genügend Menschen gibt, die von gewissen Programmen schwärmen, sehe ich doch kritische Tendenzen. Obwohl alle Programme auf guten Ansätzen basieren, überschreiten manche Coaches ihre Kompetenzen und erhöhen sich zunehmend – und werden zu Gurus. Abgewandelte Übungen, die in einer toxischen Positivität münden, Druck und Co. können dabei eine gefährliche Wirkung haben. Überdies sind die Standardinhalte nicht für alle Betroffene brauchbar, was in Enttäuschung, Frustration und sogar Selbstvorwürfen münden kann. Da meist nicht über Nachteile, Nebenwirkungen und Risiken von Übungen aufgeklärt wird, können manche Programme sogar nachhaltig schädigen. Und nicht zuletzt sind viele Übungen kostenlos im Internet zu finden bzw. über sehr viel günstigere Lektüre erlernbar. Aufklärung tut daher not, damit Betroffene sich bei Interesse für die passenden Programme entscheiden können. Hier sollte man achtsam bleiben. In diesem Zusammenhang bietet das Buch von Charlotte M. Raven „Nicht noch ein Coaching-Buch" einen erschreckenden, aber auch klaren Einblick in den dysregulierten Coaching-Markt und zeigt die Wichtigkeit auf, sich vorab genauestens zu informieren.

## ENTSCHEIDUNGSHILFEN
## VOR DEM KAUF EINES ONLINE-PROGRAMMS

Gerade in einer Zeit, in der immer mehr ehemals Betroffene ohne ausreichende Ausbildung ihre Erfahrungen in Form eines Online-Genesungsprogramms weitergeben wollen, ist es von entscheidender Wichtigkeit, das Programm und den Coach vorab zu überprüfen.

Hilfestellung können einige Fragen geben, die Sie vor der Buchung eines solchen Programms immer stellen sollten:[39]

a) Werden Heilversprechen gegeben?
b) Welche Ausbildung haben die Programm-Anbieter und einzelnen Coaches?
c) Welche Inhalte werden in dem Programm angeboten?
d) Gibt es zumindest vorab die Möglichkeit, sich das Inhaltsverzeichnis anzuschauen?
e) Werden Allgemeinplätze erhoben wie „Therapie XY hilft immer"?
f) Wird mit Übertreibungen gearbeitet?
f) Konzentrieren sich die Anbieter auf gewisse Inhalte, die sie aufgrund ihrer Ausbildung auch beherrschen?
g) Wird darauf aufmerksam gemacht, dass bei psychischen Erkrankungen eine Psychotherapie notwendig ist?
i) Werden Übungen und Inhalte, die in eine Psychotherapie gehören, ausgeklammert?

k) Nehmen die Anbieter und Coaches Supervision in Anspruch?

l) Werden die Übungen differenziert dargestellt? Wird u.a. auch auf Nachteile, Grenzen und Vorsichtsmaßnahmen sowie Varianten hingewiesen?

m) Ist die Preisgestaltung transparent?

n) Sind die Vertragsmodalitäten einsehbar?

o) Sind Referenzen verfügbar? Klingen diese glaubwürdig?

Wenn ein Programmanbieter nicht bereit ist, diese Fragen zu beantworten bzw. die notwendigen Informationen bereitzustellen, dann sollten die Alarmglocken klingeln. Bei einer Investition von mehreren Hundert Euro haben Sie das Recht, diese Informationen einzufordern.

Vor allem sollten Sie bei der Auswahl folgende Punkte berücksichtigen:

### a)   Unseriöse Heilversprechen und Druck

Abstand sollten Sie von Programmen halten, die mit unseriösen Heilversprechen verbunden sind. Die Neuregulierung des autonomen Nervensystems sowie Pacing und Co. sind wichtig, um die Folgen der ME/CFS und MCAS zu lindern. In der Regel ist ein solches Programm jedoch nie alleinverantwortlich für eine Heilung. Wenn man genauer nachfragt, haben die meisten Menschen, denen es besser geht, parallel andere Therapien und Wege beschritten. Lassen Sie sich daher bitte durch die Aussagen in manchen Programmen nicht unter Druck setzen!

### b)   Toxische Positivität

Ein großer Kritikpunkt in manchen Programmen ist die toxische Positivität mancher Übungen.[40] Die Klienten werden in den betreffenden Programmen angeleitet, mit abgeänderten Grübelstopps und Co. all ihre schlechten Gedanken und Gefühle zu verdrängen. Dieses Vorgehen soll zu einer positiven Grundhaltung und zur Heilung beitragen. Das ist ein Trugschluss und zudem gefährlich. Nicht verarbeitete Emotionen verschwinden nicht einfach. Im Gegenteil: Sie stauen sich auf: Auf Dauer fühlen sich Menschen, die einen Teil ihrer Gefühlswelt verdrängen, daher nur noch schlechter. Körperliche Probleme folgen. Dies wusste schon Sigmund Freud.

Unbestritten ist, dass eine positive Grundhaltung die psychische und körperliche Gesundheit verbessern kann. Diese lässt sich jedoch nicht erzwingen, sondern sollte durch positive Erlebnisse, also z.B. durch Ressourcenorientierung gefördert werden. Parallel sollten die negativen Gedanken und Gefühle nicht verdrängt werden. Sie haben ihre Berechtigung und gehören zum Leben dazu: Negative Gedanken und Gefühle weisen uns auf Probleme und unstimmige Situationen hin und motivieren uns, nach Lösungen zu suchen. Sie machen uns authentisch, was uns mit unserer Umwelt verbindet. Daher geht es in einem gesunden und emotional ausgewogenen Leben darum, den richtigen Umgang mit den negativen Gefühlen zu finden. Jüngste Forschungen haben bereits ergeben, dass Menschen mit einer vielfältigen Gefühlswelt („Emodiversity") eine niedrigere Konzentration an entzündungsfördernden Stoffen im Blut aufweisen.[41]

Der Druck, der durch die Verdrängung der negativen Gedanken und Gefühle, auf die Klienten ausgeübt wird, ist groß. Wenn die Betreffenden es nicht schaffen, diese zu unterdrücken, wird vermittelt, dass sie „etwas falsch machen" bzw. „ihr Mindset noch ändern müssten". Dies führt bei den Betreffenden u.a. zu Schuldgefühlen und Scham – und zu einem Teufelskreis.

## c)  Die Coaching-Szene ist nicht reguliert

Heutzutage kann sich praktisch jeder als Coach bezeichnen. Dies wird in einer Zeit, in der es sehr lukrativ sein kann, als Youtuber oder Influencer aktiv zu sein, zu einem Problem. Privatpersonen, die das Programm aufgrund ihrer eigenen Erfahrungen aufgebaut haben, können jedoch maximal als Ratgeber fungieren. Auch andere Berufsgruppen, die sich um fachfremde Themen kümmern, können eine umfassende Betreuung nicht leisten. Damit überschreiten viele schlecht ausgebildete Coaches eindeutig ihre Kompetenzen und auch die Grenzen der Klienten. Coaches sollten sich unbedingt auf ihre Fachgebiete konzentrieren, um glaubwürdig zu bleiben.

## d) **Hohe Kosten**

Die Kosten für die Online-Genesungsprogramme sind hoch. Ohne Einzelcoaching kostet ein Programm durchschnittlich zwischen 300 und 400 EUR. Wenn man bedenkt, dass die Programme standardisiert sind und zudem nur einen kleinen Ausschnitt der Möglichkeiten beinhalten, die sich z.B. zur Nervus Vagus-Regulierung eignen, dann ist das ein stolzer Preis. Betroffene sollten sich darüber im Klaren sein, dass der Großteil der Theorie sowie der Übungen kostengünstiger online sowie in Büchern zu erhalten ist.

Darüber hinaus sind die Programme nicht für jedermann geeignet. Es gibt Grenzen, die es zu beachten gilt.

## FÜR WEN SIND DIE PROGRAMME WENIGER GEEIGNET?

Für manche Menschen sind die Programme nicht oder nur teilweise geeignet. Einige Beispiele will ich hier – auch aus eigener Erfahrung und auf Basis des Erfahrungsaustausches – nennen:

### 1. **Psychische Erkrankungen der Betroffenen**

Bei ME/CFS und MCAS kommen Angst- und Panikattacken häufig vor. Auch ist eine Depression als Reaktion auf die schweren Erkrankungen nicht selten. Und nicht zuletzt haben manche Personen unbewältigte Traumata aus der Vergangenheit, die bisher verdrängt wurden und nun in Zeiten der körperlichen Schwäche ans Tageslicht kommen.

Früher gab es die klare Regel, dass ein Coach nur gesunde Menschen berät. Die Selbstverpflichtung eines Coaches sieht zudem vor, psychisch Erkrankte auf eine notwendige

Psychotherapie hinzuweisen – und vor allem diese Themen nicht selbst zu behandeln. Diese Regel wird in vielen Online-Coachings kaum mehr gehandhabt, was weitreichende Schädigungen und Retraumatisierungen zur Folge haben kann. U.a. hängt dies auch mit der fehlenden Kompetenz vieler Coaches zusammen. Schlecht ausgebildete Coaches erkennen nicht, wenn ihr Gegenüber psychisch instabil ist. Bei den Standard-Programmen gibt es zudem gar keine Möglichkeit, psychische Instabilitäten bei den Klienten zu entdecken. Die Verantwortung wird auf die Klienten übertragen.

Selbst wenn manche Coaches die Problematik erkennen, überschreiten viele ihre Grenzen und behandeln dann weiter auf therapeutischem Gebiet – obwohl eine Psychotherapie angesagt wäre. Dabei machen sie Fehler, die für die Klienten gefährlich sein können. Viele Coaches wissen z.B. oft nicht, dass Meditationen für Menschen mit Traumafolgestörungen oder Depressionen kontraindiziert sind.[42] Darüber hinaus wird in vielen Brain Retrainings die Arbeit mit Innenanteilen angeboten, was bei psychischen Erkrankungen hochexplosiv sein kann.

Bei vergangenen Traumata, begleitenden Depressionen, Panik- oder Angstattacken ist eine angepasste Psychotherapie unabdingbar. Daher stellt sich die Frage, ob bei gravierenden Problemen eine begleitende Therapie zur Krankheitsbewältigung nicht grundsätzlich sinnvoller ist. Gerade in der heutigen Zeit, in der manche Therapeuten auch über Zoom arbeiten, ist eine individuelle Begleitung, die auf Sie zugeschnitten ist, sicherlich vorteilhafter. Ein Online-Genesungsprogramm, das sich auf die anderen Themen konzentriert, kann dann immer noch zur Ergänzung sinnvoll sein.

## 2. Hochsensibilität der Betroffenen

Auch bei einer Hochsensibilität sollten Erkrankte zumindest in Bezug auf Meditationen sehr vorsichtig sein – und diese nicht zu lange durchführen. Wenn in dem weltweit bekannten Gupta-Programm z.B. empfohlen wird, mind. zweimal am Tag für jeweils mind. 30 Minuten zu meditieren, sollte man sich davon nicht unter Druck setzen lassen und darauf achten, wie man sich damit fühlt. Inzwischen ist durch Forschungen erwiesen, dass intensives Meditieren auch gefährliche psychische Nebenwirkungen haben kann. Jeder Zehnte, der sich in einem höheren Maße mit Meditationen beschäftigt, entwickelt demzufolge Ängste, traumatische Flashbacks oder Hypersensibilität. Auch dissoziative Störungen sowie Wahnvorstellungen können auftreten.[43]

### 3. Atemprobleme der Betroffenen

In den meisten Online-Programmen finden Sie Standard-Atemübungen. Die Urheber der Programme vernachlässigen damit die Individualität der einzelnen Betroffenen. Manche haben Lungenerkrankungen durch Long Covid, andere ein verspanntes Zwerchfell. Leute wie ich stressen sich wiederum zu sehr mit den Atemübungen, was zu einer paradoxen Wirkung führt. Darüber hinaus sind viele Atemübungen nur im entspannten Zustand sinnvoll. Hier wird deutlich, dass eine individuellere Begleitung, Alternativangebote sowie die Aufforderung sich erst einmal auszuprobieren, völlig fehlt. Im Gegensatz dazu wird den Klienten vermittelt, dass sie etwas falsch machen, wenn es nicht funktioniert – obwohl diese bei Ablenkung völlig normal atmen bzw. in einer Physiotherapie oder bei einer Atemtrainerin Erfolge erzielen können.

### 4. Ernährungsunverträglichkeiten der Betroffenen

Gerade bei ME/CFS und MCAS leiden viele Erkrankte unter vielfachen Nahrungsmittelunverträglichkeiten. Deshalb sind Standard-Ernährungstipps aus den Online-Programmen nicht hilfreich, wenn nicht sogar schädlich. Meist benötigen die Betroffenen eine individuelle Ernährungstherapie.

### 5. Vorhandene Erfahrungen der Betroffenen

Menschen, die sich in ihrem Leben bereits durch Psychotherapie, Entspannungsübungen und Co. mit dem autonomen Nervensystem und der Neuroplastizität des Gehirns beschäftigt haben, erfahren in den meisten Programmen nichts Neues. Wenn die Betreffenden sich zudem bereits mit dem Pacing eingehender beschäftigt haben, dürften sie in der Regel genügend Wissen und Erfahrung haben, um auf eigene Faust weiterzuarbeiten.

## 6. Reizüberflutung der Betroffenen

Da die Programme grundsätzlich auf Video-Vorträgen basieren – und nur teilweise ein Skript beigelegt wird – müssen sich die Klienten regelmäßig unterschiedliche Videos anschauen. Das kann anstrengend sein. Daher sollte sich jeder Interessent vorab gut überlegen, ob er dies kräftemäßig überhaupt schaffen kann – oder ob eine individuelle persönliche Betreuung bzw. die Lektüre von Büchern nicht sinnvoller sind.

## 7. Hohe Anspannung der Betroffenen

Fast alle Programme haben das Ziel, die Fehlfunktion des autonomen Nervensystems zu lindern und zu reparieren. Dafür werden in der Regel Meditationen, Atemübungen und Affirmationen angeboten. Kaum ein Urheber hat daran gedacht, dass all diese Übungen nur in einem relativ entspannten Zustand funktionieren – und dass die meisten Betroffenen diesen Zustand kaum ohne Hilfe bzw. andere Übungen erreichen können. Dieses Thema wird außen vorgelassen, was gravierende Folgen haben kann. Bekannte Konzepte zur Spannungsregulierung aus der Psychotherapie (DBT- und Skill-Training, traumasensitives Yoga, Qi Gong etc.) fehlen.[XI] Im besten Fall merken die Betreffenden selbst, dass ihnen die Meditationen und Atemübungen im erregten Zustand nicht guttun. Schlimmstenfalls versuchen es die Klienten jedoch immer wieder und geraten dadurch noch mehr in Stress, was Zustandsverschlechterungen nach sich ziehen kann. Es wäre ein Leichtes, die Programme zu ergänzen und so eine Lücke zu schließen.

Wenn einige dieser oben genannten Kriterien auf Sie zutreffen, sollten Sie für sich gut überlegen, ob eine individuelle Therapie nicht mehr Sinn ergibt. Ein Online-Genesungsprogramm kann für Sie im Zweifel trotzdem geeignet sein – wenn Sie auf sich achtgeben, kritisch bleiben und gegebenenfalls einige Themen auslassen.

Ich selbst kann in diesem Zusammenhang drei Programme empfehlen, wobei ich mich bei der Auswahl auf die deutschsprachigen Programme konzentriert habe. M.E. ist es

---

[XI] Siehe Kapitel „DBT-Therapie: Skill-Orientierung"

gerade bei Erschöpfung doch hilfreicher, in der Muttersprache zu kommunizieren – vor allem wenn das Unterbewusstsein teilweise angesprochen wird.

### Das Prof. Stark Fatigue-Selbsthilfeprogramm

Prof. Dr. Stark dürfte einigen ME/CFS-Betroffenen aus Norddeutschland als Privatarzt und Gutachter bereits bekannt sein. Er ist Psychologe, psychologischer Psychotherapeut und Facharzt für Psychiatrie und Psychosomatik und beschäftigt sich zusammen mit seinem Kollegen Prof. Dr. Zheja schon seit vielen Jahren mit den Themen Fatigue, Burn-out und Stress. Zudem ist er einer der wenigen Ärzte in Deutschland, die sich mit ME/CFS auskennen. Bei der Behandlung konzentriert er sich auf das autonome Nervensystem und dessen Neuregulierung sowie auf Pacing. Entsprechend sind die sechs Bausteine seines neuen Programms aufgebaut: Verständnis über die Erkrankungen, körperliche und mentale Übungen für das Nervensystem, Pacing, Ernährung und je nach Preismodell Coaching-Begleitung. Der Vorteil des Programms liegt u.a. in der deutschen Sprache und in der Begleitung durch einen Arzt.

Weitere Informationen finden Sie auf seiner Website:
https://www.prof-stark-fatigue-zentrum.de/online-selbsthilfe

### reactive-programm

Die Gründer des neuen Programms aus Deutschland sind Leonie Förster und Frederik Gerber. Die Entspannungspädagogin Förster hatte selbst Long Covid und ist davon genesen. Gerber ist Physiotherapeut und beschäftigt sich seit Längerem mit den Erkrankungen ME/CFS und Long Covid. Das Programm, das auf drei Monate angelegt ist, richtet sich an Menschen mit diesen Erkrankungen und zielt wie andere Programme darauf ab, das dysregulierte Nervensystem wieder in einen normalen Zustand zu bringen. Themen wie Pacing", „Baseline", „Innenarbeit" und Co. werden hier ausführlich behandelt. Im Gegensatz zu anderen Programmen finden auch körperliche Übungen ihren Platz. Eine feste Gruppe an Teilnehmern und Teilnehmerinnen wird von den beiden Gründern begleitet mit wöchentlichen Live-Sitzungen, einem individuell angepassten Bewegungsplan, Videos, einem Workbook etc. Positiv ist, dass Einzelcoachings dazu gebucht werden können.

Weitere Informationen finden Sie hier:

https://shop.reactive-programm.de/s/reactiveprogramm

https://podcasts.apple.com/us/podcast/episode-49-von-sauerstoff-und-pulsmessung-bis-zu-bewegung/id1669868570?i=1000638170599

### Recharge-programm

Die österreichische Gründerin Kathrin Frischmann ist Sozialarbeiterin, psychologische Beraterin, Kreativtrainerin und Trainerin für Psychoneuroimmunologie und hat ihre eigene ME/CFS und POTS weitgehend überwunden. Ihre Erfahrungen gibt sie in dem Programm weiter, das aus 30 kleinen Modulen besteht. Diese beschäftigen sich u.a. mit den Themen Pacing, Ernährung, Entspannung, Emotionen, Stressmanagement und Meditationen sowie Gehirntraining. Es ist jederzeit zum Selbststudium verfügbar.

Mehr Informationen finden Sie hier:

https://www.wieder-aufladen.at/recharge-programm

https://www.ich-werde-gesund.com/2022/05/28/me-cfs-kathrins-weg-zur-genesung/

Der Markt ist um einiges größer. Vor allem im englischsprachigen Bereich existiert eine Vielzahl an Programmen, die sich in der Regel auf das Brain Retraining konzentrieren. Einen Überblick über die aktuell verfügbaren Online-Genesungsprogramme finden Sie unter folgendem link:

https://www.ich-werde-gesund.com/2022/10/01/genesungsprogramme-im-%C3%BCberblick/

Inwieweit welches Online-Genesungsprogramm für Sie letztlich sinnvoll ist, können nur Sie selbst entscheiden nach einer ehrlichen Bestandsaufnahme Ihrer individuellen Situation und der gründlichen Überprüfung des Online-Angebots.

# Blogs und Podcasts

Kostenlose Informationen und Übungen finden Sie in einschlägigen Blogs und Podcasts, die von Mit-Betroffenen verfasst werden.

Uneingeschränkt empfehlen kann ich den Blog **fasynation.de**. Auf diesem setzt sich Johannes, der selbst erkrankt ist, mit unterschiedlichen Krankheitsthemen auseinander. Er wird dabei von seiner Familie und Freunden unterstützt. Viele Themen wurden als Blog und als Podcast aufbereitet. Dabei spielen Interviews mit Spezialisten sowie Betroffenen eine große Rolle. Mir hat dieser Blog sehr geholfen.

Des Weiteren ist der Apple-Podcast **„Blühende Gesundheit"** von Anna eine unerschöpfliche Informations-Quelle in Hinblick auf die ganzheitliche Medizin, Pacing, Visualisierungen, Körperreisen und Co. Sie selbst ist seit ihrem 14. Lebensjahr erkrankt und schreibt u.a. auch über ihren eigenen Weg.

Der Apple-Podcast „**Superhelden Ohne Cape**" von Caroline Jäger kann wiederum Mut machen. Sie schreibt über schwerkranke Menschen (u.a. auch mit ME/CFS und Long Covid), die ihren Zustand deutlich verbessern bzw. sogar heilen konnten.

Begleitend zu diesem Buch habe ich selbst den Blog „**lebenmitmecfs.de**" ins Leben gerufen. Dieser wird regelmäßig aktualisiert.

Und auch das ME/CFS-Portal **me-cfs.net** bietet einen Blog an. Auf diesem schreiben Betroffene über unterschiedliche Themen. U.a. sind hilfreiche Informationen zu rechtlichen Fragestellungen wie Rentenantrag, Pflegebegutachtung etc. zu finden.

Den Blog finden Sie unter me-cfs.net/blog/itemlist/category/16-unser-blog.

# Pacing

Pacing ist eine der wichtigsten Strategien im Umgang mit ME/CFS und Long Covid. Auch für MCAS kann diese Methode ein wichtiger Bestandteil im Leben sein. Betroffene gehen dabei so schonend wie möglich mit ihren eigenen Energieressourcen um, um eine Überlastung und PEM/ PENE so weit wie möglich zu vermeiden. Anders ausgedrückt: „Das Ziel des ‚Pacing' ist, so aktiv wie möglich zu bleiben, dabei aber durch Überanstrengung ausgelöste Rückfälle zu vermeiden."[44] Entwickelt wurde das heutige Pacing von ME/CFS-Forschenden und -Erkrankten in den 1980er Jahren, federführend von der Wissenschaftlerin Ellen Goudsmit.[45]

Dabei gilt es, innerhalb der individuellen Grenzen zu bleiben, sich nicht zu überfordern und so keine Verschlechterung zu provozieren. Idealerweise führt diese Strategie zu einer Stabilisierung auf einem gewissen Niveau und langfristig auch zu Verbesserungen. Viele Betroffene nutzen für das Pacing Hilfsmittel wie Pulsuhren und HRV-Messgeräte. Sie tracken ihren Schlaf und sonstige Körperfunktionen. Diese Geräte können jedoch das eigene Körpergefühl nicht ersetzen und stressen manchmal mehr als sie helfen. Umso wichtiger ist es, das Gefühl für den eigenen Körper zu stärken und zu lernen, auf diesen zu hören – und auf Dauer idealerweise unabhängig von all den Geräten selbst zu spüren, wo die eigenen Grenzen liegen.

Die Grenzen, die durch die Erkrankung gegeben sind, sind sehr individuell und unterschiedlich. Sie hängen logischerweise vom Schweregrad der ME/CFS und der MCAS ab. Während schwer erkrankte Menschen schon durch einfachste körperliche bzw. kognitive Aktivitäten (z. B. aufrecht sitzen oder stehen, auf die Toilette gehen, Unterhaltungen, Nutzung von Social Media, Kochen) oder Reize (z. B. Geräusche, Licht sowie starke Emotionen) einen Crash erleiden, können leicht Betroffene teilweise noch arbeiten oder spazieren gehen. Daher müssen die Betroffenen zuallererst für sich herausfinden, welche Aktivitäten, Situationen und Reize für sie noch ohne Symptomverschlechterung möglich sind. Sie müssen ihre individuelle **Baseline** bzw. ihre ureigene Belastungsgrenze bestimmen, um auf dieser Erkenntnis den Alltag zu planen – wobei sich die meisten auf einem sehr, sehr schmalen Grat zwischen Dekonditionierung und

Überlastung bewegen. Bei MCAS ist zudem wichtig, welche Lebensmittel, Medikamente und Nahrungsergänzungsmittel etc. eingenommen werden. Alles kann eine Rolle bei einer Symptomverschlechterung spielen. Pacing kann daher – v.a. zu Beginn der Erkrankung – sehr, sehr schwierig und komplex sein. Da Überlastungsreaktionen (PEM) meist nicht zeitnah, sondern in der Regel erst mit einer Zeitverzögerung von bis zu 72 Stunden auftreten (interessanterweise tritt auch eine Mastzellreaktion teilweise erst 72 Stunden nach dem auslösenden Ereignis auf), ist oft akribische Detektivarbeit notwendig. Und manchmal finden Betroffene im Nachhinein auch gar nicht mehr heraus, was zu einer größeren Erschöpfung geführt hat. Denn die Einflüsse, die zu einer Zustandsverschlechterung führen können, gehen weit über die Überforderung hinaus: Die tägliche Verfassung und Belastungstoleranz können von Jahreszeiten, Wetter, Hormonsituation, Duftstoffen, falscher Ernährung etc. abhängen. Sie kann daher – v.a. bei einer gleichzeitig bestehenden MCAS – stark schwanken, obwohl man penibel Pacing betreibt. Wichtig ist daher, sich tagtäglich immer wieder aufs Neue zu fragen, wo man steht und wie viel Energie zur Verfügung steht. Unabdingbar dabei ist, Verschlechterungen zu akzeptieren, nicht dagegen anzukämpfen und auf einem niedrigeren Niveau weiterzumachen. Gerade zu Beginn kann Pacing daher sehr herausfordernd sein. Durch die Erkrankung ist der eigene Körper fremd geworden, Symptome können (noch) nicht richtig eingeschätzt werden. Daher wurden einige Methoden entwickelt, um das Pacing etwas zu erleichtern.

# Herzfrequenzmesser/ Pulsuhr

Vielen Betroffenen hilft es z.B., sich mit Hilfe eines Herzfrequenzmessers (Smartwatch, Fitnessarmband) innerhalb ihrer Grenzen zu bewegen. Entscheidend ist dabei die Herzfrequenz, die unterhalb der anaeroben Schwelle bleiben sollte. Diese Methode eignet sich v.a. für körperliche Aktivitäten und für Betroffene ohne POTS.

Dabei kann dieser Wert durch folgende Methoden geschätzt werden:

**Methode 1**[46]
[220 - Lebensalter] × 0,6 = max. Herzfrequenz

Der Wert ist eine Annäherung an die maximale Herzfrequenz, die nicht länger als zwei Minuten überschritten werden sollte. Denken Sie aber daran, dass Sie sich für kurze Zeit – eben diese zwei Minuten - über dieses Limit hinaus belasten können. Das wird oft vergessen.

Wenn Sie für diese Methode die Pulsmessung nutzen, sollten Sie beachten, dass in einigen Fällen wie bei Herzrhythmusstörungen die Werte von Herzfrequenz und Puls differieren können – und ein Pulsdefizit entsteht. Ein Brustgurt wäre in einem solchen Fall sinnvoller.[47]

Die Methode kann gerade für jüngere Personen sehr hilfreich sein. Aber sie hat aufgrund der Formel eindeutige Schwächen. Gerade wenn Sie älter sind, kann die Berechnung zur Unterforderung führen. Ich z.B. dürfte mit 55 Jahren nur eine Herzfrequenz von 99 erzielen, während der Höchstwert bei 25-Jährigen mit 117 schon realistischer ist. Sprechen Sie daher im Zweifelsfall mit Ihrem Behandler ab, wo sich Ihre Höchstwerte befinden sollten.

Wenn jedoch trotz Einhaltung dieser Grenzen ein Crash eintritt, obwohl dieser nicht durch eine kognitive Tätigkeit ausgelöst wurde, ist es notwendig, das Limit niedriger zu setzen.

Dann sollten Sie folgende Methode berücksichtigen:

**Methode 2[48]**
Hier sollten Sie nach dem Aufwachen flach im Bett liegen bleiben und den Ruhepuls messen. Schreiben Sie sich diesen über eine Woche auf, um den durchschnittlichen, morgendlichen Ruhepuls herauszufinden. Dieser Puls sollte bei körperlicher Aktivität nicht über ca. 15 Schläge pro Minute überschritten werden.

Egal, ob Sie sich an Methode 1 oder 2 orientieren, sollten Sie Folgendes grundsätzlich berücksichtigen:

**Grundregel**[42]
Wenn sich der morgendliche Ruhepuls 10 Schläge an einem Tag über oder unter den ermittelten morgendlichen Durchschnittspuls befindet, liegt bereits eine Überlastung vor. An diesem Tag sollten Sie Ihre körperlichen und kognitiven Aktivitäten runterfahren und mehr Pausen einzulegen.

# Sauerstoffsättigung

Eine weitere Möglichkeit, seine Baseline zu bestimmen und Pacing zu betreiben, ist die Steuerung über die Sauerstoffsättigung. Als Hilfsmittel dient hier ein Pulsoxymeter, das günstig zu erwerben ist. Dieser Clip wird am Finger angebracht, um die aktuelle Sauerstoffsättigung herauszufinden. Der Pulsoxymeter sendet bei der Messung einerseits Lichtstrahlen aus, während es andererseits die Stärke dieser Lichtstrahlen – nach Absorption durch das im Blut enthaltene Hämoglobin – misst. Als Resultat dieses Vorgangs ist der prozentuale Anteil des mit Sauerstoff beladenen Hämoglobins als Zahlenwert ablesbar.[50]

Grundsätzlich gilt ein Wert zwischen 95 und 100 Prozent als normal. V.a. im Liegen und im Schlafen kann der Wert sehr niedrig sein, worüber Sie sich keine Gedanken machen müsse. Sollte sich der Wert jedoch unabhängig von der Position dauerhaft bei 90 oder noch weniger einpendeln, dann sollten die Alarmglocken klingeln – und Sie sollten sich an einen Facharzt wenden. Unter 80 ist eine Krankenhauseinweisung unumgänglich, für längere Zeit unter 70 Prozent besteht Lebensgefahr.[51]

Bitte beachten Sie bei der Messung, dass Finger oder Ohrläppchen sauber und gut durchblutet sind, um genaue Messungen zu ermöglichen. Kälte, Anämie, schlechte Durchblutung sowie Nagellack oder künstliche Nägel können die Messgenauigkeit beeinträchtigen.

In dem Reactive-Genesungsprogramm wird für das Pacing die Sauerstoffsättigung und die Pulsmessung sinnvoll kombiniert.[52]

# Die Löffel-Methode (Spoon-Therapie)

Die Löffel-Theorie ist eine Metapher, die von Christine Miserandino in einem Essay auf ihrem Blog „But You Don't Look Sick"[53] erschaffen und erläutert wurde. Sie hilft Betroffenen dabei, sich und seine Erkrankung besser zu verstehen sowie die eigenen körperlichen und geistigen Grenzen anzuerkennen. Inzwischen wird der Vergleich von vielen chronisch Erkrankten angewandt, die auf ihren Energiehaushalt achten müssen. Daher findet die Theorie nicht nur bei ME/CFS und MCAS ihren Einsatz, sondern wird auch bei anderen Erkrankungen wie Autismus, MS und Co. als Bewältigungsmechanismus empfohlen. Betroffene nennen sich in diesem Zusammenhang auch gern „Spoonies".

Bei dieser Methode wird die zur Verfügung stehende Energie visualisiert und in Form von Löffeln quantifiziert. Dabei stehen ME/CFS-Betroffene im Gegensatz zu gesunden Menschen nur eine geringe Anzahl von Löffeln am Tag zur Verfügung, mit denen sie haushalten müssen. Sie wissen, dass sie z.B. nur 15 Löffel an Energie für den Tag haben und müssen daher täglich neu planen, für welche Aktivitäten sie diese nutzen wollen.

Der gesamte Alltag wird damit auf den Prüfstand gestellt, um ihn so energieschonend wie möglich zu bewältigen.

Dabei geht es darum,

1. Aktivitäten zu priorisieren (was ist mir besonders wichtig?),
2. realistisch zu sein (wie kann ich den Tag gestalten, damit ich abends noch die Kraft zum Zähneputzen habe?),
3. anstrengende und feinmotorische Angelegenheiten zu delegieren (z.B. Einkaufen, Putzen) oder
4. diese nicht in einem Rutsch, sondern in Etappen ausführen.

Darüber hinaus hat es sich als hilfreich erwiesen,

1. Hilfsmittel zu benutzen (Stehhocker, Nordic Walking-Stöcke, Rollatoren, Rollstühle oder Notebookhalter, Noise-Cancelling-Kopfhörer, Ohrenstöpsel, Sonnenbrillen etc.),
2. Aktivitäten zu erleichtern (z.B. Kochen im Sitzen, Schreiben im Liegen) sowie
3. emotional stärkende Aktivitäten  mit zu berücksichtigen.

Multitasking sollte dabei unbedingt vermieden werden. Darüber hinaus ist es sinnvoll, körperliche und kognitive Aktivitäten abzuwechseln und immer wieder Pausen einzulegen, in denen konsequent auf jegliche Reize und Bewegung verzichtet wird. Durch sportwissenschaftliche Untersuchungen wurden inzwischen erkannt, dass Feinarbeit (z.B. Gemüse schnippeln, Haare waschen) sehr viel anstrengender ist als einfache Aktivitäten wie Spazierengehen.[54] Dies lässt sich leicht erklären: Bei der Feinarbeit werden nicht nur die Muskeln teilweise stärker belastet. Auch das Gehirn muss Schwerstarbeit leisten. Daher ist es nicht verwunderlich, dass manche Betroffene nach entsprechenden Aktivitäten den gefürchteten Brainfog entwickeln. Der Sportwissenschaftler Prof. Dr. Simon empfiehlt daher für den Anfang, solche Feinarbeiten erst einmal zu vermeiden.[55]

Auch wird in dem Podcast „Blühende Gesundheit" zu diesem Thema ein Interview mit dem Physiotherapeuten Frederik Gerber von reactivate geführt.[XII]

Bei allen Aktivitäten und Unternehmungen sollten Sie sich zudem vor einer potenziellen Reizüberflutung schützen. Noise Cancelling-Kopfhörer und Ohrenstöpsel helfen z.B. in einer lauteren Umgebung, Sonnenbrillen bei Problemen mit Licht. Da zudem die Regulierung der eigenen Körpertemperatur stark gestört ist, stellen sehr kalte sowie sehr heiße Witterungsbedingungen große Herausforderungen und Crash-Risiken dar. Klimaanlagen, Coolpacks, Kältewesten sowie kühlende Unterlagen können im Sommer einiges abpuffern, während im Winter v.a. Therma Care-Pflaster, elektrisch aufladbare Hand- und Fußwärmer bzw. Westen sowie Heizdecken und Wärmeflaschen die schlimmste Kälte abwenden.

Und nicht zuletzt sollten Betroffene daran denken, dass auch emotional anstrengende Situationen belasten und überfordern können. Telefonate, Online-Medien und Co. kosten Kraft und sollten daher nicht ausufern. So nur kann gewährleistet werden, stabil zu bleiben. Bitte beachten Sie dabei, dass auch positive Erlebnisse zum Crash führen können. In einem Interview erzählte z.B. ein Schwerbetroffener, dass er einen Crash erlitt, weil er über einen Witz eines Freundes lachen musste.

Es ist erschreckend und für Außenstehende kaum nachvollziehbar, welche Auswirkungen manche Aktivitäten oder Umstände haben können. ME/CFS-Patienten brauchen in der Praxis daher sehr viel Disziplin und ein gutes Gefühl für den eigenen Körper sowie die Bereitschaft, die einzelnen Körpersignale wahrzunehmen und ernst zu nehmen. Die Frage, welche Körpersignale auf eine Überforderung hinweisen könnten, muss immer wieder gestellt werden – unabhängig von Pulsuhr und Co. Kündigen die individuellen Warnsymptome dann einen Crash an, sollten Betroffene sofort ihre Tätigkeit abbrechen oder wechseln. Dann ist eine Pause notwendig.[56]

---

[XII] Das Interview ist unter podcasts.apple.com/us/podcast/episode-49-von-sauerstoff-und-pulsmessung-bis-zu-bewegung/id1669868570?i=1000638170599 abrufbar.

**Welche Löffel nutzen Sie, wenn am Tag nur 15 „Löffel" zur Verfügung stehen?**

| Anzahl der Löffel | Aktivitäten |
|---|---|
| 1 Löffel | Aufstehen<br><br>Sich anziehen<br><br>Medikamente einnehmen<br><br>Fensehen |
| Zwei Löffel | Baden<br><br>Haare stylen<br><br>Lesen/ studieren<br><br>Im Internet surfen |
| Drei Löffel | Kochen und essen<br><br>Pläne machen/ Treffen<br><br>Leichte Hausarbeit |
| Vier Löffel | Zur Arbeit/ Schule gehen<br><br>Einkaufen<br><br>Arztbesuche<br><br>Bewegung |

*Abbildung 1: Die Löffel-Theorie*[57]

Mit der Löffel-Theorie können Erkrankte zudem auf plastische Weise ihrem Umfeld erklären, was es bedeutet, mit einer chronischen Erkrankung zu leben, die den Energiehaushalt stark beeinträchtigt. Allein das obige Schaubild kann dabei helfen, selbst Ungläubigen deutlich zu machen, dass es nicht um Durchhalten oder Aushalten geht, sondern um die unmenschliche Disziplin, innerhalb der so engen Grenzen zu bleiben, die einem von der Erkrankung vorgegeben werden.

# Der kaputte Akku

Ein weiterer bildlicher Vergleich, der das Verständnis für ME/CFS und die Notwendigkeit des Pacing fördert, ist das Bild eines Smartphones mit einem kaputten Akku. Der Akku wird dabei gleichgesetzt mit dem zur Verfügung stehenden Energielevel. Er ist nie voll aufgeladen und entlädt schneller als funktionierende Akkus. Ein leerer Akku wiederum ist vergleichbar mit einem Crash. Nach einem solchen Rückfall bzw. dem Entladen dauert es bei einem kaputten Akku bzw. bei ME/CFS wiederum viel länger, bis die Energiereserven wieder aufgebaut werden. Daher ist es sinnvoll, seinen Akku nie komplett auf 0 herunterzufahren und tagtäglich aufs Neue zu überprüfen, wie viel Ladung bzw. Energie für den Tag zur Verfügung steht.[58]

*Vor einigen Jahren versuchte ich meinem Schwiegervater zu erläutern, was mit mir eigentlich los ist. In dem Zusammenhang stellte ich ihm die Frage: „Was machst Du mit einem kaputten Akku?", worauf er schnell eine Lösung fand: „Wegwerfen". So witzig das im ersten Moment war, so schmerzhaft wurde mir aber auch bewusst, wie mangelhaft mein Körper funktioniert.*

# Pausen

Zum Pacing gehören auch Pausen zwingend dazu. Legen Sie zwischen den einzelnen Aktivitäten eine Ruhepause ein, in der Sie sich konsequent ausruhen und entspannen. Nutzen Sie diese, um von Reizen abzuschalten. Hilfsmittel wie Augenmasken, Noise Cancelling-Kopfhörer oder Ohrenstöpsel können dabei sehr hilfreich sein. Machen Sie zwischendurch Atemübungen und einfach mal die Augen zu. Auch im Alltag können Sonnenbrille, Kopfhörer und Co. einiges abschirmen. Atemmasken schützen zudem nicht nur vor Viren, sondern zumindest für einen Teil vor Duftstoffen.

Je mehr Pausen Sie sich zwischendurch gönnen, desto weniger geraten Sie in Anspannung. Und denken Sie immer daran: Selbst gesunde Menschen brauchen Pausen.

Darüber hinaus dienen die Pausen dazu, um sich bewusst auf seinen Körper zu konzentrieren und herauszufinden, wie man sich überhaupt fühlt. Denn oft gehen Betroffene über ihre Grenzen hinweg, weil sie diese im alltäglichen Tun gar nicht spüren. Sie merken damit gar nicht mehr, dass sie „bereits drüber" sind.

*Ich darf aufgrund meiner chronischen Erschöpfung nicht länger als zwei bis drei Stunden auf den Beinen sein. Danach muss ich mich in der Regel ein bis zwei Stunden konsequent hinlegen, in denen ich absolute Stille benötige. Darüber hinaus versuche ich, mir im Alltag alle 60 bis 90 Minuten eine Pause von mindestens 15 bis 30 Minuten einzuräumen. In diesen Zeiten lege mich auf meine Shakti-Matte, mache Dehnungsübungen oder höre schöne Musik. Ich trinke einen Tee oder kuschele mit meiner Hündin. Oft mache ich auch nur die Augen zu und fühle nach, wie es mir geht. Das ist nicht immer leicht. Nach wie vor habe ich manchmal Probleme mit dem Pacing, vor allem wenn es um das Einhalten der kleinen Pausen geht. Zudem finde ich vor allem am Schreibtisch kein Ende. Zu oft übergehe ich die Frühwarnzeichen und mache weiter. Daher habe ich mir inzwischen angewöhnt, den Wecker zu stellen. Ich wende zusätzlich die Pomodoro-Technik[59] an, die mir von meiner Ergotherapeutin ans Herz gelegt wurde.*

# Die Pomodoro-Technik

Die **Pomodoro-Technik** ist eine Selbstmanagement-Methode, die in den 80er Jahren von dem italienischen Unternehmer Francesco Cirillo erfunden wurde. Dieser benannte diese Technik nach seiner Küchenuhr, die die Form einer Tomate (italienisch: Pomodoro) hatte. Sie selbst benötigen für diese Übung nur eine Küchenuhr, einen Wecker oder die Weckerfunktion Ihres Smartphones. Dann können Sie schon loslegen:

- To-do-Liste erstellen
- Küchenuhr auf eine bestimmte Zeit, max. auf 25 Minuten stellen
- Die erste Aufgabe bis zum ersten Klingeln bearbeiten
- Nach dem Klingeln von der Liste streichen, was man erledigt hat
- Einige Minuten Pause einlegen, durchatmen
- Die Punkte 2-5 wiederholen
- Nach dem 4. Durchgang (4. Punkt auf der To-do-Liste) mind. 30 Minuten Pause

Für gesunde Menschen ist eine Einheit von 25 Minuten perfekt für die Konzentration. Dabei können viele kleinere Aufgaben in eine Einheit gepackt werden. Größere Aufgaben werden unterteilt, indem man immer nach einer Einheit eine Pause macht.

Für ME/CFSler wiederum sollte die Zeitspanne für eine Einheit individuell bestimmt und um einiges kürzer sein. Der Sportwissenschaftler Prof. Dr. Simon von der Universität Köln empfiehlt z. B. Schwererkrankten bei körperlichen Aktivitäten eine maximale Belastungszeit von 30 Sekunden.[60] Das hört sich erst einmal illusorisch an. Aber auch mit 30 Sekunden-Slots können Aufgaben erledigt werden.

*Ich nutze zusätzlich zur Küchenuhr Merk- und Notizzettel, um mich an die notwendigen Pausen zu erinnern. Meine Gymnastikmatte liegt direkt neben meinem Schreibtisch, so dass sie mich immer an meine Auszeiten erinnert. Darüber hinaus habe ich ein Getränk bei mir, damit ich die Trinkpausen nicht vergesse.*

Sie haben sicherlich weitere Ideen, die Ihnen individuell zusagen. Überlegen Sie sich, was zu Ihnen passt. Denken Sie bitte auch an Pausen, wenn Sie z.B. von einem Termin nach Hause kommen. Gönnen Sie sich die Zeit, um erst einmal anzukommen und sich ein wenig zu entspannen. Wenn Sie damit Schwierigkeiten haben sollten, können Sie sich einen Merkzettel schreiben, den Sie an die Wohnungstür oder die Zimmertür hängen, z.B. „Denk' an die Pause!". Sie können sich aber auch eine SMS oder Whatsapp-Nachricht schicken bzw. eine Memo-Funktion auf Ihrem Smartphone einrichten. Möglichkeiten gibt es inzwischen viele durch die technischen Neuerungen. Nutzen Sie sie!

## Langsamkeit als Schlüssel

Bei ME/CFS sollten sich Betroffene zudem darauf besinnen, alle Aktivitäten langsam durchzuführen und sich v.a. nicht hetzen zu lassen.

*Grundsätzlich bin ich ein sehr schneller und effizienter Typ. Daher passiert es mir selbst nach all den Jahren noch, dass ich in meinem „Schnell, schnell"-Modus verfalle und Dinge in Windeseile erledigen möchte. Ich ermüde dann jedoch auch früher. Daher muss ich an meiner Langsamkeit arbeiten. Gleichzeitig habe ich bemerkt, dass ich nach wie vor einen Fehler mache: Gerade bei Überforderung werde ich schneller, „um das irgendwie noch zu Ende zu bringen". Das ist ein fataler Fehler, an dem ich nach wie vor arbeite. Die Kunst, bei den ersten Anzeichen der Überforderung alles stehen und liegen zu lassen und sich hinzulegen, ist für mich die höchste Disziplin.*

## Die 30-Sekunden-Regel[61]

Diese Regel stammt von einem Sportwissenschaftler der Universität Mainz. Prof. Dr. Simon betont in einem Vortrag, wie wichtig die ausreichende Schonung der Muskulatur bei ME/CFS und Long Covid ist. Lange Belastungen sind für die Betroffenen tabu, während sich kurze Intervalle positiv auswirken und die Muskeln sogar trainieren. Er empfiehlt daher die 30-Sekunden-Regel, die bei körperlichen Aktivitäten vor allem anfangs konsequent berücksichtigt werden sollte. Dabei gilt es, sich bei allen körperlichen Aktivitäten (Geschirrspülmaschine ausräumen, Kochen, Duschen etc.) max. für 30 Sekunden zu belasten, um dann eine Pause für 30 Sekunden bis max. eine Minute einzulegen.

Drei Beispiele, um diese Vorgehensweise zu verdeutlichen, möchte ich gern erläutern:

## ARME HEBEN

Wenn Sie bettlägerig sind und wieder Ihre Arme bewegen wollen, machen Sie dies nicht zu schnell. Setzen Sie sich nicht unter Druck. Nehmen Sie sich für den ersten Tag nur vor, einen Arm für einige Sekunden anzuheben und wieder abzulegen. Nicht mehr! Am nächsten Tag können Sie überprüfen, ob das in Ordnung ging. Dann können Sie den Arm wieder für einige Sekunden heben und legen ihn wieder ab. Machen Sie eine Pause für 30 Sekunden und heben dann den anderen Arm für einige Sekunden und machen dann eine Pause. An einem der nächsten Tage können Sie dann die Arme zweimal heben, müssen jedoch an die 30 Sekunden-Regel denken (max. 30 Sekunden Bewegung, 30 Sekunden Pause). Nach zehn Wiederholungen können Sie dann eine Pause von ca. zwei Minuten einlegen, um weitere zehn Wiederholungen einzuplanen. So kommen Sie schrittweise in die Bewegung, ohne sich zu überfordern.

## SITZ- UND AUFSTEHTRAINING

Nach demselben Prinzip können Sie das Sitzen und Aufstehen üben. Am ersten Tag setzen Sie sich hin und legen sich bei den ersten Anzeichen des Unwohlseins wieder flach auf den Rücken. Am zweiten Tag versuchen Sie es wieder, nur öfters. Und irgendwann können Sie über das Aufstehen nachdenken, das Sie genauso eintrainieren.

## SPAZIERENGEHEN

Auch beim Spaziergang kann die 30 Sekunden-Regel sehr hilfreich sein. Gehen Sie 30 Sekunden, machen Sie danach 30 Sekunden Pause (max. 1 Minute Pause). In dieser Pause können Sie langsam gehen oder auf der Stelle treten. Dann gehen Sie wieder für 30 Sekunden und machen wieder 30 Sekunden Pause usw. usw. Sie vermeiden damit PEM/ PENE und können im Endeffekt sehr viel längere Strecken bewältigen als ohne diese Pausen. Nutzen Sie die einzelnen Pausen aber auch, um für sich zu überprüfen, wie es Ihnen geht. Wenn Sie anhand einzelner Körpersignale bemerken sollten, dass Sie bereits über Ihre Grenzen gegangen sind, dann brechen Sie den Spaziergang bitte ab. Das mag sich erst einmal sehr schlecht anfühlen, aber mit der Zeit werden Sie so weiterkommen.

Diese Regel können Sie je nach Belastbarkeit auch für kognitive Aufgaben anwenden, um sich und Ihren Körper wieder langsam an alltägliche Belastungen zu gewöhnen.

Mehr zu der 30-Sekunden-Regel erfahren Sie in folgenden Vorträgen und Interviews:
a) fasynation.de/das-hochwirksame-30-sekunden-training-bei-long-covid-und-me-cfs/
b) „Prof. Dr. Simon: „Post-Covid: Neue sportmedizinische Erkenntnisse. Interview mit Prof. Dr. Dr. Simon Teil 1" unter youtube.com/watch?v=LdkSdAOsfWg
c) „Post-Covid: Neue sportmedizinische Erkenntnisse. Interview mit Prof. Dr. Dr. Simon Teil 2" unter https://www.youtube.com/watch?v=aro0lZD0nH4

# Adrenalin vermeiden

Beim Pacing kommt es darauf an, sich innerhalb der engen Grenzen zu bewegen, die von der Erkrankung gesetzt wurden. Betroffene brauchen dafür sehr viel Disziplin, die sie im Alltag stark strapazieren müssen. Denn es gibt einen mächtigen Gegenspieler, der uns manchmal verleitet, doch über unsere Grenzen zu gehen: Das Adrenalin gilt als ein großer Risikofaktor bei ME/CFS und auch bei MCAS.

Das Kampf- bzw. Fluchthormon wird bei gesunden Menschen normalerweise nur in akuten Gefahrensituationen freigesetzt. Aber bei ME/CFS-Betroffenen können bereits ganz normale Belastungssituationen einen Adrenalinschub auslösen, der dann für einige Zeit (Stunden, Tage, Wochen und sogar Monate) dafür sorgt, dass sie „funktionieren". Die meisten dürften dies schon einmal bei Arztbesuchen, Umzügen etc. erlebt haben. Aber nicht nur Belastungssituationen, sondern auch Freude oder Begeisterung können dafür verantwortlich sein, dass man mehr macht als man sollte, was sich z.B. in Urlauben oder bei Besuchen bemerkbar macht. Das Adrenalin gaukelt den Betroffenen dann vor, dass es ihnen besser geht. Dadurch machen sie mehr und wirken in diesen Zeiten auch viel gesünder als sie eigentlich sind. Aber es ist „geborgte Energie", die eigentlich nicht da ist. Nach dem Adrenalinschub kommt der Absturz – ein Crash, der im Zweifelsfall dafür sorgt, dass der Energiehaushalt noch geringer ist als vor dem Adrenalinstoß. Daher sorgen Adrenalinschübe in der Regel für eine Verschlechterung der Erkrankung.

Besonders gefährdet sind Menschen, deren Toleranz für Schmerzen und Unbehagen sehr hoch ist. Egal, ob die Tendenz zur Überforderung von außen aufgezwungen wurde durch Aktivierung von Seiten der medizinischen Behandler oder ob sie auf dem eigenen Antrieb aufgrund einer starken Arbeitsmoral basiert: Es ist hochriskant, sich mit Hilfe der Adrenalinschübe immer wieder zu überfordern. Der Crash kommt bestimmt.[62] Auf längere Sicht kann sich die Erkrankung durch dieses Verhalten stark verschlechtern.

**Folgende Anzeichen sprechen für einen Adrenalinschub:**[63]

1. Sehr schnelles, lautes und kontinuierliches Sprechen.
2. Schnelle und unruhige Bewegungen.
3. Gefühle der Euphorie, der Übererregbarkeit oder des wilden Optimismus.
4. Der Betroffene kann länger als gewöhnlich sitzen oder stehen oder sich zu Aufgaben aufraffen, für die er normalerweise zu krank wäre.

5. Schlafen und Ausruhen sind sehr schwierig, da man sich zu "aufgedreht" und sehr "unausgeschlafen" fühlt.

**Als Anzeichen für einen darauffolgenden Crash sollten folgende Symptome ernst genommen werden:**

6. Zu Beginn der Erkrankung kommt es häufig vor, dass Betroffene nach einer Überanstrengung viel länger als üblich schlafen oder bewusstlos sind.
7. Bei einem schweren neurologischen Anfall können M.E.-Patienten fälschlicherweise für betrunken oder drogenabhängig gehalten werden.
8. "Schlaffe" Gesichtsmuskeln haben und/oder extreme Gesichtsblässe.
9. Augenbrennen und Unfähigkeit, visuelle Reize zu tolerieren.
10. Übermäßiges Trinken von Wasser sowie übermäßiger Hunger und Verlangen nach zucker- oder kohlenhydratreichen Nahrungsmitteln.
11. Schwitzen oder Kurzatmigkeit nach leichter Anstrengung.
12. Sichtbares Zittern der Arme oder Beine oder Zuckungen der Gesichtsmuskeln.
13. Lähmungen und Schwäche in den Muskeln oder Unfähigkeit, sich zu bewegen, zu sprechen oder Sprache zu verstehen.
14. Plötzlicher Verlust der Fähigkeit zu gehen.
15. Starke Reizbarkeit.
16. Starke Halsschmerzen und/oder schmerzhafte und empfindliche Drüsen im Hals (und möglicherweise andere grippeähnliche Symptome).
17. Sehr deutlich rosafarbene, violette oder blaue Füße oder Beine, mit weißen Flecken, nach zu langem Stehen oder Sitzen.
18. Starke Kopfschmerzen oder ein Schmerz- oder Druckgefühl an der Schädelbasis.
19. Tinnitus oder Verlust des Hörvermögens.
20. Während und nach einer Überanstrengung wird der Puls des Patienten sehr oft viel schneller (150 Schläge pro Minute oder mehr), der Blutdruck sinkt und die Temperatur kann ansteigen.
21. Der Patient fühlt sich sehr heiß (oder abwechselnd sehr heiß und sehr kalt) an.

Adrenalinschübe sollten auch bei MCAS gemieden werden, da Adrenalin die Mastzellen triggert. Daher gilt es, Aufregung jeglicher Art zu vermeiden und das Leben eher „wie einen ruhigen, langsam fließenden Fluss" zu gestalten.

Aus demselben Grund muss – wenn möglich – bei lokalen Eingriffen und Operationen auf Betäubungsmittel mit Adrenalin verzichtet werden. Notfallausweise garantieren dies für den Ernstfall.

Bleiben Sie vorsichtig und achten Sie auf Ihre Grenzen. Auch wenn Sie zeitweise das Gefühl haben, viel mehr machen zu können, lassen Sie sich davon bitte nicht leiten und denken Sie an Ihre Pacing-Regeln. Lassen Sie sich von Ihrem Umfeld unterstützen. Bitten Sie Ihre Nächsten, mit Ihnen darauf zu achten, dass die Grenzen eingehalten werden. Vor allen Dingen sollten Sie sich von keinem Behandler und auch nicht von Ihrem Umfeld dazu überreden lassen, mehr zu machen. Dies gilt v.a. für die GET-Therapie (Graded Exercise Therapy), die nach wie vor bei ME/CFS und Long Covid von unkundigen Physiotherapeuten und in Reha-Einrichtungen angeboten wird. Diese Therapie hat vielen ME/CFSlern und Long Covid-Patienten nachhaltig geschadet.

Details zu der Wirkung von Adrenalin bei ME/CFS finden Sie in dem Buch „Das Monster danach" von Nils Winkler und Gitta Meier sowie unter dem link https://www.me-cfs.net/images/aktuelles/aktuelles_2021/Adrenalin-und-M.E.pdf.

Eine sehr gute Anleitung zum Pacen ist unter dem link https://www.omf.ngo/wp-content/uploads/2019/09/PEM-Avoidance-Toolkit-Deutsch.pdf erhältlich.

Sie enthält grundlegende Informationen sowie Arbeitsblätter zum Ausfüllen und ermöglicht so Betroffenen, den Krankheitsverlauf über einige Wochen zu dokumentieren.

*Ich selbst habe mit Adrenalinschüben und darauffolgenden Crashs leider sehr viele Erfahrungen gemacht, da meine ME/CFS-Erkrankung 18 Jahre lang fehldiagnostiziert wurde. In den psychosomatischen Reha-Maßnahmen wurden meine körperlichen Erschöpfungssymptome nicht ernst genommen. Daher wurde ich immer wieder dazu angetrieben, das Pensum zu erfüllen, Sport zu machen und keine Therapien ausfallen zu lassen. Da ich grundsätzlich* über ein extremes Pflichtgefühl und einen starken Eigenantrieb verfüge, dauerte es sehr lange, bis ich darum bat, Termine ausfallen zu lassen. Aber keine Chance. Ich erinnere mich noch gut an einen Tag, an dem ich zum Schwesternzimmer kam, um zu sagen, dass ich einfach keine Kraft mehr habe. Die Reaktion war purer Hohn: „Gehen Sie hinaus und umarmen Sie einen Baum".

Ähnliches musste ich immer wieder erleben. Sätze wie „Sie sind ja auch nicht mehr die Jüngste" oder „Manchmal muss man sich halt zusammenreißen" hörte ich immer wieder. In der stationären Schmerztherapie erklärte man mir, dass ich endlich einmal eine gewisse Schmerztoleranz entwickeln müsse – obwohl ich seit Jahrzehnten keinen Tag kannte, an dem ich keine Schmerzen hatte und sehr viel aushalten konnte. Dankbar bin ich in diesem Zusammenhang meinen Traumatherapeutinnen sowie meinem Hausarzt, die alle erkannten, dass ich nach wie vor über meine Grenzen gehe. Auch wenn ihnen nicht bewusst war, was hinter meiner starken Erschöpfung steckt, so motivierten sie mich doch regelmäßig, dass „Weniger mehr ist". Dies war für mich sehr wichtig, da ich selbst unter einem sehr starken inneren Antreiber litt. Ich brauchte die Erlaubnis und Bestätigung – wenn nicht sogar den „Befehl" von außen, weniger zu tun. Trotzdem crashte ich durchgehend, was sich bei mir v.a. in Krampfanfällen, Spastiken, Migräne, ständigen Erkältungen und Co. äußerte. In den schlimmsten Zeiten krampfte der ganze Körper über Stunden. Sprechen war kaum mehr möglich.

Mit Hilfe eines neuen Psychiaters, der meine ME/CFS erkannte, setzte ich ein antriebssteigerndes Antidepressivum ab, wofür ich ein Jahr benötigte. Erst dann konnte ich schrittweise und konsequent die Disziplin aufbringen, Pacing zu betreiben. Seitdem hatte ich keinen einzigen Krampfanfall mehr. Aber trotzdem passiert es mir bei allem Durchhaltevermögen immer noch, dass ich mich manchmal überfordere. Schwierig wird es v.a. dann, wenn unvorhersehbare Ereignisse eintreffen oder emotionale Belastungen hinzukommen. Auch starke Wetterumschwünge und Jahreszeitenwechsel belasten meinen Körper mehr als mir lieb ist. Pacing ist alles andere als leicht, v.a. wenn man nach wie vor einen immensen Lebenshunger verspürt. Es bleibt wahrscheinlich die größte Herausforderung in meinem Leben.

# Digital Detox: Verzicht auf Online-Medien

Bei schweren Erkrankungen und v.a. bei Bettlägerigkeit bietet das Handy einen Zugang zur Um- und Außenwelt und oft die einzige Möglichkeit, Kontakt zu anderen Menschen zu pflegen. Über die sozialen Medien können Betroffene mit Freunden und Bekannten chatten, neue Leute kennenlernen und sich zerstreuen. Ein Handy ist im Vergleich zu Büchern oder PCs zudem sehr leicht und kann daher auch noch von schwerer Erkrankten gut gehalten und genutzt werden. Selbsthilfeforen, -blogs und Online-Genesungsprogramme, die v.a. aus Youtube-Videos bestehen, sind hilfreich, nützlich und heilend. Dadurch ist das Handy für viele unverzichtbar geworden, was nachvollziehbar ist. Die Zeit, die Betroffene mit ME/CFS und MCAS am Handy verbringen, kann jedoch stark ansteigen, was trotz der vielen Vorteile für Probleme sorgen kann. Es ist erwiesen, dass übermäßiger Handy-Gebrauch Gefahren birgt.

## DIE RISIKEN LANGER HANDYNUTZUNG

### 1. Elektromagnetische Strahlung

Wie inzwischen hinreichend bekannt sein dürfte, kann sich die Belastung durch elektromagnetische Strahlung langfristig negativ auf die Gesundheit auswirken. Eine ständige Exposition erhöht das Risiko für Hirntumore, Schlafstörungen und Schäden am Nervensystem.

### b) Haltungs- und Sehnenschäden

Eine schlechte Körperhaltung und Fehlbelastung von Nacken und Rücken kann langfristig zu „Smartphone-Buckel" und „Stiernacken" führen. Dieses Problem haben v.a. Nutzer, die sich im Sitzen und Stehen mit dem Handy beschäftigen. Darüber hinaus ist der „Handy-Daumen" immer häufiger anzutreffen, der mit Sehnenscheiden-Entzündungen sowie Arthrose verbunden ist. Mittelfristig haben Menschen bei langer Handy-Nutzung jedoch nicht nur mit orthopädischen Schäden, sondern auch mit emotionalen Beeinträchtigungen zu kämpfen. Eine dauerhaft gebeugte Haltung führt zu schlechter Laune und depressiven Verstimmungen. Forscher gehen davon aus, dass dadurch sogar unsere Testosteron-Konzentration im Blut reduziert und das Stresshormon Cortisol erhöht wird.[64] Darüber hinaus müssen sich die User aufgrund der geringen Größe des Smartphones auf den gezeigten Inhalt konzentrieren und kneifen ihre Augen meist stark zusammen. Dadurch wird automatisch der Stirnrunzler aktiviert, der normalerweise nur zu sehen ist, wenn wir uns in einer starken Anspannung befinden oder uns ärgern.[65] Unser Gehirn unterscheidet hier jedoch nicht. Die Anspannung bleibt.

## 2. **Schlafstörungen**

Durch Studien ist inzwischen bewiesen, dass Handies in der Bettumgebung zu weniger Schlaf führen.[66] Durch andere Studien ist wiederum bekannt, dass das Blaulicht von Bildschirmen zu sinkenden Melatoninspiegeln führt. Melatonin ist u.a. dafür verantwortlich, dass Menschen bei Dunkelheit müde werden.

## d) Suchtgefahr

Die Gefahr, ähnlich wie Notärzte oder Feuerwehrmänner bei dem Handygebrauch in einen Bereitschaftsmodus zu verfallen, ist bei zu starker Handynutzung grundsätzlich sehr groß. Dieser Bereitschaftsmodus ist mit einer starken Grundanspannung gepaart, die ja bei ME/CFS und MCAS zu vermeiden ist.

Daher sollten Sie sich Gedanken machen, wenn
- Sie Probleme haben, Ihre Smartphone-Nutzung zu kontrollieren und zu viel Zeit auf dem Handy und im Internet verbringen.
- die Handynutzung für Sie im Alltag im Vordergrund steht.
- Sie das Handy nutzen, um Emotionen oder Langeweile zu unterdrücken.
- Sie andere alltägliche Aufgaben vernachlässigen, weil Sie zu viel Zeit am Handy verbringen.
- Sie unruhig werden, wenn Sie für längere Zeit nicht online waren.[67]

Bei einer angehenden Suchtproblematik sollten Sie Ihr Verhalten ändern und Ihre Zeit mit dem Handy begrenzen. En gesunder und optimaler Umgang mit dem Handy sieht anders aus. Idealerweise drücken Sie den Knopf nur, wenn es wirklich notwendig ist – und legen das Handy ansonsten beiseite.

## EINIGE TIPPS ZUR HANDYNUTZUNG[68]

### a)  Halten Sie Kommunikationspausen ein

Stellen Sie das Handy nur laut, wenn Sie einen dringenden Anruf oder eine wichtige Nachricht erwarten. Ansonsten halten Sie es auf „stumm". So werden Sie nicht ständig abgelenkt und können sich besser entspannen. Als Privatperson müssen Sie nicht 24 Stunden erreichbar sein. Auch haben Sie keine Rufbereitschaft.

### b)  Legen Sie das Handy außer Reichweite

Wie wäre es, wenn Sie das Handy öfters in eine Schublade stecken, sodass es nicht immer sichtbar und greifbar ist?

### c)  „Retro" kann beruhigend wirken

Nutzen Sie z.B. einen Wecker. Tragen Sie eine Armbanduhr und greifen Sie auf den guten, alten Papierkalender. Auch ein echtes haptisches Buch kann eine Wohltat sein.

### d)  Nutzen Sie „Digital Detox"-Apps

„Detox"-Apps können Sie dabei unterstützen, die Handynutzung zu optimieren und zu reduzieren. Darüber hinaus können Sie heute auf den meisten Smartphones sowohl Bildschirm-Auszeiten und Zeitlimits für die Nutzung von Apps einrichten.

# Schlafen

Gesunder Schlaf ist überlebenswichtig. Leider ist ausreichender und tiefer Schlaf in unserer Gesellschaft jedoch nicht mehr selbstverständlich. Viel zu viele Menschen leiden aufgrund von Stress unter Einschlaf- oder Durchschlafstörungen. Menschen mit ME/CFS und MCAS können aus unterschiedlichen Gründen, nicht ein- oder durchschlafen. Ursachen für Einschlaf- und Durchschlafstörungen liegen u.a. in zu hohen Histaminleveln durch Mastzellaktivierung, zu hohen Adrenalinspiegeln, einer zu schweren Erschöpfung oder Nebennierenproblemen. Nicht zuletzt ist auch das gestörte ANS für die Schlafstörungen verantwortlich. Daher ist guter Rat oft teuer.

Sie können Ihren Schlaf jedoch zum Teil aktiv und positiv beeinflussen. Je nachdem wie schwer Ihre Schlafprobleme sind, gibt es unterschiedliche Strategien, um damit zurecht zu kommen.

## DAS SCHLAFZIMMER: EIN ORT DER RUHE

Fangen wir bei den Dingen an, die Sie selbst beeinflussen können. Schauen Sie sich einmal in Ihrem Schlafzimmer kritisch um. In vielen Familien wird dort alles Mögliche aufbewahrt, vom Koffer bis zum Bügelbrett. Oft steht ein Schreibtisch genau neben dem Bett, was es manchmal recht schwer macht, den Computer beizeiten auszuschalten. Versuchen Sie, dies zu ändern. Richten Sie Ihr Schlafzimmer stattdessen als Ort der Ruhe und Sicherheit ein. Alles, was die Ruhe stört, sollte in einem anderen Raum stehen. Das gilt vor allem für TV-Geräte oder PCs. Gönnen Sie sich und Ihrem Körper eine Auszeit von den elektrischen Geräten. Die einzige Ausnahme sollte Ihr Telefon oder Smartphone sein – aber auch nur, wenn Sie es benötigen, um sich sicherer zu fühlen. Was könnte Ihnen stattdessen guttun? Ein Kuscheltier im Bett? Ein Nachtlicht? Ein Bild an der Wand, das Ihren Lieblingsplatz zeigt? Geben Sie sich Zeit, ihr Schlafzimmer so einzurichten, wie Sie sich es wünschen. Ziel ist, Ihren Schlaf und den Ihres Partners zu fördern.

Bitte achten Sie auch auf ein gutes Bett, vor allem auf eine gute Matratze. Ihr Rücken soll es guthaben. Wenn Sie Nackenprobleme haben, kann ein Nackenkissen ein Segen sein. Manchen Leuten helfen auch Wärmeflaschen oder -decken. Andere lieben sogenannte Gewichtsdecken, während Dritte nur leichte Decken ertragen können.

## ABSTAND ZU BLAULICHT

Wenn Sie noch fernsehen können, streichen Sie die Abend-Krimis aus Ihrem TV-Programm und gönnen sich stattdessen schöne, wohltuende Filme. Sollten Sie Musik genießen können, hören Sie Musik, die Sie entspannt. Vor allem aber sollten Sie spätestens eine Stunde vor dem Schlafengehen auf TV, Computer und Smartphone verzichten. Das künstliche blaue Licht, das diese Geräte ausstrahlen, verzögert Ihre innere Uhr und erschwert das Einschlafen.

## BEWEGUNG UND ENTSPANNUNG

Auch Bewegung ist für den Schlaf wichtig. Selbst wenn es nur einfache Yoga- oder Qi Gong-Übungen im Liegen sind, versuchen Sie, täglich einige wenige Übungen zu machen. Das Bewegungspensum sollte tagsüber ausgeübt werden und einige Stunden vor dem Schlafengehen für den Tag beendet sein, damit der Körper zur Ruhe kommt. Stattdessen helfen Imaginationsübungen sowie sanfte Körper- oder Entspannungsübungen zum „Runterkommen". Manche Personen nutzen Entspannungsmusik, andere benötigen die absolute Stille. Wenn Sie mit Meditationen zurechtkommen, können Sie diese auch vor dem Zu-Bett-gehen nutzen. Alles ist gut, wenn es Sie beruhigt und entspannt.

## KEINE ANSTRENGENDEN GESPRÄCHE ABENDS

Entspannung finden Sie jedoch nicht, wenn Sie abends noch anstrengende Telefonate oder Gespräche führen. Sie sollten diese ab einer gewissen Uhrzeit vermeiden. Gerade bei strittigen Themen regen Sie sich zu sehr auf. Der Stresspegel steigt automatisch an. In diesen Fällen wird es danach fast unmöglich sein, den Körper so weit zu beruhigen, um rechtzeitig einschlafen zu können. Auch führen solche Gespräche oft zu Grübeleien, die Sie am Schlafen hindern. Wenn Sie wiederum vor lauter TO DOs den Schlaf nicht finden, helfen Ihnen vielleicht folgende Ideen, die ich für mich bereits seit langer Zeit umsetze.

*Ich neige zum Grübeln. So haben mein Mann und ich besprochen, dass wir abends nach 20 Uhr nicht mehr über TO DOs und Probleme reden. Passiert es doch, gerate ich in einen Handlungszwang und gehe erst zu Bett, wenn das Problem erledigt ist. Oder ich fange an zu grübeln. Was mir ansonsten hilft: Ich schreibe alle Probleme, TO DOs etc. auf, die ich an dem Tag nicht mehr lösen oder erledigen kann. So gehen sie nicht verloren. Wichtig ist für mich auch, abends den Schreibtisch so aufzuräumen und meine Papiere zu ordnen, dass ich am nächsten Morgen keinen Schock bekomme – egal, wie viel zu tun ist. Oft mache ich auch vor dem Schlafengehen einige Imaginationsübungen (vorzugsweise die Gepäck-" und die „Tresor-Übung"XIII). Das alles gibt mir das Gefühl, mit gutem Gewissen schlafen gehen zu können. Früher, als ich noch arbeitete, hatte ich bei Stress immer einen Schreibblock am Bett liegen, sodass ich alles aufschreiben konnte, was mich nachts aufwachen ließ. Meist konnte ich dann getrost wieder einschlafen.*

---

XIII Diese Übungen stelle ich Ihnen im Kapitel „Imaginationsübungen: Schaffen guter innerer Bilder" vor.

# RITUALE

Eine sehr schöne Idee zum Einschlafen sind zudem die Sorgenpüppchen. Sie entstammen einer Legende, die in Guatemala oder Mexiko ihren Ursprung hat. In der Regel sind sie ca. 5 Zentimeter groß und werden dort an Kinder verschenkt. Diese erzählen diesen kleinen Puppen all ihre Sorgen und Ängste. Danach verstecken sie das Püppchen unter ihrem Kopfkissen mit dem Ziel, eine Nacht darüber zu schlafen. Sie glauben fest daran, dass am nächsten Morgen alle Sorgen und düstere Gedanken verschwunden sind. Inzwischen wurde dieser Brauch auch in Europa übernommen. Ich bin mir sicher, dass auch Erwachsene ein Sorgenpüppchen gebrauchen können, sei es in Form einer Puppe oder eines Tagebuchs. Denken Sie darüber nach. Gläubige beten vor dem Schlafengehen stattdessen zu ihrem Gott. Auch das Nachtgebet ist eine Routine, die über viele Jahrhunderte gepflegt wird.

## MAHLZEITEN UND GETRÄNKE AM ABEND

Mahlzeiten und Getränke können den Schlaf stark beeinflussen. Sie werden sicherlich besser schlafen, wenn Sie schwere Mahlzeiten am Abend vermeiden. Den meisten Menschen hilft es, spätabends nichts mehr zu essen. Anderen, wie z.B. mir, wird aus gesundheitlichen Gründen geraten, abends noch ein kleines „Spätstück", eine kleine Mahlzeit mit Kohlenhydraten, Eiweiß und Fett, zu mir zu nehmen. Schauen Sie, was Ihnen guttut. Und trinken Sie abends nicht zu viel. Sie werden sonst nachts des Öfteren aufstehen müssen, um auf die Toilette zu gehen.

Was Sie auf jeden Fall abends oder sogar schon nachmittags vermeiden sollten, sind koffeinhaltige Getränke wie Kaffee oder Cola. Gerade in Hinblick auf das Adrenalin ist grundsätzlich sinnvoll, diesen Konsum zumindest einzuschränken. Auch Schwarz- oder Grüntee kann zu Einschlafschwierigkeiten führen. Überprüfen Sie hier Ihre Gewohnheiten. Inzwischen gibt es wohlschmeckenden koffeinfreien Kaffee. Teesorten wie Baldrian, Melisse, Lavendel oder Johanniskraut beruhigen. Wenn möglich, verzichten Sie bitte auch auf den Alkohol. Es mag widersprüchlich klingen, da er bei vielen Menschen als Einschlafhelfer gilt. Gleichzeitig kann er jedoch für einen unruhigen Schlaf verantwortlich sein. Die Gefahr, nachts öfters aufzuwachen, ist daher groß. Darüber hinaus ist der Gewöhnungseffekt nicht ungefährlich.

## SCHLAFEN SIE TAGSÜBER WENIGER

Gerade bei ME/CFS muss man sich tagsüber immer wieder hinlegen. Aber ein Mittagsschlaf sollte – wenn möglich – mittags nach dem Mittagessen stattfinden und nicht um 17 Uhr.

## MEDIKAMENTE UND NEMS

Trotz all dieser Maßnahmen kann es vorkommen, dass Betroffene nicht ein- oder durchschlafen können. Dies kann u.a. auf Überforderung bzw. einen Crash zurückzuführen sein. Dann ist der Körper meist zu erschöpft bzw. zu sehr in der Hochspannung verortet, um zu schlafen. Wenn dann noch das Histaminfass hoch ist, ist für viele an Schlafen nicht zu denken. Medikamentöse Hilfe ist dann unabdingbar, die aber immer mit dem Facharzt abgesprochen werden sollte. In den Empfehlungen der Charité werden einige Medikamente aufgeführt. Auch Nahrungsergänzungsmittel wie Melatonin sind empfehlenswert, die teilweise in einer recht hohen Dosierung eingenommen werden.

*Ich selbst leide seit Jahrzehnten unter starken Einschlafproblemen. Daher pflege ich abends strenge Rituale. Melatonin hat bei mir den gegenteiligen Effekt. Ich bin dann zwar hundemüde, kann aber erst recht nicht einschlafen – und muss somit akzeptieren, dass ich nach wie vor medikamentöse Unterstützung benötige. U.a. profitiere ich von Trazodon, einem Antidepressivum, das offlabel und niedrig dosiert auch als Einschlafhilfe verschrie-*

*ben wird. Wenn ich jedoch einen Mastzellschub habe, leide ich oft unter einer interstitiellen Zystitis und komme nachts einfach nicht zur Ruhe. Meistens hilft mir dann eine Histakut-Ampulle, die ich trinke. Für Betroffene ohne Salicylatintoleranz könnte sich auch Fenistil eignen. Wenn dies jedoch nicht hilft, bleibt mir nur der Griff zu stärkeren Medikamenten, wobei ich Bromazepam in niedrigster Dosierung einnehme. Andere MCAS-Betroffene schwören auf Tavor (Lorazepam) oder Oxazepam. Ich achte dabei darauf, dass ich diese in nur bei Bedarf einnehme. Wissenschaftliche Studien ergaben jedoch, dass das Suchtpotential bei MCAS geringer ist.[69]*

---

## MACHEN SIE ETWAS SCHÖNES

---

Wenn Sie einmal nicht einschlafen können oder zwischendurch wach werden, bleiben Sie – wenn möglich – nicht in Ihrem Bett liegen. Ihr Bett und Ihr Schlafzimmer sollten Orte der Ruhe und Entspannung bleiben. Dies wird schwierig, wenn Sie sich nachts verzweifelt im Bett wälzen. Stehen Sie daher – wenn möglich - auf. Gehen Sie in einen anderen Raum. Machen Sie dort etwas Schönes, Beruhigendes. Ich selbst höre oft klassische Musik, schreibe oder male. Mandalas eignen sich z.B. sehr zur Beruhigung. Darüber hinaus helfen Imaginationsübungen wie die Tresorübung oder „Gepäck ablegen", um Grübeleien zu beenden. Zum Wohlfühlen hilft der „Sichere Ort" oder „Der innere Garten".[XIV] Gehen Sie erst wieder zurück ins Schlafzimmer und ins Bett, wenn Sie müde genug sind.

---

[XIV] Diese Übungen werden in Kapitel „Imaginationsübungen: Schaffen guter innerer Bilder" vorgestellt.

*Wirf den Stein von heute weg.*
*Vergiss und schlafe.*
*Wenn er Licht ist,*
*wirst du ihn morgen wiederfinden,*
*zur Dämmerzeit, in Sonne verwandelt.*

*Juan Ramon Jiménez*[70]

# Weitere Vorsichtsmaßnahmen

## ÄRZTLICHE ATTESTE

Für viele Betroffene gehören Arzt- und Therapietermine zu potenziellen Crash-Faktoren. Duftstoffe, emotional anstrengende Gespräche, viele Reize und v.a. lange Wartezeiten sorgen immer wieder dafür, dass ME/CFS-Erkrankte nach einem Arzttermin Verschlechterungen hinnehmen müssen. Daher sollten Sie hier vorbeugen und sich absichern. U.a. können Sie sich von Ihrem Hausarzt ein Attest über die orthostatische Intoleranz ausstellen lassen, aus dem hervorgeht, dass Sie sich v.a. bei längeren Wartezeiten hinlegen müssen.[XV]

## NOTFALLAUSWEISE

Operative Eingriffe stellen für ME/CFS- und MCAS-Erkrankte eine große Belastung darf. Daher gelten dort besondere Vorsichtsmaßnahmen, die in entsprechenden Notfallausweisen und Publikationen erläutert werden. Da viele herkömmliche Medikamente unverträglich sind, sind weitere Atteste und Notfallausweise unabdingbar.

Eine Vorlage für den Notfallausweis für ME/CFS ist unter folgendem link als Download verfügbar: https://cdn.sgme.ch/pdf/Notfall-Anaesthesiepass.pdf, während der Notfallpass für MCAS bei mcas-hope.de erhältlich ist[XVI].

---

[XV] Eine Vorlage für dieses Attest finden Sie unter folgendem link:
https://www.mecfs.de/wp-content/uploads/2022/05/Attest_OI.pdf

[XVI] Der Notfallausweis ist unter folgendem link zu bestellen:
https://mcas-hope.de/mcas/unterstuetzungsmaterialien/

Für Mitglieder ist er kostenlos, gegen eine kleine Spende wird er jedoch auch an Nicht-Mitglieder verschickt.

## NOTFALLARMBÄNDER UND -ORDNER

Des Weiteren bietet es sich an, ein Notfallarmband zu tragen mit dem Hinweis auf die Erkrankungen. Über amazon und Co. sind diese Armbänder leicht zu gestalten und zu bestellen.

Da die meisten Ärzte jedoch weder ME/CFS noch MCAS kennen, können weiterführende Informationen zu den Erkrankungen, Unverträglichkeiten, behandelnden Ärzten sowie zur aktuellen Medikation im Ernstfall und v.a. bei notwendigen Narkosen enorm wichtig sein. Hilfreich hat es sich daher für viele Erkrankte erwiesen, einen Notfall-Ordner anzulegen. Dieser sollte an einem gut auffindbaren Ort aufbewahrt werden, so dass Verwandte und Bekannte ihn sofort finden können. Die MCAS-Betroffene Kerstin Taux informiert in der App „Systemisches MCAS" darüber, wie sie ihren Notfallordner für MCAS angelegt hat.[XVII] Fatigatio wiederum bietet auf seiner Website fatigatio.de hilfreiche Schriften zur Behandlung von ME/CFS an, die in dem Ordner Platz finden sollten. U.a. wurde auch eine Broschüre zu dem Thema „Anästhesie bei Patienten mit CFS/ME und überlappenden Erkrankungen" veröffentlicht.[XVIII]

*Ich trage in der Regel ein SOS-Armband, das ich mir über amazon.de bestellt habe. Darüber hinaus habe ich die Wortlaute aus den beiden Notfallpässen für ME/CFS und MCAS*

[XVII] Die Informationen über den Notfallordner sind auch unter dem link auf ihrer Website systemisches-mastzellaktivierungssyndrom-mcas.de/Petition-und-Tipps/Notfallordner/ zu finden.

[XVIII] Das Informationsmaterial ist über den link https://www.fatigatio.de/wir-fuer-sie/infomaterial-shop bestellbar.

aufgeschrieben, sie um weitere Informationen ergänzt und von meinem Internisten unterschreiben lassen. Das Schriftstück trage ich grundsätzlich bei mir – in der Hoffnung, dass es im Notfall auch gefunden wird. Ich wäre beruhigt, wenn meine Ärzte diese Informationen endlich auf der Gesundheitskarte abspeichern könnten. Da ich selbst durch eine unangebrachte und unverträgliche Vollnarkose 2019 in einen schweren Crash rutschte, habe ich große Angst, dass mir das nochmals passiert. Die Krankenkassen behaupten zwar, dass dies theoretisch möglich ist, aber in der Praxis habe ich noch keinen Arzt kennengelernt, der die dafür notwendige Software besitzt.

Mein knallroter Notfallordner beinhaltet folgende Informationen, die ich regelmäßig aktualisiere:

---

**Inhalt meines Notfallordners:**

1. Übersicht der diagnostizierten Erkrankungen
2. Medikamenten- und NEM-Plan
3. Liste unverträglicher Medikamente bei HIT und MCAS sowie Salicylatintoleranz
4. SIGHI-Medikamentenliste
5. Kontaktdaten behandelnder Ärzte und Therapeuten
6. Notfalldaten (2 DIN A 4-Seiten mit allen Erkrankungen und Unverträglichkeiten sowie Sicherheitshinweisen)
7. Attest über MCAS und Salicylatintoleranz
8. Ärztliches Attest über orthostatische Intoleranz
9. Wichtige Befundberichte, z.B. zu ME/CFS, MCAS und SFN
10. Übersicht der verträglichen Nahrungsmittel
11. Internationale Konsensleitlinie zu ME/CFS sowie Therapie-Empfehlungen der Charité
12. Kurzinformationen über die MCAS-Standardtherapie
13. Kurzinformationen zur Salicylatintoleranz
14. Ausführliche Informationen zu den Vorsichtsmaßnahmen bei operativen Eingriffen mit ME/CFS sowie MCAS
15. Liste der verträglichen Materialien/ Betäubungsmittel etc. für den Zahnarzt
16. Impfausweis
17. Patientenverfügung, Vorsorgevollmacht etc.

---

# Grundlagen für das Brain Retraining

Durch schwere Erkrankungen wie ME/CFS und MCAS befindet sich der Körper in einem chronischen Stresszustand. Dieser beeinflusst sowohl einzelne Bereiche des Gehirns als auch das autonome Nervensystem (ANS), was weitreichende Folgen hat. Hier kommen die Übungen aus den Brain Retraining-Programmen ins Spiel, die u.a. auf den Erkenntnissen über das ANS und die Neuroplastizität des Gehirns basieren. Sie haben zum Ziel, die betreffenden Gehirnbereiche und in der Folge auch das ANS zu beruhigen.

## Funktionen des menschlichen Gehirns[71]

Für die normale Funktionsweise des Gehirns sind folgende Bereiche wichtig:

---

### DER THALAMUS

---

Dieser wird auch als „Sehhügel" oder „Tor des Bewusstseins" bezeichnet.[72] Fast alle Reize werden hier auf dem Weg zur Großhirnrinde gesammelt, gefiltert und weitergeleitet. Dies gilt für alle Sinneseindrücke mit Ausnahme des Geruchssinns und damit für das Sehen, Hören, Fühlen sowie die Temperatur- und Schmerzempfindung.[73] Dabei entscheidet der Thalamus, welche Sinneseindrücke für uns gerade wichtig sind. Nur diese dringen dann in unser Bewusstsein, während die anderen Eindrücke herausgefiltert werden.

## DIE HEISSE AMYGDALA

Die Amygdala (auch Mandelkerne genannt) wird auch als „Hot system" oder Angstzentrum bezeichnet. Zusammen mit dem Hippocampus ist sie Teil des limbischen Systems im Gehirn. Sie verknüpft Ereignisse mit Emotionen, wobei die Angst die wichtigste Rolle spielt. Aber auch Wut oder Freude gehören zur Amygdala. Dafür verarbeitet die Amygdala äußere Sinneseindrücke und löst dann entsprechende Reaktionen im Körper aus. Dank ihr sind wir u.a. in der Lage, Gefahren zu beurteilen und darauf zu reagieren.

## DER HIPPOCAMPUS

Der Hippocampus (auch Seepferdchen oder „cool system" genannt) ist die zentrale Schaltstelle des limbischen Systems im Gehirn. Er ordnet einzelne Situationen räumlich und zeitlich ein und bewertet die eingehenden Reize. Anschließend leitet er die entsprechenden Informationen aus dem Kurzzeitspeicher in die Großhirnrinde.

## DIE GROSSHIRNRINDE

Die Großhirnrinde ist der Langzeitspeicher unseres Gehirns. Sie speichert damit alle Informationen, die vom Thamalus an die Amygdala und den Hippocampus weitergegeben und dort verarbeitetet wurden.

Bei traumatischen Erlebnissen (Überfällen, Gewalt jeglicher Art, schweren Erkrankungen und Co.) wird unser Gehirn jedoch mit Stresshormonen überflutet. Dadurch wird der normale Prozess in unserem Gehirn gestört. Zwar werden die Gefühle, Bilder und körperlichen Reaktionen in der Amygdala gespeichert, aber der Hippocampus schafft es nicht mehr, das Erlebte geografisch und zeitlich einzuordnen. Die autobiografische Einordnung der Geschehnisse fällt damit weg. Dadurch entwickeln wir keine Erinnerung an die konkrete reale Situation. Die Amygdala erhält hingegen die Oberhand.

Das Trauma kann so nicht verarbeitet werden, was Traumafolgestörungen nach sich zieht: Die Betroffenen leiden unter schlagartigen und intensiven emotionalen Erinnerungen („Flashbacks"), die sich quasi „einbrennen"[74]. Diese werden durch unterschiedliche Schlüsselreize (Bilder, Gerüche, Geräusche etc.) getriggert und rufen entsprechende Verhaltensweisen hervor. Anders ausgedrückt: Die Amygdala „feuert", obwohl das gefährliche Ereignis schon längst vorbei ist. Schwierig wird es v.a. dann, wenn wir im Alltag gar nicht mehr merken, dass wir unter einem Flashback leiden. Wir denken dann, dass wir auf die gegenwärtige Situation in der Realität reagieren, obwohl wir z.B. nur durch einen Duft an ein traumatisches Erlebnis von früher emotional erinnert werden.

Inzwischen geht man davon aus, dass dieser Prozess auch bei einer immunologischen und chemischen Bedrohung ausgelöst wird, was den Zusammenhang zu ME/CFS und MCAS herstellt. Körpersymptome oder externe Reize werden damit zu Triggern – obwohl sie früher völlig ungefährlich waren.

Affirmationen setzen genau an dem Punkt an.[XIX] U.a. lassen Betroffene ihr Bewusstsein (und damit unseren bewussten, klaren Verstand) mit der Amygdala sprechen (z.B. „Wir sind im Hier und Jetzt und völlig außer Gefahr") und überzeugen diese schrittweise, sich zu beruhigen. Darüber hinaus werden unterschiedliche Methoden genutzt, um das ANS zu beruhigen. In der Traumatherapie werden weitere Techniken eingesetzt, um Flashbacks zu erkennen und zu entschärfen. Sie geht jedoch noch einen Schritt weiter, in dem mit Hilfe von Methoden der Traumakonfrontation die emotio-

---

[XIX] Siehe Kapitel „Affirmationen und Visualisierungen"

nalen Erinnerungen in das eigene autobiografische Gedächtnis integriert werden – und so der Hippocampus seine eigentliche Funktion wieder erfüllen kann.[XX]

## Das autonome Nervensystem

Das autonome Nervensystem (ANS), ist der Teil des Nervensystems, der nicht unter unserer willentlichen Kontrolle unterliegt. Es besteht laut Stephen Porges aus:

- dem neuen Parasympathicus, der ventraler (oder vorderer) Vagusnerv oder (Nerven-)Regelungskreislauf 1 genannt wird,
- dem Sympathicus, der als Nerven- oder Regelungskreislauf 2 bezeichnet wird und
- dem alten Parasympathicus, der auch als dorsaler (hinterer) Vagusnerv oder (Nerven-)Regelungskreislauf 3 bekannt ist.

Früher ging man davon aus, dass unser autonomes (oder vegetatives) Nervensystem aus zwei Nervenkreisläufen, nämlich dem Parasympathicus und dem Sympathicus, besteht. Dank Stephen Porges und seiner Polyvagal-Theorie ist heute jedoch bewiesen, dass sich drei Nervenkreisläufe in unserem autonomen Nervensystem befinden. Porges fand bei seinen Recherchen den älteren Parasympathicus, von dem bis dahin niemand etwas wusste. Dieser ist entwicklungsgeschichtlich schon sehr früh entstanden und daher auch bereits bei Reptilien vorhanden, während der bisher bekannte, neue Parasympathicus in der Entwicklungsgeschichte erst später entwickelt wurde und nur bei Säugetieren und Menschen zu finden ist. Daher wird der Parasympathicus heutzutage in zwei verschiedene Regelkreisläufe unterteilt. Zusammen mit dem Sympathicus handelt es sich damit um insgesamt drei Regelkreisläufe des autonomen Nervensystems.

---

[XX] Mehr Informationen zu den einzelnen Traumakonfrontations-Methoden finden Sie in dem Buch „Ein kleines, feines Leben: Heilung durch Traumatherapie: Ein Handbuch für Überlebende".

|  | Nr. 1 | Nr. 2 | Nr. 3 |
|---|---|---|---|
| Regelungs- oder Nervenkreislauf | Ventraler/ vorderer Vagusnerv bzw. neuer Parasympathicus | Sympathicus | Dorsaler/ hinterer Vagusnerv bzw. alter Parasympathicus |
| Situation | Sicherheit | Aktivität/ Drohende Gefahr | Lebensgefahr |
| Aktion | Positive Entspannung, Orientierung, soziales Engagement sowie Zugewandtheit. Kontakt ist über Blickkontakt, Mimik, Tonfall und Zuhören möglich. Auch emotionale und körperliche Nähe kann hergestellt werden. | Aktion, Mobilisierung; Kampf oder Flucht. Typische Stressreaktion/ Erregung. | Verlangsamung, Abschaltung, Bewegungs- und Kraftlosigkeit. Erstarrung oder Totstellreflex. Emotionales Ausschalten; Depression; Ohnmacht, Dissoziation. |
| Wirkung | „Bremse" | „Gaspedal" | „Schock" |

*Abbildung 2: Das Polyvagal-System*[75]

Diese drei Kreisläufe regulieren unsere Körper- und Organfunktionen. Gleichzeitig haben sie eine Verbindung zu unseren Emotionen, die unser Verhalten mitsteuern. In der unteren Abbildung werden sie gemäß ihrer Funktion dargestellt . Die beiden neueren Regelkreisläufe 1 und 2 übernehmen die alltäglichen regulativen Aufgaben, wäh-

107

rend der Regelkreislauf 3 nur in extremen Notfallsituationen bzw. Traumata aktiviert wird. Wenn in der ME/CFS-Therapie und im Volksmund vom Nervus Vagus gesprochen wird, ist der Regelkreislauf 1 und damit der neue Parasympathicus gemeint.

Die beiden Regelkreisläufe 1 und 2 steuern damit in einem komplexen Gleichgewicht die alltäglichen körperlichen Funktionen, die wir selbst nicht durch unseren Willen kontrollieren können. Dabei ist der Sympathicus genauso wichtig wie der neue Parasympathicus. Jede Bewegung wird vom Sympathicus gesteuert. Er ist notwendig für uns und sollte daher auch nicht verteufelt werden.

Bei ME/CFS und MCAS ist das ANS jedoch meist außer Kontrolle. Der Sympathicus feuert, der neue Parasympathicus kommt kaum zu Wort. Es gibt dann nur noch die ständige Aktivierung des Sympathicus bzw. des Regelkreislaufs 2 und damit eine typische chronische Hochstressreaktion (Flucht oder Kampf). Herzschlag, Atmung, Blutfluss, Verdauung, Wasserlassen und sexuelle Erregung werden dadurch u.a. behindert. Funktionelle Störungen treten vermehrt auf, die weitere Probleme nach sich ziehen.

In der Abbildung 3 wird deutlich, wie stark der Einfluss auf unseren Körper ist – und wie verheerend sich ein Ungleichgewicht auswirken kann.

Betroffene haben daher die schwierige Aufgabe, ihren Körper wieder in einen ausgeglichenen Zustand zurückzuführen. Hier setzen alte Techniken wie Qi Gong oder traumasensitives Yoga sowie Übungen aus dem Nervus Vagus-Training an. Sie können sowohl bei chronischer Hochanspannung (Sympathicus) als auch bei Untererregung (alter Parasympathicus) eingesetzt werden. Je nach Übung erfolgt eine beruhigende oder eine anregende Wirkung. Aber auch einfache Skills wie der Einsatz von Düften, Musik, Gurgeln, Singen, Summen oder angemessene Bewegung (Tanzen, Spazierengehen, einfache Gymnastikübungen) sowie Flow-Aktivitäten wie Malen haben positive Effekte. Der Großteil dieser Übungen ist nicht neu, hat aber durch die Polyvagal-Theorie und die Brain Retraining-Programme eine größere Bedeutung gefunden und wurde teilweise weiterentwickelt. In diesem Buch finden Sie eine Vielzahl von einfachen Übungen zur Beruhigung und Entspannung, die Sie auch allein zuhause durchführen können.

| Parasympathicus | Sympathicus |
|---|---|
| verengt die Pupillen | weitet die Pupillen |
| erhöht die Speichelproduktion | senkt die Speichelproduktion |
| senkt die Herzschlagfrequenz | erhöht die Herzschlagfrequenz |
| verengt die Bronchien | weitet die Bronchien |
| stimuliert die Tätigkeit von Magen und Darm | bremst die Tätigkeit von Magen und Darm |
| stimuliert die Bauchspeicheldrüse | hemmt die Bauchspeicheldrüse |
| stimuliert die Gallenblase | hemmt die Galle |
|  | stimuliert das Nebennierenmark (Adrenalin, Noradrenalin) |
| kontrahiert die Harnblase | entspannt die Harnblase |
| ermöglicht die Erektion der Geschlechtsorgane | ermöglicht den genitalen Orgasmus |

*Abbildung 3: Die Funktionen des ANS*[76]

Manchmal benötigen Sie jedoch weitere Maßnahmen und Unterstützung von Fachleuten, um das autonome Gleichgewicht wieder zu reparieren. Die Übungen allein reichen dann nicht aus. Einige dieser Fälle sind mir aus eigener Erfahrung bekannt:

## KOMPLEXE POSTTRAUMATISCHE BELASTUNGSSTÖRUNG (PTBS)

Sollte zusätzlich zur ME/CFS und MCAS noch eine Traumafolgestörung hinzukommen, wird der hintere Vagusnerv bzw. alte Parasympathicus und Regelkreislauf 3 oft chronisch aktiviert, was zur Erstarrung führt.[77] Wenn dies der Fall ist, ist der alte Parasympathicus (der dorsale Vagusnerv und Regelkreislauf 3) quasi eingefroren. Es ist ihm nicht mehr möglich, von allein wieder „aufzutauen".[XXI] Gravierende Nachwirkungen haben Traumata in der frühesten Kindheit. Dann nämlich wird der neue Parasympathicus (der vordere Vagusnerv und damit der Regelkreislauf 1) nicht so entwickelt wie vorgesehen. Die soziale Entwicklung und auch das Organsystem des betroffenen Kindes werden dadurch beeinträchtigt, was weitreichende psychische und körperliche Folgen haben kann. U.a. entsteht eine komplexe Traumafolgestörung, die dringend behandelt werden muss. Menschen mit einer komplexen PTBS bewegen sich dann zwischen der Starre und Hochspannung, schaffen es jedoch nie in die wohltuende Entspannung des Parasympathicus. Sie benötigen dringend Unterstützung, um die Folgen der komplexen PTBS zu lindern und vor allem den alten Parasympathicus (bzw. den dorsalen Vagusnerv) aus seiner Starre zu holen und wieder zu mobilisieren. Allein ist dies kaum möglich. Die herkömmlichen Genesungsprogramme für ME/CFS wie Gupta und Co. reichen dann jedoch nicht aus. Aber hier setzen die einzelnen Methoden der Traumatherapie an., die ich in meinem Buch „Ein kleines, feines Leben: Heilung durch Traumatherapie: Ein Handbuch für Betroffene" vorstelle. Begleitend konnten auch mit Craniosacral-Therapie bereits gute Erfolge erzielt werden.

# INSTABILE HALSWIRBELSÄULE

Zudem kommt es bei einer instabilen Halswirbelsäule und durch starke Verspannungen (Halswirbel- und Brustwirbelsäule) oft vor, dass der Nervus Vagus aufgrund seiner Lage immer wieder eingeklemmt wird, was zu starken Problemen führen kann. Hier können eine achtsame Osteopathie und vorsichtige Übungen helfen, die Halswirbelsäule zu stabilisieren und so Nervus Vagus zu befreien.

## WEITERE STÖRUNGEN

Weitere Ursachen für eine Störung des Nervus Vagus sind Entzündungen, Kompressionen oder Schäden des Nervs durch Verletzungen oder Krankheiten (u.a. Diabetes, Hypertonie oder Autoimmunerkrankungen wie z.B. hohe Neurotransmitter-Autoantikörper oder genetische Mängel) sowie Verletzungen oder Reizungen durch Operationen im Hals- oder Brustbereich. Inwieweit hier Abhilfe geschaffen werden kann, muss individuell geklärt werden.

# Die Neuroplastizität des Gehirns

Eine weitere Grundlage eines Brain Retraining-Programms ist die Neuroplastizität des Gehirns, die vor gar nicht so langer Zeit von Forschern entdeckt wurde. Darunter versteht man die „… die Fähigkeit des Gehirns, sich als Reaktion auf seine Erfahrung zu verändern."[78]

Früher ging die Fachwelt davon aus, dass Schäden am Gehirn irreversibel seien – und unser Gehirn mit dem Alter sich nicht mehr ändern kann. Heute weiß man, dass dies nicht wahr ist: Unser Gehirn ist sehr wohl in der Lage, sich neu zu strukturieren und durch wiederholte Erfahrungen zu verändern. Damit können angeborene oder erworbene Schäden auch im hohen Alter noch behoben werden. Große Erfolge werden dank dieser Erkenntnis u.a. in der Therapie von Schlaganfallpatienten erzielt.[79] Aber auch in der Traumatherapie wird die Theorie der Neuroplastizität des Gehirns genutzt, um den traumatischen Stress zu lindern. Ziel ist dabei, die Spuren, die der posttraumatische Stress im Gehirn hinterlassen hat, durch Übungen und andere Erfahrungen wieder zu verändern – und so den Alarmzustand, in dem sich der Körper aufgrund des Traumas nach wie vor befindet, zu löschen. Viele dieser Techniken können auch bei ME/CFS eingesetzt werden.

Die Methoden sind vielfältig und reichen von traumasensiblen Yoga, Psychodrama-Therapie, Neurofeedback-Therapie, DBT-Therapien, Affirmationen über Imaginationsübungen, dem therapeutischen Schreiben, bestimmten Trauma-Konfrontationen bis hin zur Arbeit auf der Inneren Bühne. Ein Teil der Übungen wie Affirmationen, Imaginationsübungen, Visualisierungen, DBT-Trainings und Co. ist ohne therapeutische Unterstützung möglich. Andere Methoden wie die Arbeit auf der Inneren Bühne oder Trauma-Konfrontationen sollten nur im Rahmen einer Traumatherapie durchgeführt werden. Mehr Informationen zu den einzelnen Themenbereichen finden Sie in den anschließenden Kapiteln, in denen ich die einzelnen Übungen und Techniken detailliert vorstelle.

Wichtig ist für die Neuroplastizität des Gehirns, dass Sie einzelne Übungen regelmäßig wiederholen. Denn nur so kann die Neuroplastizität stimuliert werden, damit die alten Autobahnen („Alarm", „Schmerz") im Gehirn überschrieben werden und neue, kleine Trampelpfade („Ich bin in Sicherheit") entstehen können, die mit der Zeit zu neuen Autobahnen werden. Vielleicht hilft es Ihnen dabei der Vergleich mit dem Vokabellernen in der Schule. Wissen Sie noch, wie oft Sie die Vokabeln durchgenommen haben, bis sie sich endlich in Ihrem Gehirn verankert haben? Ähnlich ist es mit der Neuroplastizität. Wiederholtes Üben ist daher das A und O.

Entscheidend dabei ist, dass Stress und Zwang vermieden werden. Beides hemmt die Neuroplastizität nachweislich. Setzen Sie sich bitte nicht unter Druck – auch wenn in manchen Online-Programmen gewisse Forderungen gestellt werden. Es reicht anfangs schon aus, zwischendurch einfach für einige Minuten die Augen zu schließen und an etwas Positives zu denken. Nehmen Sie sich die notwendige Zeit, einzelne Methoden auszutesten und um später ein Portfolio mit ihren Lieblingsübungen zusammenzustellen. Mit der Zeit werden Sie im Tagesverlauf automatisch daran denken. Das reicht vollkommen. Vor allem berücksichtigen Sie eines: Sagen Sie sich nicht „Ich muss…" oder „Ich soll…", sondern „Ich will…". Es mag sich pedantisch anhören, hat aber auf Dauer eine positive Auswirkung.

# Nervus Vagus-Therapien

Bei diesen Übungen geht es um die Aktivierung des Nervus Vagus und die Beruhigung des autonomen Nervensystems (ANS). Kurzfristiges Ziel ist, chronischen Stress zu mindern, Emotionen zu regulieren und vorhandene Anspannungen zu lösen. Langfristig geht es um die Regeneration Ihres Körpers.

## Atemübungen

Wenn Sie einmal bei Youtube oder Google.de den Begriff „Atemübungen" eingeben, werden Sie unzählige unterschiedliche Übungen und Anleitungen entdecken. Auch in den diversen Online-Genesungsprogrammen sind immer standardisierte Atemübungen enthalten.

Es ist jedoch nicht immer leicht, die geeignete Atemübung für sich selbst zu finden. Dafür sind wir alle zu unterschiedlich. Für die richtige Auswahl spielt nicht nur die individuelle Kraft eine wichtige Rolle. Auch das Lungenvolumen und die Zwerchfellsituation sowie eventuelle Atemwegs-, Herz- oder Muskelerkrankungen oder Traumafolgestörungen sind entscheidende Faktoren für die Atmung. Setzen Sie sich daher nicht zu sehr unter Druck, sondern probieren Sie aus. Wenn eine Atemübung für Sie nicht stimmig ist, dann ist sie für Sie einfach (noch) nicht geeignet. Sie machen dann nichts falsch. Sollten Sie sich unsicher sein aufgrund von Erkrankungen, können Sie sich zudem von Fachleuten unterstützen lassen.

Darüber hinaus sollten Sie sich immer fragen, welches Ziel Sie mit der Atmung erreichen wollen: Wollen Sie sich aus einer Starre befreien? Wollen Sie sich entspannen? Oder wollen Sie Ihre Atmung grundsätzlich verbessern? Je nach Zielsetzung sind unterschiedliche Atemübungen geeignet.

In den Brain Retrainings sind in der Regel nur Atemübungen enthalten, die den Parasympathicus aktivieren und damit entspannen sollen. Dabei handelt es sich grundsätzlich um Übungen, bei denen länger ausgeatmet als eingeatmet werden muss. Aber auch hier gibt es Variationsmöglichkeiten. Inwieweit eine solche Atemübung für Sie geeignet ist, können Sie gut feststellen: Entspannen Sie sich? Oder steigt die Anspannung? Wenn der Puls hochgeht und die Sauerstoffsättigung vielleicht sogar sinkt, dann hat die Atemübung eine paradoxe Wirkung auf Ihren Körper. Dies kann u.a. mit einem blockierten Zwerchfell zusammenhängen, aber auch mit dem Stress, der bei Ihnen während der Übung entsteht. Brechen Sie die Übung dann bitte ab und probieren Sie eine andere Atemübung aus. Und manchmal ist es einfach am besten, allen Druck loszulassen und einfach ruhig ein- und auszuatmen.

Bei Traumafolgestörungen ist es zudem möglich, dass Sie durch das tiefe Ein- und Ausatmen Abreaktionen in Form von Zittern, Zähneklappern, Stampfen etc. erzeugen. Dies kann anfangs sehr verstörend sein – und sollte gut dosiert werden. Daher sollten Sie sich in einem solchen Fall an einen erfahrene Traumatherapeuten wenden.

*Bei mir treten bei Atemübungen einige Probleme auf:*

*- Ich selbst setze mich bei den Atemübungen zu sehr unter Druck und kontrolliere zu viel.*
*- Darüber hinaus blockiert mein Zwerchfell, wenn ich zu lange durch die Nase ausatme.*
*- Viele standardisierte Atemübungen sind für mich aufgrund der schnellen Atemfolge unpassend, da ich längere Pausen zwischen den einzelnen Atemübungen sowie auch nach dem Einatmen benötige.*
*- Bei starker Muskelanspannung klappere ich bereits nach einem tiefen Atemzug stark mit den Zähnen.*
*- Wenn ich entspannt bin, muss ich sehr schnell gähnen.*

*Kurz: Ich brauche einen individuellen Rahmen.*

*Aus diesem Grund habe ich mich entschieden, mit meiner Physiotherapeutin meine Atmung nochmals genauer anzuschauen. Sie hat in dem Zuge festgestellt, dass ich völlig normal über den Bauch atme. Auch atme ich nicht zu häufig oder zu schnell. Bei Atemübungen scheine ich mir jedoch selbst im Weg zu stehen. Daher ist es für mich am besten, wenn ich den Mund offenhalte beim Ausatmen und mir visuell vorstelle, wie der Atem aus mir fließt. Die Ausatmung funktioniert am besten, wenn ich mich vom Atmen selbst ablenke und zum Beispiel auf 100 zähle. Dann lasse ich die Kontrolle los und entspanne. Sobald ich mich jedoch auf die Ausatmung zu sehr konzentriere, blockiere ich. Mit dieser Erkenntnis verstehe ich nun auch, warum Singen, Summen und Tönen für mich besser geeignet ist als viele Atemübungen.*

Denken Sie daher bei jeder Atemübung daran, diese auf ihre Stimmigkeit zu überprüfen. Sie selbst sind Ihr bester Experte.

Drei Standardregeln sollten Sie jedoch beachten, wenn Sie bewusst atmen wollen:
- Sie sollten immer über den Bauch ein- und ausatmen.
- Wenn Sie entspannen wollen, sollte das Ausatmen etwas länger andauern als das Einatmen.
- Grundsätzlich ist eine Nasenatmung wichtig. Bei Übungen ist es für viele Betroffene jedoch zumindest anfangs leichter, durch den Mund auszuatmen.

Wenn Sie einzelne Atemübungen testen wollen, finden Sie hier einige Versionen:

### a) 2-4-Atemtechnik[80] mit der Mundausatmung
Bei dieser Übung atmen Sie doppelt so lange aus wie ein. Anfangs holen Sie über die Nase Luft. Zählen Sie dabei bis zwei. Danach atmen Sie durch den Mund wieder aus. Parallel zählen Sie bis 4. Machen Sie dies drei bis fünfmal. Überprüfen Sie danach, wie Sie sich fühlen und ob sich der Brustbereich wieder freier oder leichter anfühlt. Wenn es Ihnen nicht gut geht, hören Sie mit der Übung auf. Ansonsten machen Sie weiter. Sie können auch versuchen, noch länger auszuatmen. Machen Sie dabei Geräusche wie „Pf" oder „Sch".

### b) 2-4-Atemtechnik mit der Nasenausatmung
Probieren Sie nun dieselbe Übung aus und variieren Sie in der Ausatmung, indem Sie über die Nase ausatmen. Sie können selbstverständlich die Intervalle auch erhöhen, z.B. auf 3-6 oder 4-8.

### c) Lippenbremse
Die Lippenbremse gehört zu den wichtigsten Selbsthilfetechniken für Menschen mit Atemwegserkrankungen. Sie ist jedoch auch grundsätzlich eine gute Methode, um mit

den Atemübungen anzufangen. Die Lippenbremse unterstützt und stabilisiert die Bronchien bei der Ausatmung. Der erhöhte Innendruck und die leichte Stauung der Luft führen zu einer verlangsamten, längeren Ausatmung. Dabei wird mehr alte, verbrauchte Luft ausgeatmet und somit die Überblähung der Lunge reduziert.[81]

Bei der Lippenbremse müssen Sie im 1. Schritt die Lippen entspannt aufeinanderlegen, im 2. Schritt durch die Nase einatmen und im 3. Schritt die Luft langsam, zwischen den Lippen durch die verengte Mundöffnung ausatmen.

### d)  Tönen

Hier nutzen Sie einfache Vokale oder Silben ohne vorgegebene Melodie oder Tonfolge und tönen in Ihrem eigenen Atemrhythmus, wobei freie Melodien oder Tonfolgen entstehen können. Durch die Vibration und Schwingungen, die in Ihrem Körper freigesetzt wird, können sich Blockaden und Verspannungen lösen. Das Resultat ist ein entspannter Zustand. Unterstützen können Sie diese Übungen mit einer Klangschale.

### e)  Die Nasen-Wechselatmung

Diese Übung stammt aus dem Yoga und kann sowohl im Sitzen oder im Liegen ausgeführt werden. Hier atmen Sie anfangs einige Male tief ein und aus. Bitte achten Sie dabei unbedingt auf die richtige Bauchatmung. Nun schließen Sie mit dem rechten Daumen das rechte Nasenloch, indem Sie sanft gegen den Nasenflügel drücken. Atmen Sie ca. 2 Sekunden lang durch das offene linke Nasenloch ein. Schließen Sie mit Daumen und Zeigefinger beide Nasenlöcher und halten Sie die Luft ca. 4 Sekunden lang an. Dann atmen Sie durch das andere Nasenloch (also rechts) 4 Sekunden lang aus. Durch das rechte Nasenloch wieder einatmen, Luft anhalten, links ausatmen. Wiederholen Sie diesen Durchgang etwa dreimal. Mit etwas Übung können Sie sich auf zehn Durchgänge steigern. Auch können Sie mit wachsender Erfahrung die Zeiten verlängern, z.B. auf 4-8-4. Anleitungen finden Sie unter anderem auf Youtube.

### f)  Länger ausatmen

Atmen Sie einfach doppelt so lange aus wie ein. Wenn Sie beispielsweise fünf Sekunden lang einatmen, versuchen Sie dann, Ihre Ausatmung zehn Sekunden in die Länge zu ziehen.

### g) Die 4-7-8-Atemtechnik (zum Einschlafen)[82]

Diese Methode zum Einschlafen sollte regelmäßig geübt werden. Sie wurde von dem US-amerikanischen Mediziner Andrew Weil entwickelt und wird in einer bequemen Position, z.B. sitzend oder liegend, ausgeführt. Entscheidend dabei ist, dass ein freies Atmen gewährleistet wird. Drücken Sie dann Ihre Zunge sanft hinter den Zähnen an den Gaumen. Atmen Sie nun ein und zählen Sie dabei langsam bis 4. Darauf halten Sie den Atem an und zählen entspannt von 1 bis 7. Langsam ausatmen und dabei bis 8 zählen. Wenn die Zeitspanne des Ein- und Ausatmens zu lang ist, können Sie natürlich die Sequenzen auch kürzen auf 2-5-4.

### h) Die Buteyko-Atmung[83]

Die Buteyko Atmung wurde in den 50er Jahren von dem russischen Arzt Konstantin Buteyko entwickelt. Sie basiert auf der Annahme, dass viele Menschen unter einer sogenannten Überatmung leiden. Durch eine Überatmung sinkt das Kohlendioxid-Niveau im Blut, was zu verschiedenen Symptomen und chronischen Erkrankungen führen kann. Denn das Kohlendioxid ist maßgeblich dafür verantwortlich, die Sauerstoffmoleküle vom Hämoglobin zu lösen und damit die Sauerstoffversorgung im Körper und auch in den Zellen sicherzustellen. Bei ME/CFS und Long Covid wird davon ausgegangen, dass eine chronische Hyperventilation vorliegt, weil zu oft zu viel geatmet wird.

Die Buteyko Atmung hat zum Ziel, die Atmung zu verlangsamen und das Kohlendioxid-Niveau im Körper zu erhöhen. Dazu werden verschiedene Atemübungen und -techniken verwendet, die darauf abzielen, die Atmung zu verlangsamen.

Diese Atemtherapie sollte in meinen Augen anfangs angeleitet werden. Sie können sich ihr jedoch in folgenden Schritten annähern:
1. Sie machen sich Ihre Atmung bewusst.
2. Sie achten darauf, dass Sie hauptsächlich über die Nase und nicht über den Mund atmen.
3. Sie achten auf Atempausen.

Mehr Informationen zu dieser Atemtherapie finden Sie hier:
https://www.fasynation.de/buteyko-atmung/

**h) Atmen neu lernen**

Nicht zuletzt können Sie sich auch langsam an das Thema „Atemübungen" herantasten, in dem Sie sich erst einmal grundlegend mit der Atemfunktion sowie den beteiligten Organen und Muskeln beschäftigen. In dem Zuge arbeiten Sie mit Achtsamkeits- und Dehnungsübungen sowie sehr einfachen Atemübungen ohne Druck und ohne Zählen. Eine Anleitung finden Sie u.a. in dem Buch „Der kleine Atem-Coach: Atemübungen bei Long Covid, Asthma und COPD" von Heike Höffler oder in einem Video der Charité.[XXII]

# Weitere Nervus-Vagus-Übungen

Es gibt eine Vielzahl weiterer Übungen und Techniken, die den Nervus Vagus aktivieren. Die bekanntesten Methoden möchte ich Ihnen vorstellen:

---

## SUMMEN ODER SINGEN[84]

---

Singen bietet eine gute Möglichkeit, Ihre Atmung zu verbessern und den Nervus Vagus zu stärken. In der Kindheit haben Sie sicherlich oft gesungen. Früher oft praktiziert, gerät es im Erwachsenenleben jedoch oft in Vergessenheit. Singen Sie einfach Ihre Lieblingslieder ohne einen Leistungsgedanken. Sollten Sie früher ein Blasinstrument gespielt haben, wäre es eine Überlegung wert, wieder damit anzufangen – sofern dies nicht zu anstrengend für Sie ist.

---

[XXII] Die Charité stellt in einem Video unterschiedliche Atemübungen vor:
https://player.vimeo.com/video/651484658

Summen wiederum ist eine sehr sanfte Art, um Zugang zu Ihrem Körper zu finden. Wenn Sie summen, was überall möglich ist, nutzen Sie Laute wie „hmmmmm" oder Vokale wie A, U und O. Versuchen Sie, die Vibration Ihres Summens im hinteren Rachenbereich wahrzunehmen und sie zu steuern. Dabei verlangsamt und vertieft sich Ihre Atmung. Das Ausatmen wird länger. Sie entspannen sich. Wenn Sie es schaffen, zehn Minuten lang zu summen, dann wirkt dies beruhigend und reduziert zudem Angstgefühle. Darüber hinaus können sich Verspannungen und Blockaden in Ihrem Körper lösen. Aber auch kürzere Zeitintervalle sind hilfreich.

## GÄHNEN[85]

Auch das Gähnen kann den Nervus Vagus aktivieren. Dabei werden unterschiedliche Hirnregionen angeregt und Neurotransmitter freigesetzt, die der Entspannung dienen. Gähnen Sie daher zwischendurch so herzhaft wie möglich. Machen Sie den Mund weit auf, auch wenn es Ihnen bisher verboten wurde.

## GURGELN[86]

Eine weitere, für viele etwas schwierigere Übung ist das Gurgeln. Sie brauchen dafür nur ein Glas Wasser: Stehen oder sitzen Sie bequem. Nehmen Sie einen kleinen Schluck Wasser und behalten Sie diesen im Mund. Neigen Sie dann Ihren Kopf leicht in den Nacken und beginnen Sie zu gurgeln. Versuchen Sie, dies für ca. 10 bis 20 Sekunden durchzuhalten. Anfangs fällt dies meist schwer, da der Vagusnerv u.a. auch die Rachen- und Kehlkopfmuskulatur stimuliert und damit selbst an der Übung beteiligt ist. Notfalls brechen Sie ab und probieren es erneut. Je geübter Ihr Vagusnerv ist, desto leichter wird es Ihnen fallen.

# Vagusnerv-Stimulatoren

Bei der Vagusnervstimulation (VNS) wird der Nervus Vagus elektrisch stimuliert. Dabei wird zwischen einer invasiven (iVNS) und einer nichtinvasiven bzw. transkutanen Stimulation (tVNS) unterschieden. Die iVNS wird durch eine Operation bzw. Implantation u.a. bei therapieresistenten Depressionen, aber auch bei Epilepsie eingesetzt, während die tVNS für jedermann zugänglich ist. Manche Betroffene schwören auf letztere, um den Nervus Vagus zu stimulieren. Diese können das eigene Tun nicht ersetzen, leisten jedoch einen wertvollen Beitrag und können vor allem zu Beginn bei den einzelnen Nervus Vagus-Übungen unterstützen.

Bei der tVNS wird ein sensibler Ast des Nervus Vagus innerhalb der Ohrmuschel mit Hilfe eines TENS-Geräts aktiviert, was u.a. bei Epilepsie, Depressionen, Migräne und chronischen Schmerzen sehr hilfreich sein kann. Andere Geräte werden auf Brusthöhe aufgelegt und stimulieren den Nervus Vagus über Vibration.

TENS-Geräte wie der VITAtronic TENS Gerät Vagusnerv Stimulator sind u.a. bei tensshop.de erhältlich. Darüber hinaus gibt es inzwischen verschiedene Anbieter, die elektrische Nervus Vagus-Stimulatoren anbieten. Bekannt ist v.a. der sensate, der über die Website www.getsensate.com erhältlich ist.[XXIII]

*Es gibt jedoch noch andere Möglichkeiten, den Nervus Vagus mit Geräten zu beeinflussen. Ich selbst profitiere u.a. von der Magnetfeldtherapie-Therapie, die ich durch meine Handicap-Hunde bei meiner Tierärztin entdeckte. Unsere Hunde bekamen aufgrund von Schmerzen im hohen Alter regelmäßig Akupunktur und Magnetfeldtherapie, während ich neben ihnen saß. Da ich nicht täglich zur Tierärztin fahren wollte, schaffte ich mir später ein kleines Gerät an - und stellte fest, dass ich selbst auf die Magnetfeldtherapie positiv reagiere. Das Gerät lässt sich je nach Frequenz auf „beruhigend, z.B. vor dem Schlafengehen oder bei*

---

[XXIII] Weitere Geräte werden unter dem link
www.meinwegausderangst.de/vagusnerv-stimulation vorgestellt.

*Anspannung", „anregend, z.B. bei Konzentrationsmangel oder kurz nach dem Erwachen"*
*sowie „ausgleichend für einen angenehmen Tag" einstellen.*

Ein Gerät, das einem Magnetfeld ähnelt und ohne starke Stimulation auskommt, ist das „amofit S". Dieses erzeugt ein elektromagnetisches Signal, das problemlos über der Kleidung getragen werden kann. Weitere Informationen finden Sie unter https://www.amo-lab.com/pages/product.

Weitere Übungen und Mechanismen, die den Nervus Vagus positiv beeinflussen, gehören zur Körpertherapie. Hier spielen sanfte Bewegungen und Berührungen, bei denen eine achtsame Atmung integriert wird, eine große Rolle.

# Neuroathletik

Seit Kurzem wird durch das Buch von Marc Nölke „Long Covid Training: Mit Neuroathletik schneller regenerieren" auch über den Einsatz von neuroathletischen Übungen zur Linderung von Long Covid- und ME/CFS-Symptomen gesprochen. In seinem Buch stellt Marc Nölke eine Reihe von Übungen vor, die bestimmte Symptome lindern sollen. Manche Übungen sind bereits bekannt aus den Brain Retraining-Programmen sowie aus der Physio- und Atemtherapie und dem Qi Gong. Andere sind sehr fremd. Aufgrund der Komplexität würde ich aber jedem dazu raten, nicht allein auf eigene Faust loszulegen, sondern nach kundigen Behandlern zu suchen und sich diesbezüglich individuell beraten und anleiten zu lassen.

# Körper- und Entspannungsübungen

Ergänzend zu den bereits vorgestellten Übungen können u.a. Elemente aus den sanften Körpertherapien Qi Gong, Tai-Chi oder Yoga genutzt werden. Die Wahl der geeigneten Bewegungsform hängt u.a. davon ab, wie stark Sie in Ihrer Kraft eingeschränkt sind.

Darüber hinaus können auch Feldenkrais oder Eutonie sinnvoll sein. Beide Therapien können bei gravierenden Körperakzeptanz-Problemen aber noch zu herausfordernd sein. KlientInnen müssen dann – sofern sie stabil genug sind – sehr achtsam angeleitet und unterstützt werden. Hier wird dazu geraten, sich zuerst in Einzelstunden mit den unbelasteten Körperteilen zu beschäftigen und sich danach langsam vorzuwagen.

*Ich selbst habe während meiner stationären Aufenthalte vor allem die Breema-Körperarbeit und Qi Gong kennengelernt. In der ambulanten Traumatherapie praktizierte ich das trauma-sensitive Yoga.*

## QI GONG[87]

Mit Hilfe von Qi Gong ist es möglich, die Gesundheit zu pflegen und den Fluss der Lebensenergie (Qi) zu harmonisieren. Die Selbstheilungskräfte spielen dabei eine große Rolle. Durch Bewegung und Konzentration wird das Qi harmonisiert und (wieder) zum Fließen gebracht. Qi Gong kann damit auch mit „Energiearbeit" übersetzt werden und enthält Atem- und Bewegungsübungen sowie Meditationselemente. Bereits seit Jahrtausenden in China praktiziert, ist die Heilgymnastik heute auf der ganzen Welt verbreitet und Bestandteil der Traditionellen Chinesischen Medizin.

Grundsätzlich kann Qi Gong sowohl im Stehen als auch im Sitzen ausgeübt werden. Die Übungen bestehen aus Haltungen und fließenden Bewegungen und wurden nach Naturbildern benannt. Sie tragen Namen wie z.B. „Der Vogel breitet seine Schwingen aus", „Steh' wie eine Kiefer" oder „Der Elefant bewegt seine 365 Knochen". Dank der Naturbilder können sich die Übenden während ihrer Bewegungen sowohl auf eine Imagination als auch auf ihren Körper konzentrieren und kommen so langsam bei sich an. Regelmäßig angewandt, führt Qi Gong zu Entspannung als auch zu Kraft und Ausdauer. Der Körper entspannt, der Geist wird ruhig. Das Wohlbefinden steigt.

Vor allem die Übungsreihen „Die 8 Brokate" oder „15 Ausdrucksformen des Taiji Qigong" haben sich bewährt. Qi Gong ist auch für Betroffene geeignet, die mit anderen Körpertherapien noch überfordert sind. Denn die TeilnehmerInnen können in ihrem ureigenen Tempo zu sich und ihrem Körper zurückfinden und diesen spüren. Je nachdem, wie sie sich bewegen, atmen und denken, beeinflussen sie ihre Gedanken und Gefühle. Diese Erkenntnis führt wiederum zu mehr Selbstwirksamkeit und Selbstvertrauen.

Ein Qi Gong-Online-Programm für Betroffene mit ME/CFS finden Sie unter folgendem Link: mit-qigong.de

*Ich selbst lernte Qi Gong bereits in meinen Zwanzigern kennen und lieben. Später, während meiner stationären Intervall-Therapie, erlernte ich die 15 Übungen aus dem Taiji Qigong und die 8 Brokate. Auch zuhause suchte ich nach einem Kurs. Anfangs war es jedoch sehr schwierig, die geeignete Anleiterin zu finden. Denn es gibt sehr viele unterschiedliche Qi Gong-Arten – und nicht alle sind anfangs geeignet. So geriet ich bei dem Versuch, stilles Qi Gong auszuüben, anfangs in eine Ausnahmesituation. Auch ist es für mich nicht zielführend, die Bewegungen zu langsam auszuführen. Andererseits brauchte ich die achtsame Komponente des Qi Gong, die bei Kursleitern, die es als reine Gesundheitsgymnastik sehen, oft nicht gelebt wird. Aber die Suche lohnte sich: Ich fand eine großartige Kursleiterin, die Qi Gong lebte. Aufgrund dieser Erfahrungen rate ich jeder Kurs-Suchenden dazu, sowohl nach der Qi Gong-Art als auch nach einer Probestunde zu fragen. Denn nur so werden Sie feststellen, ob es für Sie geeignet ist.*

## YOGA

Auch Yoga kann hilfreich sein, wobei es für viele Betroffene zu anstrengend sein dürfte. Daher sollten Sie sich bei einem moderaten oder milden Krankheitsverlauf überlegen, ob eventuell Stuhl-Yoga oder das traumasensitive Yoga *(TSY)* [88] eine Alternative für Sie wäre. Stuhl-Yoga wird auch oft in Seniorenkursen angeboten. Das TSY, das seit über 15 Jahren im Trauma Center in Boston erfolgreich eingesetzt wird, basiert auf den aktuellen Erkenntnissen aus der Psychotraumatologie sowie den Übungen des Hatha-Yoga. Bei dieser sanften Bewegungsmethode werden in gezielter Achtsamkeit und ohne Leistungsdruck einfache Haltungen (Asanas) und Atemübungen (Pranayama) ausgeübt, um den Zugang zum eigenen Körper wieder zu ermöglichen. Während die Haltungen (Asanas) den Sympathikus aktivieren und gegen Erstarrung bzw. Dissoziationen wirken, werden die Atemübungen (Pranayama) und eher sanfte, meditative Übungen zur Beruhigung und damit zur Aktivierung des neuen Parasympathikus eingesetzt. Durch die achtsame Bewegung können Betroffene ihr vegetatives Nervensystem in positiver Weise beeinflussen und lernen dabei spielerisch, zwischen An- und Entspannung zu wechseln.

Im Gegensatz zu einer klassischen Yoga-Stunde werden vonseiten des Therapeuten weder Berührungen noch Korrekturen eingesetzt. In der Regel übt er die einzelnen Haltungen mit den Klienten gemeinsam aus. Lange Sprechpausen sowie eine stille Entspannung am Ende der Stunde finden nicht statt. Anstelle des Leistungsgedanken wird auf Freiwilligkeit und Selbstbestimmtheit gesetzt, was durch die Anleitung eines Traumatherapeuten und durch die Berücksichtigung von körperlichen und emotionalen Grenzen gezielt gefördert wird. Daher eignet sich diese Yoga-Form auch für ME/CFS- und MCAS-Erkrankte. Durch Wiederholung der Übungen kann ein Sicherheitsgefühl entstehen, wobei der Klient bereits bekannte Übungen in unterschiedlichen Situationen immer wieder neu erfährt. Der Therapeut unterstützt ihn dabei, die körperlichen Empfindungen achtsam wahrzunehmen und seine Reaktionen beobachten zu können, ohne davon gefühlsmäßig überwältigt zu werden.

Traumasensitives Yoga kann sowohl im Liegen (moderat bis schwer betroffen) als auch im Sitzen (moderat oder leicht betroffen) oder Stehen ausgeübt werden. In der Therapie wird meist sitzend auf Hockern geübt. Die Bewegungsmethode wird sowohl in Einzelarbeit oder Gruppenarbeit angeboten, wobei die Gruppenarbeit in einem geschlossenen Kurs mit maximal fünf Teilnehmern stattfinden sollte. Online-Yoga im Liegen wiederum wird z.B. von Laila angeboten: https://laila.yoga/. Auch unter www.yourmoment.yoga werden Online-Yoga-Kurse von einer Betroffenen angeboten.

Zudem können herkömmliche Entspannungsmethoden wie Progressive Muskelrelaxation und Autogenes Training für manche Betroffene sehr hilfreich sein. Probieren Sie es einmal vorsichtig aus, inwieweit es für Sie passt. Auf Youtube.de finden Sie hierzu kostenlos Anleitungen.

# PROGRESSIVE MUSKELRELAXATION (PMR)[89]

Diese Methode ist einfach und wirkungsvoll. Vor allem kann PMR überall und von der Öffentlichkeit völlig unbemerkt ausgeübt werden. In einem Kurs bietet es sich an, die Übungen im Sitzen oder Liegen mitzumachen. Darüber hinaus entscheiden Sie selbst, ob Sie Ihre Augen öffnen oder schließen.

Bei PMR spannen Sie einzelne Muskelgruppen für etwa zehn Sekunden an und entspannen sie danach für etwa 30 Sekunden. Die Übung beginnt bei den kleinen Muskeln, also bei den Händen und Armen. Sie werden danach durch den ganzen Körper geführt und machen die Übung bei den größeren Muskeln, bis Sie am Ende bei Beinen und Füßen angelangt sind. Zum Schluss werden Sie angeleitet, noch einmal bewusst die An- und Entspannung nachzuspüren. Sie fühlen sich dann angenehm entspannt.

Erfunden wurde diese Entspannungsmethode 1929 von Edmund Jacobson. Ziel ist, die Muskelanspannung sowie emotionalen Stress zu verringern. Langfristig ausgeübt, soll sie gegen chronische Verspannungen und Schmerzen sowie gegen Überlastungsstress wirken und die Körperwahrnehmung verbessern. Auf Trauma-Stationen und in der modularen Schmerztherapie, aber auch in vielen Reha-Kliniken gehört PMR inzwischen zum festen Begleitprogramm. Bei akuten Psychosen, Muskelerkrankungen und Muskelkrämpfen ist die Methode jedoch kontraindiziert.

*Aus eigener Erfahrung kann ich PMR nur bedingt empfehlen, da ich meist unter einer extremen Muskelanspannung leide, die in starken Muskelverkrampfungen und Krampfanfällen enden kann. Das Kommando „Entspannen" kommt kaum bei den Muskeln an, sodass die Verkrampfung steigt, anstatt sich zu lösen.*

# AUTOGENES TRAINING[90]

Auch diese Übung kann im Sitzen oder Liegen ausgeführt werden. Bitte entscheiden Sie selbst, ob Sie dabei Ihre Augen öffnen oder schließen. Der Übungsleiter wird Sie durch die Übung mit bestimmten Aussagen (Gedankenformeln) führen und anleiten. Gedankenformeln lauten z.B. „Mein linker Arm ist ganz warm" (Wärme-Übung), „Mein linker Arm ist ganz schwer" (Schwere-Übung) oder „Die Atmung ist ruhig und gleichmäßig" (Atem-Übung). Diese Aussagen werden von den Kursteilnehmern laut wiederholt. Dadurch beeinflussen sie ihr autonomes Nervensystem, was sich entspannend auf Seele und Körper auswirkt. Wenn das autogene Training regelmäßig geübt wird, können Verkrampfungen gelöst und Schmerzen gelindert werden. Auf psychischer Ebene werden Stresstoleranz und Konzentrationsvermögen verbessert. Damit basiert diese Entspannungsmethode auf Autosuggestion. Sie wurde 1932 von dem Deutschen Johannes Heinrich Schultz erfunden. Betroffene mit schwereren physiologischen Fehlregulationen (z.B. Herzrasen, Ohnmachtsanfälle) sollten jedoch auf autogenes Training verzichten. Wenn Imaginationen in der Übung vorkommen, sollten auch Psychotiker davon Abstand nehmen.

# KÖRPERREISEN/ BODY SCANS

Oft ist bei ME/CFS aufgrund der starken körperlichen Schwäche selbst an achtsame Bewegungen wie Yoga oder Qi Gong nicht zu denken. Die bewusste Wahrnehmung des eigenen Körpers wird dann oft vernachlässigt. Aber auch wenn Sie bettlägerig sind, gibt es mit Hilfe der **Körperreisen (neudeutsch: Body Scans)** Möglichkeiten, Ihren Körper achtsam zu begleiten und die Körperwahrnehmung zu verbessern.

Bei einer solchen Reise (auch „**somatic tracking**" genannt) führt Sie eine Stimme von Kopf bis Fuß, damit Sie einmal alle Bereiche Ihres Körpers bewusst spüren können.

Begleiten Sie den aktuellen Zustand Ihres Körpers mit Wohlwollen und guten Gedanken, ohne etwas verändern zu wollen.

Im Podcast „Blühende Gesundheit" finden Sie hierzu einige Ideen. Angeleitete Körperreisen finden Sie zudem bei Youtube kostenlos, wenn Sie in die Suchmaske „Körperreisen" oder „Body Scans" eingeben.

## BREEMA-KÖRPERARBEIT

Auch die **Breema-Körperarbeit**, die Luise Reddemann in ihrem Buch „Imagination als Heilkraft" vorstellt, kann unterstützen.[91] Bei diesen Übungen, die aus dem persisch-kurdischen Hochland stammen, wird der Körper durch Eigenberührungen genährt. Sie tragen Namen wie „Den Berg berühren" oder „Das Herz öffnen" und bestehen aus einer kurzen Bewegungs- und Berührungssequenz.[92] Es kann ein Anfang sein, der Mut macht.

Mehr Informationen zu dieser körpertherapeutischen Methode finden Sie u.a. hier: https://www.breema.com/about-breema/articles/2015-02-05-breema-korperarbeit-achtsamkeit-und-prasenz-in-der-beruhrung

Sie finden zudem auf Youtube Übungsanleitungen, wenn Sie den Suchbegriff „Self Breema Exercises" eingeben.

## EFT

**EFT** (Emotional Freedom Techniques), auch als Klopfakupunktur bekannt, ist eine sehr sanfte Therapieform, die Sie nach Einweisung selbst anwenden können. Hier werden alle Akupunkturpunkte der Meridiane – in Verbindung mit einem Satz oder einem Gefühl – mindestens einmal beklopft bzw. „getappt".[93] In diesem Zusammenhang sei erwähnt, dass auch sanftes Ausstreichen der einzelnen Körperteile eine positive Wirkung hat. Bei Youtube finden Sie etliche Anleitungen zum Nachahmen.

## PERRIN-TECHNIK

Eine weitere Form der Selbstmassage ist die **Perrin-Technik**, die von Osteopathen angewandt wird, aber auch selbst durchgeführt werden kann. Geben Sie einfach den Begriff bei Youtube ein und Sie werden Anleitungen finden. Aber auch andere Formen der **Selbstmassage** beruhigen den Nervus Vagus.

## AKUPRESSUR

In diesem Zusammenhang möchte ich auf die **Akupressur** hinweisen, die Betroffene selbst anwenden können, um Beschwerden und Schmerzen zu lindern. Hilfsmittel bedarf es dafür keine. Eine teure, aber wirksame Variante stellen die Lightwave-Pflaster dar, die für unterschiedliche Zielsetzungen geklebt werden können. Z.B. wird das Aeon-Pflaster auf bestimmte Akupressur-Punkte geklebt, um den Stress zu reduzieren.

Über die Lifewave-Pflaster erfahren Sie mehr bei lifewave.com.

## MUDRAS

**Mudras** sind Hand- und Fingerhaltungen aus dem Yoga, die sehr leicht auch im Liegen angewandt werden können. Sie haben das Ziel, emotional und körperlich zu stärken.

Eine Anleitung zu einzelnen Mudras finden Sie u.a. hier:
https://www.yogaeasy.de/artikel/alles-ueber-mudras

# Vagusvit-Infusionen

Der Vollständigkeit halber möchte ich noch auf die Vagusvit-Infusion hinweisen, die speziell für Betroffene mit einer autonomen Dysbalance entwickelt wurde.

Sie enthält folgende Bestandteile: Cholinchlorid, Procain, L-Gluthation, N-Acetyl-L-Cystein sowie Magnesium, Kalium und Taurin. Daher dürfte sie bei MCAS nicht verträglich sein. Für reine ME/CFS-Patienten könnte ein Versuch interessant sein.

Und nicht zuletzt zielen alle Ansätze in diesem Buch, also auch **Imaginationsübungen, Meditationen, Ressourcenorientierung, emotionale Selbstfürsorge und Co.** darauf, das ANS auszugleichen und den Nervus Vagus wieder in eine aktive Lage zu versetzen.

Viele der Übungen können jedoch erst in einem entspannten Zustand erfolgreich durchgeführt werden. In Hochstressphasen, in denen sich viele Betroffene allzu oft befinden, ist der Körper in einer viel zu hohen Anspannung und ist für Entspannungsübungen und Co. in der Regel kaum zugänglich. In einem solchen Zustand sind dann zuerst andere Maßnahmen gefragt, die sich Skills nennen.[XXIV]

---

[XXIV] Diese werden im nächsten Kapitel „DBT-Therapie: Skill-Orientierung" näher erläutert.

# DBT-Therapie: Skill-Orientierung

Menschen mit ME/CFS und MCAS geraten durch Überforderung, Adrenalinschübe oder Histaminüberschuss immer wieder in unerträglichen Stress und damit in Hochspannung, was mit einem überwältigenden emotionalem Chaos verbunden sein kann. Handeln und Denken sind dann nicht mehr kontrollierbar. Daher ist es für Betroffene unabdingbar, sich in Hinblick auf ihre Anspannung besser beurteilen zu können. Vielen fällt es anfangs sehr schwer, sich selbst und den eigenen Stresszustand einzuschätzen. Dies ist u.a. auf eine fehlende Körperwahrnehmung und mangelnde Achtsamkeit zurückzuführen. Aus diesem Grund sollte vorsichtig angestrebt werden, den eigenen Körper und damit die Anzeichen für die eigene An- und Entspannung besser wahrzunehmen. U.a. wird ein Augenmerk auf die Muskelanspannung, die Atmung sowie das Konzentrationsvermögen gelegt. Als externe Hilfsmittel eignen sich hierfür auch die bereits genannte Pulsuhr und ein Gerät, das die Sauerstoffsättigung misst. Darüber hinaus gibt es therapeutische Hilfsmittel zur Selbstbeobachtung wie z.B. die Spannungs-Skala, die aus der Dialektisch-Behavioralen Therapie (DBT) stammt. Die DBT ist Standard in der Borderline-Therapie und der verhaltensorientierten Traumatherapie, wird inzwischen aber auch u.a. erfolgreich in der Schmerztherapie angewandt.

## DBT

In der DBT wird mit Hilfe einer Spannungs-Skala geklärt, in welchem Spannungszustand bzw. auf welchem Stresslevel sich ein Klient gerade befindet. Oft wird dafür auch das Ampel-Prinzip angewandt.[XXV]

Auf der Spannungsskala wird die innere Spannung von 1-100 eingeteilt. Bei einem Wert von 0 bis 30 geht man von einer tiefen Entspannung aus, was dem grünen Be-

---

[XXV] Siehe Abbildung 4

reich der Ampel entspricht. Hier bieten sich Achtsamkeitsübungen und damit auch die Nervus Vagus-Übungen an. Ein normaler entspannter Zustand befindet sich im Bereich zwischen 30 und 40.

Bei Aufregung steigt der Spannungszustand auf einen Wert von 50-60. Hier beginnt bei der Ampel bereits der gelbe Bereich, der bis 70 reicht. In diesem Zustand sind viele Nervus Vagus-Übungen schon nicht mehr erfolgreich. Wenn die Spannung weiter und damit auf einen Wert zwischen 70 und 100 steigt, befindet sich eine Person eindeutig in einer Hochstressphase und damit im roten Bereich des Ampelsystems. Spätestens jetzt sind Skills notwendig, um aus dem Zustand der Hochspannung herauszukommen.

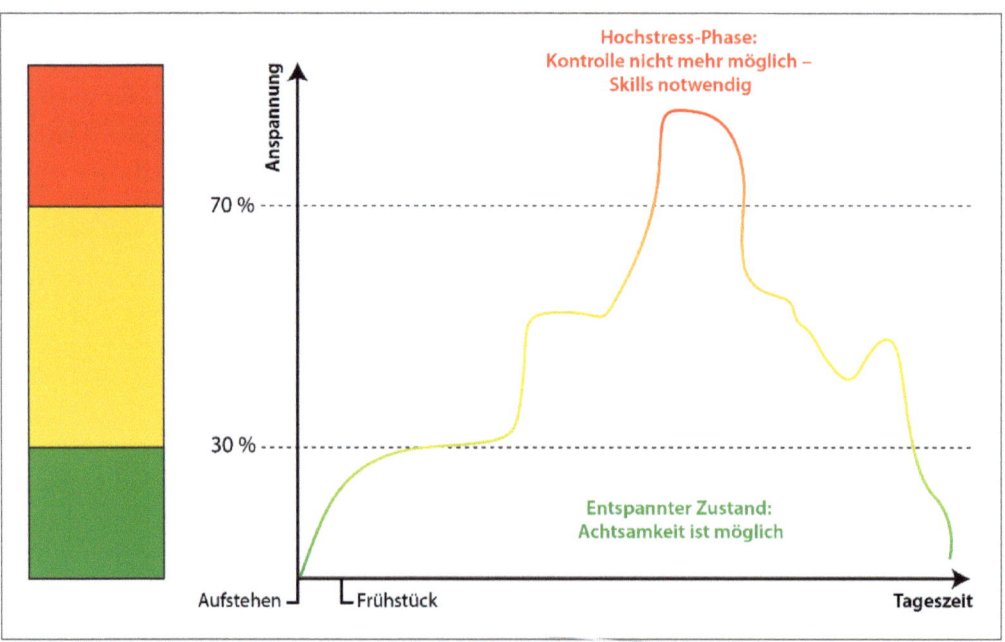

*Abbildung 4: Ampelprinzip und Spannungsskala; ein Beispiel*

Der Begriff „Skills" kann mit Fertigkeiten übersetzt oder auch mit Ideen, Lösungen oder geeigneten Reize bzw. Aktivitäten gleichgesetzt werden. Mit der Hilfe der Skills können Betroffene auf Krisensituationen sowie extremen Stress adäquat reagieren und damit ihren Alltag besser bewältigen sowie idealerweise irgendwann Crashs verhindern.

Skills-Trainings werden von Psychotherapeuten angeboten und haben inzwischen auch Einzug in die Ergotherapie gehalten. In dieser wird u.a. vermittelt, wie bestimmte Skills situations- und zweckgebunden angewendet werden. Dabei werden die Betroffenen dazu aufgefordert, mehrmals am Tag ihren aktuellen Stresslevel einzuschätzen und den Wert in die Skala einzutragen. So entsteht eine individuelle Tageskurve, die zu einem späteren Zeitpunkt mit dem Therapeuten besprochen wird. In der Folge können die Betroffenen Krisen und unerträgliche Hochstressphasen zunehmend früher erkennen und deren Ausmaß besser abschätzen, um im nächsten Schritt die passenden Skills einzusetzen. Idealerweise erkennen die Betroffenen im Laufe des Trainings dann auch, welche Aktivitäten, Ereignisse, Lebensmittel etc. diesen Stress auslösen und lernen, diese zu vermeiden. Damit werden diese unerträglichen Phasen seltener auftauchen – und die Wichtigkeit der Skills wird auch zunehmend geringer werden.

Tipp!
Auch bei Angstzuständen oder Schmerzen wird mit Skalen zur besseren Selbsteinschätzung und Kommunikation mit Behandlern gearbeitet, wobei bei Schmerzen die Skala üblicherweise von 1 bis 10 eingeteilt wird.

# Verschiedene Skills

Auf den folgenden Seiten finden Sie eine Auflistung von Skills. Diese werden in sinnes-, aktions-, körper- sowie gedankenbezogene Skills aufgeteilt. Dabei werden die sinnesbezogenen Fähigkeiten nochmals unterteilt in solche, die eher beruhigen und in jene, die Sie aus Hochspannungs-Zuständen heraus- und wieder ins „Hier und Jetzt" zurückholen können. Bei ME/CFS und MCAS ist entscheidend, dass Sie Ihr Skill-Set achtsam auswählen und überprüfen, inwieweit dies für Sie stimmig ist. Das, was dem einen hilft, kann für den anderen bereits schädlich sein. Hier spielen die persönliche Belastbar- und Beweglichkeit eine große Rolle. Aber auch im Hinblick auf die starke Reizempfindlichkeit oder eventuelle Duftstoffunverträglichkeit sind gewisse Skills teilweise wenig hilfreich, wenn nicht sogar kontraindiziert. Bettlägerige können die aktionsbezogenen Skills kaum ausüben. Ich habe trotzdem die ganze Palette aufgeführt, da wir alle sehr unterschiedlich sind.

## Liste A: Sinnesbezogene Skills; geordnet nach den fünf Sinnen

**Geruchssinn**

**- Skills, die eher beruhigen**
- Wohltuende Düfte, z.B. Lavendel, Orange, Vanille
- Lieblingsparfum oder -duschbad
- Lieblingscreme
- Kuchen im Ofen
- Frisch gewaschene Wäsche
- Lieblingstee oder -kaffee
- Baumnadeln und -blätter aufbewahren

**- Skills, um im „Hier und Jetzt" zu bleiben**
- Angelikawurzel
- Pfefferminzöl
- Ammoniak-Lavendel-Ampulle
- Zitrone oder Grapefruit

## Hörsinn

### - Skills, die eher beruhigen

- Ruhige Lieblingsmusik für bestimmte Situationen
- Geräusche aus der Natur wahrnehmen und aufnehmen für spätere Zeitpunkte (z.B. Wasser, Wellenrauschen, Regen, Bachplätschern, Vogelgezwitscher)
- Stille

### - Skills, um im „Hier und Jetzt" zu bleiben

- Sagen Sie sich laut, welcher Tag heute ist und welche Uhrzeit Sie haben
- Sagen Sie sich laut, wo Sie sich heute befinden
- Einen Hit aus dem aktuellen Jahr hören
- Die aktuellen Nachrichten hören
- Laut den eigenen Namen rufen
- Laut singen oder laut musizieren

## Sehsinn

### - Skills, die eher beruhigen

- Fotos, mit denen Sie gute Erinnerungen verknüpfen
- Postkarten, die Mut machen oder trösten
- Schöne Landschaften oder Gärten anschauen
- Sich durch die Natur beruhigen lassen (ist sowohl im Freien als auch durch Bildbände oder Dokumentationen möglich)
- Tieren zuschauen (im Freien oder durch Dokumentationen)
- Lieblingsfilme anschauen
- Mut machende Sprüche oder Briefe von lieben Menschen lesen

### - Skills, um im „Hier und Jetzt" zu bleiben

- Malen mit Lieblingsfarben
- Eine Tageszeitung mit dem aktuellen Datum ansehen

# Geschmackssinn

## - Skills, die eher beruhigen

- Rescue-Tropfen (Bach-Notfall-Tropfen)
- Lieblingsspeise oder Lieblingsgetränk
- Vanille
- Zimt

## - Skills, um im „Hier und Jetzt" zu bleiben

- Pfefferminzöl
- Chili-Schoten
- Zitrone oder Grapefruit
- Meerrettich, Wasabi
- Knoblauch
- Eiswürfel lutschen
- Fishermans Friends
- Center Shock
- AHOI-Brause
- Vitamin C-Brausetabletten

# Spürsinn

## - Skills, die eher beruhigen

- Warme Decke, Lieblingsschal
- Wärmeflasche
- Einen Baum umarmen, die Rinde und die Blätter berühren
- Lieblingscreme verwenden, positive Körperteile eincremen
- Handschmeichler (z.B. Kastanie, Speckstein, Steine, Engel)
- Lieblingskleidung anziehen
- Ein Tier streicheln

## - Skills, um im „Hier und Jetzt" zu bleiben

- Massagehandschuh
- Cool Pack oder Eiswürfel
- Gummibänder gegen Handgelenk schnalzen lassen
- Kieselsteine in der Hand oder Hosentasche sowie im Schuh
- Harte Dinge greifen
- Wechselduschen
- Kaltes Wasser über die Handgelenke, Arme oder Gesicht
- Akupressurmatte (z.B. Shakti Mat)
- Igelball

## LISTE B: AKTIONS- UND KÖRPERBEZOGENE SKILLS

**Aktionsbezogene Skills**
- Haushalt (z.B. aufräumen, Bügeln, Backen, Putzen)
- Hobbies wahrnehmen
- Stricken, Basteln, Mandalas malen, Collagen
- Fotografieren, Fotos bearbeiten
- Die Umgebung verändern, in einen anderen Raum gehen
- An die frische Luft gehen
- Spazierengehen, Joggen, Fahrradfahren
- Qi Gong, Gymnastik, Yoga, Tai-Chi, Jonglieren
- Mit dem Hund Spazierengehen
- In ein Café gehen und etwas Warmes trinken
- In der Bibliothek oder im Buchladen stöbern

**Den Körper be-greifen, sich selbst spüren**
- Sich selbst umarmen
- Sich abklopfen, abtasten oder ausstreichen

- Sich eincremen
- Gymnastik, Qi Gong und Yoga
- Etwas Enges anziehen
- Ein Tier streicheln

**Sich erden/ Boden unter den Füßen gewinnen**
- Achtsame Beschäftigung mit den Füßen
- Barfuß laufen, Stampfen, Tanzen, Bewusst gehen, Fußmassage
- Achtsamer Spaziergang
- Bewusst den Boden unter dem Boden spüren
- Gartenarbeit
- Sich auf den Boden legen oder setzen, um den Körper wieder zu spüren

**Entspannung**
- Schlafen
- Progressive Muskelrelaxation/PMR (Vorsicht: Erst testen)
- Ruhige Musik hören
- In eine Decke wickeln
- Einen Lieblingsfilm anschauen
- eine Tasse Kakao oder Tee trinken
- Autogenes Training (Vorsicht: Erst testen)
- Meditation (Vorsicht: Erst testen)
- Achtsamkeitstraining
- Warmes Bad
- Gähnen
- Seufzen
- Tief ein- und ausatmen – und dabei länger ausatmen

# LISTE C: GEDANKENBEZOGENE SKILLS

## Logik

- Kreuzworträtsel, Sudoku, andere Rätsel
- Puzzle, Malen nach Zahlen
- Geduld- oder Knobelspiele (z.B. Zauberwürfel)
- Internet-Recherche
- Memory (kann auch selbst gebastelt werden, z.B. mit Fotos)
- Stadt, Land, Fluss

## Hirn-Flick-Flacks/ Gedankenspiele

- Wellness- oder Ressourcen-ABC: „Alles, was guttut", (z.B. Ananas-Saft, Bewegung, Cha-Cha-Cha tanzen, Duschen, Erden, Fantasie-Reisen, Genießen, Hörbücher…)
- Wörterketten bilden: Der letzte Buchstabe des vorherigen Wortes bildet den Anfangsbuchstaben des neuen Wortes („Spät, Thomas, Sanddorn, Neuland, Dorsch, Hai, Ingwer…")
- Lieblingsfarbe: Fünf Dinge suchen, die blau sind
- Gedichte oder Liedtexte auswendig lernen
- Zahlenspiele: Z.B. von 1484 immer 7 abziehen
- 5-4-3-2-1-Methode[XXVI]

## Durch Gedanken beruhigen

- Achtsamkeit:
  Situationen, Gefühle und Gedanken nicht bewerten
- Gedanken- oder Grübelstopp

---

[XXVI] Diese wird im Anschluss der Listen detailliert erklärt.

- Immer nur an den nächsten Schritt denken wie Beppo, der Straßenkehrer bei Momo
- Tagebuch schreiben
- Realitätscheck
- Imaginationsübung „Beobachter-Übung"
- Bei Flashbacks: „Es sind nur Erinnerungen, es passiert nicht jetzt! Es ist schon lange vorbei!"
- Bei überbordenden Gefühlen: „Ich bin mehr als mein Gefühl. Ich bin auch…"
- „Ich bin heute in Sicherheit. Mir kann nichts passieren."
- „Egal, wie schlimm es ist, es wird auch dieses Mal vorbeigehen";
- „Alles hat seinen Sinn, auch wenn ich ihn im Moment (noch) nicht sehe."

**Spiritualität/ Sinngebung**
- Beten, um aushalten zu können
- Imaginieren: Sich gute Augenblicke vorstellen
- Glückstagebuch durchlesen
- Eine Kirche oder einen anderen Kraftort aufsuchen
- Baumübung
- Waldbaden
- In die Natur gehen
- Qi Gong, Yoga, Achtsamkeitstraining
- Kunst, die tröstet oder positiv bewegt
- Weise Geschichten oder Gedichte lesen

# LISTE D: SKILLS MIT HILFE VON MITMENSCHEN

### Hilfe durch meine/n Partner/In

- Telefonieren/ Telefonliste
- Eine Umarmung
- Ich kann mich berühren oder massieren lassen
- Gemeinsam etwas Schönes unternehmen (zur Ablenkung)
- Bei einer schwierigen Aufgabe (z.B. Arztbesuch, Behördengang) um Unterstützung oder Begleitung bitten
- Ich kann eine Überraschung für den Partner/Partnerin herstellen (Basteln, Backen etc.)

### Hilfe durch mein näheres Umfeld, also Freunde oder Bekannte

- Telefonieren/ Telefonliste
  (unbedingt vorab nachfragen, ob auch nachts angerufen werden kann)
- E-Mail oder Brief schreiben
- Um Besuch, Treffen oder Übernachtung bitten
- Sich umarmen lassen
- Sich berühren oder massieren lassen
- Gemeinsam etwas Schönes unternehmen (zur Ablenkung)
- Um Unterstützung bei einer schwierigen Aufgabe (z.B. Arztbesuch, Behördengang) bitten
- Eine Überraschung für Freunde/Familie herstellen (Basteln, Backen etc.)

### Hilfe durch das professionelle Umfeld

- Telefonieren/ Telefonliste
- E-Mail oder Brief an eine/n Helfer/-in schreiben
- Fragen, ob ein rascher Termin möglich ist

- Um Unterstützung bei einer schwierigen Aufgabe (z.B. Arztbesuch, Behörden-gang) bitten; z.B. durch gemeinsame Vorbereitung („Worauf muss ich achten?")
- Telefonseelsorge/ Telefonliste
  (Tag und Nacht erreichbar unter 0800-111 0 111 oder 0800-111 0 222)
- In Selbsthilfeforen/-listen schreiben (Achtung wegen Datenschutz und Sicherheit)
- Die offene Sprechstunde einer Beratungsstelle aufsuchen
- Akutpsychiatrie aufsuchen

---

## DIE 5-4-3-2-1-REGEL[94]

---

Bei der 5-4-3-2-1-Regel handelt es sich um eine Stabilisierungsmethode, die in unter-schiedlichen Versionen in der Traumatherapie genutzt wird. Yvonne Dolan entwickel-te diese Technik in erster Linie für Überlebende von sex*** Missbrauch. Ich habe eine verkürzte Variante in der Therapie erlernt, um aus unterschiedlichen Situationen (Hochspannung, Panikattacken, Albtraum, starke Schmerzen etc.) wieder zu mir bzw. ins Hier und Jetzt zurückkehren zu können:

1. Nehmen Sie eine angenehme Position ein und suchen Sie einen Punkt im Raum, auf dem Sie Ihren Blick ruhen lassen können. Atmen Sie einige Male tief ein und aus.

2. Zählen Sie nun – laut oder in Gedanken – fünf Dinge auf, die Sie gerade sehen (z.B. ich sehe ein Bild, ich sehe einen Kugelschreiber, usw.).

3. Jetzt lenken Sie Ihre Aufmerksamkeit auf das, was Sie hören können. Nennen Sie hier genau vier Geräusche (z.B. Ich höre die Kaffeemaschine, ich höre die Autos vorbeifahren, die Lüftung usw.).

4. Danach richten Sie Ihre Aufmerksamkeit auf das, was Sie spüren können und zählen drei Sachen auf (z.B. ich spüre den Stuhl unter meinem Po, den Tisch usw.)

5. Lenken Sie nun die Aufmerksamkeit auf das, was Sie riechen können und nennen zwei Düfte (z.B. ich rieche den Kaffee, das Parfum usw.).

6. Zum Schluss trinken Sie einen Schluck und richten Sie nun Ihre Aufmerksamkeit auf das, was Sie gut schmecken können. Benennen Sie diesen Geschmack (z.B. ich schmecke den Tee, den Kaugummi, das Wasser usw.).

Die längere Version der Übung finden Sie u.a. im Internet unter dem link ww.traumatherapie.de/users/bambach/hydratext.html.[95]

In Hinblick auf die Skills sollten Sie sich genügend Zeit gönnen, um davon mehrere auszuwählen und diese auf ihre Wirkungsweise zu testen und zu überprüfen. Dabei bietet es sich an, so viele Skills wie möglich auszuprobieren, um herauszufinden, was am besten wirkt und gleichzeitig am angenehmsten ist.

Nach der Testphase wählen Sie die Skills für sich aus, die am besten wirken. Stellen Sie dann Ihr eigenes Portfolio zusammen. Denken Sie dabei immer daran: Es ist Ihr individuelles Skill-Set. Gerade bei ME/CFS und MCAS wird man feststellen, wie unterschiedlich die einzelnen Reize eingesetzt werden können und wie hochindividuell die Skill-Auswahl sein kann. Während ein Patient z.B. bei Schmerzzuständen eher Skills benötigt, die den Geschmacks- oder Geruchssinn ansprechen, will der andere aufgrund einer Duftstoffallergie mit Düften nichts zu tun haben. Er kann sich jedoch gut mit haptischen Reizen beruhigen. Andere Betroffene haben aufgrund einer Corona-Erkrankung keinen Geschmackssinn mehr und können daher mit den betreffenden Skills nicht arbeiten. Stattdessen profitieren sie stark von Gedankenspielen und Knobelspielen.

*Ich z.B. kann aktuell leider nicht mehr mit Düften arbeiten, da ich eine Salicylatintoleranz und damit eine Duftstoffunverträglichkeit entwickelt habe.*

Da es sich bei den Skills um starke Reize einerseits und beruhigende Maßnahmen andererseits handelt, wirken sie sehr unterschiedlich und werden daher auch in verschiedenen Zuständen genutzt. So wird die beruhigende Wirkung nach einem Albtraum eingesetzt, während ein starker Reiz einem Ausnahmezustand entgegenwirkt. Bei einer

Panikattacke können auch Kombinationen helfen, indem zuerst der starke Reiz und später die beruhigende Wirkung eingesetzt wird. Darüber hinaus können Sie sich mit Hilfe von beruhigenden Skills auf heikle Ereignisse wie Arztbesuche oder Behördentermine vorbereiten. Bei zu großer Aufregung können Sie die starken Reize nutzen.

## Notfall-Koffer und Notfall-Listen

Ihre Auswahl an Skills sollten Sie immer in Ihrer Nähe haben, um schnell darauf zurückgreifen zu können. Dabei bietet es sich an, ein Skill-Set für die Nacht in der Nähe Ihres Bettes aufzubewahren. Ein anderes Set für unterwegs sollten Sie bei auswärtigen Terminen und Unternehmungen immer in einer kleinen Notfalltasche mitnehmen. Sie haben dann alles Notwendige griffbereit, sobald Sie merken, dass Ihre Anspannung stark ansteigt oder Ausnahmezustände drohen.

Idealerweise bewahren Sie Ihre Skill-Sets in Behältnissen auf. Besorgen Sie sich dafür einen Notfall-Koffer für zuhause sowie eine Tasche für unterwegs. Als Koffer kann z.B. eine hübsche Schachtel, Kiste oder sogar ein realer Koffer sowie Rucksack dienen. Sie können aber auch eine Schuhschachtel nett bekleben. Ihrer Kreativität sind keine Grenzen gesetzt.

Darüber hinaus bietet es sich an, in Ihrem Notfall-Koffer jeweils eine Ecke für die Tages-Skills und eine für die Nacht-Skills zu schaffen. Für die bessere Übersicht sollten Sie zudem eine Notfall-Liste erstellen, die in eine Tag- und eine Nachtliste unterteilt werden kann. Auf beiden Notfall-Listen können Sie Ihre Ressourcen, Selbstfürsorge-Maßnahmen sowie die wichtigsten Telefonnummern und Kontaktdaten notieren. Bleiben Sie dabei so konkret wie möglich, damit Sie auch in „Blackouts" oder bei Konzentrationsschwierigkeiten wissen, was zu tun ist. Denken Sie daran, dass Sie in Notfall-Situationen eventuell nicht mehr darüber nachdenken können, was Sie wohl mit dem einen oder anderen Wort gemeint haben. Beschreiben Sie daher Ihre Aktivitäten und Skills auf der Notfall-Liste so detailliert wie möglich. Schreiben Sie nicht „Spazierengehen", sondern z.B. „Zum Bäcker Schmidt spazieren und einen Cappuccino holen" oder „Im Elbe-Park spazieren". Verwenden Sie nicht den weit gefassten Begriff

„Haushaltstätigkeiten", sondern „Strümpfe sortieren" oder „Marmorkuchen backen". Als Gedankenstütze können Sie noch einen Strumpf oder das Backrezept für den Marmorkuchen in den Notfallkoffer hineinlegen.

*Ich persönlich besitze einen Notfall-Koffer, eine Notfall-Tasche und einige Notfall-Listen für diverse Situationen. Meine wichtigsten Tages-Skills trage ich bei Aktivitäten außer Haus in einer kleinen Tasche bei mir. Diese Tasche, die ich je nach Anlass in meinen Rucksack oder eine Handtasche packe, enthält u.a. einen kleinen Igelball, zwei Notfallmedikamente und mein Handy. Darüber hinaus achte ich immer darauf, dass ich etwas zu Essen und ein Getränk dabeihabe. Die entscheidenden Nacht-Skills (Igelball, ein Glas Wasser, Notfall-Medikament, ein Bronze-Engel) befinden sich auf dem Nachtisch neben meinem Bett, auch bei Urlauben oder Klinikaufenthalten.*

*Für meinen Notfall-Koffer habe ich eine große schöne Kiste aus Rattan gewählt. In dieser befindet sich eine gelbe und eine rote Schachtel, angelehnt an die „Gelb-" und „Rot"-Phase" im Ampelsystem. In der gelben Schachtel bewahre ich all die Dinge auf, die mich beruhigen können oder mir in weniger schlimmen, aber dafür langfristigen Krisen helfen. Hier befinden sich viele kleine Überraschungen und Dinge, die in mir gute Gefühle und schöne Erinnerungen wecken. Des Weiteren enthält diese Kiste eine Notfall-Liste. Auf dieser habe ich nicht nur die Skills notiert, die mich beruhigen, sondern auch all die Aktivitäten aufgeschrieben, die mir guttun, für Entspannung sorgen und mich ablenken. Darüber hinaus dient die gelbe Schachtel als Aufbewahrungsplatz für einige Affirmationen, mein Glückstagebuch und mein Ressourcenalbum.[XXVII]*

*Die rote Schachtel beinhaltet meine wichtigsten Skills im akuten Notfall. Dieser Notfall trifft bei Krampfanfällen, starken körperlichen Schmerzen oder extremer Verzweiflung ein, also in Situationen, in denen ich bereits all meine Möglichkeiten ausgereizt habe und völlig überfragt bin. Daher liegt die rote Schachtel ganz oben in meinem Notfallkoffer und enthält u.a. eine Telefonliste mit den Rufnummern meiner wichtigsten privaten und professionellen HelferInnen sowie starke Notfallmedikamente, die ich im Alltag nicht nutze. Andere Betroffene bewahren dort auch Therapie-Absprachen oder Therapie-Verträge auf, um sich vor Selbstverletzung oder gar Sui\*\*\* zu schützen. Mir haben diese Maßnahmen schon etliche Male*

---

[XXVII] Dazu erfahren Sie mehr im Kapitel „Ressourcenorientierung".

*sehr geholfen. Und auch wenn ich inzwischen glücklicherweise kaum noch schwere Krisen durchlebe, nutze ich nach wie vor meine Notfalltasche regelmäßig.*

<u>Wichtig!</u>
Überprüfen Sie Ihre ausgewählten Skills regelmäßig auf deren Wirksamkeit und Einsatzmöglichkeiten. Nicht alle funktionieren für immer in derselben Situation. Ein Duft, der Sie ein Jahr lang wieder zuverlässig ins Hier und Jetzt zurückbrachte, kann z.B. durch Gewöhnung nicht mehr entsprechend wirken. Aber er kann Sie vielleicht noch beruhigen. Ähnliches kann Ihnen auch bei scharfen, sauren Lebensmitteln oder harten Gegenständen passieren. Zudem können Vorlieben wechseln oder neue Dinge hinzukommen. Ganz pragmatisch sollten Sie zudem auf die Mindesthaltbarkeit bei Lebensmitteln und Medikamenten achten. Und denken Sie auch an die regelmäßige Kontrolle der Notfall-Telefonliste. Denn gerade Ansprechpersonen und Mobilnummern können sich oft ändern.

# Ressourcenorientierung

## Was sind Ressourcen?

Ressourcen werden in der Psychologie mit „Kraftquellen" oder „Fähigkeiten" gleichgesetzt.[96] Sie können daher auch als „… unsere ganz persönlichen und äußeren `Tankstellen`…" definiert werden[97] und sind damit wichtige Stabilisatoren in unserem Alltag. Dabei wird zwischen äußeren und inneren Ressourcen unterschieden.

Die äußeren Ressourcen und Kraftquellen bestehen aus einem wohltuenden und vertrauensvollen sozialen Umfeld (Familie, Freundeskreis, Selbsthilfegruppe, Helfernetz) und einem Zuhause, in dem Sie sich wohl und sicher fühlen. Eine beruhigende finanzielle und berufliche Situation zählt genauso dazu wie Schlaf und Erholung sowie die Erfüllung Ihrer Grundbedürfnisse.

Zu den inneren Ressourcen gehören z.B. Ihre Talente, Fertigkeiten, Fähigkeiten und Stärken.[98] Dazu gehören Tätigkeiten, die Ihnen Spaß machen und guttun sowie Ihre persönlichen Eigenschaften wie Mut, Neugier, Hoffnung, Antrieb, Wachsamkeit, Vertrauen, Hilfsbereitschaft, Kreativität, Sensibilität und Intuition etc. Auch die Spiritualität oder Ihr Glaube können Kraft geben und damit zu Ihren „inneren Tankstellen" gehören.[99] Eine weitere große Rolle spielen Ihre Leistungen. Dabei ist es völlig egal, ob Sie diese in Ihrer Ausbildung, im Beruf, in der Familie, in der Freizeit oder in einem Ehrenamt erbracht haben. Entscheidend ist, dass Sie darauf stolz sein können.

Die äußeren Ressourcen sind bei schweren Erkrankungen manchmal schwer zu beeinflussen. Wenn Sie zurzeit in einem Rentenverfahren stecken oder Geldprobleme haben, belastet Sie das natürlich. Umso wichtiger ist eine konsequente Ressourcenorientierung in anderen Bereichen. Wenn Sie regelmäßig an Ihre Ressourcen denken und sich konsequent an diesen ausrichten, kann sich Ihr Wohlbefinden und Ihre Zuversicht enorm verbessern. Je nachhaltiger Sie z.B. wohltuende Aktivitäten in Ihren Alltag integrieren, desto stärker und besser werden Sie sich fühlen und im „Hier und Jetzt" bleiben können. Denn all die Tätigkeiten, die Ihnen Spaß machen, geben Kraft. Dinge, die Sie schaffen, machen Mut. Mut, den Sie z.B. benötigen, um notwendige Schritte und Veränderungen in den Therapien anzugehen und durchzuführen.

*Mir hilft es z.B. sehr, spazieren zu gehen. Die regelmäßige Bewegung in der Natur erdet mich und bringt mich wieder in das notwendige Gleichgewicht. Bei meinen täglichen Spaziergängen mit meinem Hund kann ich mein häufiges inneres Chaos ordnen und klare Gedanken fassen. Inzwischen nutze ich meine Spaziergänge auch als Foto-Touren. Ich halte damit die Jahreszeiten fest und sammle wie die Spitzmaus Frederik in dem gleichnamigen Kinderbuch Farben, Blumen und schöne Dinge. An Tagen mit schlechterem Wetter setze ich mich dann an den Schreibtisch, um die Fotos zu bearbeiten und später Fotobücher zu gestalten. So profitiere ich noch mehr von meinen Spaziergängen und kann meinen Blick für das Schöne ausleben.*

*Auch das therapeutische Schreiben ist für mich von großer Bedeutung. Indem ich z.B. meine inneren kontroversen Gedanken auf Papier bringe, lichte ich mein subjektiv unkontrollierbares Chaos und finde schrittweise zu Kompromissen, Lösungen und Klarheit. Die Musik von Bach wiederum tröstet und ordnet. Ohne sie könnte ich nicht mehr leben.*

*Wie wichtig vor allem das Spazierengehen und die Natur für mich sind, wurde vor einigen Jahren sehr deutlich. Nach einer Routine-Operation hatte ich einen starken Rückfall in Bezug auf die ME/CFS, was ich damals jedoch noch nicht wusste. Ich war schwer erschöpft und konnte mich kaum mehr aufrechthalten, geschweige denn gehen. So humpelte ich mit Gehstützen nur noch wenige Meter, musste viel liegen und konnte mich auf nichts mehr konzentrieren. Meine Konzentrationsfähigkeit hatte so stark gelitten, dass ich kaum mehr schreiben oder lesen konnte. Meine Kreativität war verschwunden. Da das Sitzen am Schreibtisch aufgrund meiner Rückenprobleme auf eine halbe Stunde beschränkt blieb, war es schwierig geworden. Dies ging über Monate. In dieser Zeit holte mich die Depression wieder ein. Mir fehlte die Bewegung in der Natur. Auch wenn ich versuchte, diese Ressource durch andere wohltuende Tätigkeiten zu ersetzen, ging es mir in der Tat erst nachhaltig besser, als ich zumindest wieder an Nordic Walking-Stöcken gehen konnte. Mit dem Schreiben sollte es noch Jahro dauern, bis ich meine Kraft dafür wiedergefunden habe. Es war eine enorm belastende Zeit.*

*Es gibt nur*
*ein einziges*
*Gegengewicht*
*gegen Unglück:*
*das muß man*
*suchen*
*und finden*
*und das ist Glück*

*Erich Fried*[100]

# Übungen zur Ressourcenfindung

Wir alle haben in unserem bisherigen Leben individuelle Kraftquellen entwickelt und gepflegt. Damit besitzt jede Einzelne von uns bereits jetzt Ressourcen, auch wenn wir diese in schlimmen oder schwierigen Zeiten kaum wahrnehmen können oder bereits vergessen haben. Durch die Erkrankung können wir zudem auf einige alte Ressourcen nicht mehr zugreifen, da sie zu viel Kraft kosten. Daher müssen wir uns – zum Teil – neu erfinden.

*Ich liebte schon immer das Schreiben und hatte auch ein gewisses Talent. In meiner Kindheit wurde es gelobt. Später war es für meine Familie wichtiger, dass ich Fähigkeiten erwerbe, mit denen man „Geld verdienen" konnte. Lesen und Schreiben wurde als Zeitverschwendung gesehen. Daher konnte ich diese Ressource in meiner Jugend nicht mehr wirklich ausleben, obwohl sie für mich sehr wichtig war und ist. Zudem habe ich anfangs in der Therapie das Thema „Ressourcen" missverstanden. Ich dachte, dass ich für alles, was ich machen will, ein Talent haben muss. Daher habe ich lange in meinem Leben abhängig von Erfolg oder Misserfolg festgelegt, ob eine Tätigkeit Sinn ergibt oder nicht. Dies hatte in meiner Vergangenheit zur Folge, dass ich viele Aktivitäten erst gar nicht ausprobierte. Denn in der Schule bekam ich vor allem im Handarbeitsbereich und im Sport immer wieder zu hören, dass ich viel zu ungeschickt sei. Zugegebenermaßen war und bin ich das heute noch. Gerade in Hochstressphasen bin ich fürchterlich tollpatschig, stoße an Türen, verschütte das Essen und lasse Gegenstände fallen. Ich weiß heute, dass dies früher an der Depersonalisation und an meinen hochgradigen Verspannungen lag – und heute mit meiner ME/CFS zusammenhängt. Seitdem schäme ich mich nicht mehr für meine Ungeschicktheit. Damals traute ich mir jedoch in diesen Bereichen absolut nichts mehr zu. Ich wagte es daher nicht, z.B. eine neue Sportart auszuprobieren. Erst nach der Schulzeit entdeckte ich meine Liebe zum Schwimmen – und habe als junge Erwachsene erfahren dürfen, dass ich alles andere als zu blöd bin, um z.B. die richtigen Techniken zu erlernen. Ähnlich ging es mir mit der Handarbeit: Da ich Linkshänderin bin, hatte ich in der Schule große Probleme. Später brachte ich mir jedoch einige Handarbeitstätigkeiten wie das Stricken selbst bei, indem ich seitenverkehrt vorging. Plötzlich ging es wie am Schnürchen. So konnte ich alte, verkehrte Glaubenssätze auflösen und neue Ressourcen entwickeln. Später in der Traumatherapie verstand ich dann zum ersten Mal, dass ich auch Dinge machen darf, die ich nicht perfekt beherrsche. Ich lernte auszuprobieren, zu testen und Spaß zu haben. Hier haben mir Ergo- und Kunsttherapie enorm geholfen.*

*Heute kann ich jedoch z.B. nicht mehr schwimmen gehen, da ich inzwischen allergisch auf das Chlor in den Bädern reagiere. Ich musste mir daher wieder überlegen, was ich statt-dessen machen kann – und kam mit Hilfe meiner Physiotherapeutin auf die täglichen Deh-nungsübungen, die ich zu 80 Prozent im Liegen auf der Gymnastikmatte durchführe.*

Es kostet manchmal unheimlich viel Kraft, den Weg zu seinen verschütteten Ressour-cen zu finden, die geliebten Ressourcen zu erkennen („Das hat mich damals gestützt!") und zu überprüfen („Kann mir diese Fähigkeit heute noch helfen? Kann ich sie in meinen Alltag einbauen?"). Daher haben Sie schon sehr viel erreicht, wenn Sie Ihre Ressourcen kennen und deren Funktion ernst nehmen können. Im nächsten Schritt können Sie diese in Ihren Alltag einbauen und im wahrsten Sinne des Wortes „üben". Idealerweise werden Ihre Ressourcen dann irgendwann auch völlig selbstverständlich sein, sodass Sie auch in Krisensituationen an sie denken.

Es gibt unterschiedliche Wege, brachliegende oder verschüttete Ressourcen wieder zu entdecken. Ich selbst habe in der Literatur und durch verschiedene Therapien einige Alternativen kennengelernt, die ich Ihnen gern vorstellen möchte. Am besten suchen Sie sich davon eine oder zwei Übungen aus, um sie im Alltag umzusetzen.

## DIE VORHANDENEN RESSOURCEN WÜRDIGEN

Diese Übung kommt von Luise Reddemann. [101] Nehmen Sie sich dafür ein Blatt Papier und einen Stift und stellen sich folgende Frage: „Was kann ich alles?" Notieren Sie sich alles, was Ihnen einfällt – auch wenn manches im ersten Augenblick als unwichtig er-scheint. Fangen Sie dabei bei den kleinsten Dingen wie z.B. Gehen, Sitzen, Sprechen, Rechnen, Zähne putzen an. Viele dieser Kenntnisse und Aktivitäten werden von den meisten Menschen als „normal" eingeordnet und deswegen erst gar nicht in Betracht gezogen. Hier haben diese Aktivitäten und Kenntnisse jedoch ihren Platz.

*Je älter ich werde, desto deutlicher wird mir vor Augen geführt, dass nichts selbstverständ-lich ist. Viele Aktivitäten und Dinge, die wir als selbstredend hinnehmen, sind für andere Menschen unvorstellbar. Denken Sie nur daran, wie Analphabeten – auch in Deutschland –*

*darunter leiden, weder schreiben noch lesen zu können. Ich selbst konnte mich während meiner Krampfanfälle nicht mehr artikulieren. Das Sprechen war aufgrund der extremen Anspannung kaum möglich. Ich werde auch nie mehr meine Gehfähigkeit als gegeben ansehen, seitdem ich über Monate nur noch ein paar Meter an Gehstützen zurücklegen konnte. Meine blinde Freundin wäre wiederum froh, wenn sie wieder lesen oder ins Kino gehen könnte.*

Schreiben Sie alles auf, was Sie im Laufe eines Tages machen. Auch all das, was Sie „nebenbei" erledigen. Gerade, wenn Sie eine Tätigkeit oft und auch unbewusst in Ihrem Alltag integriert haben, dient sie gut als Ressource. Die Chance, sich gerade in Extremsituationen auf diese Aktivitäten zurückzubesinnen, ist groß.

*Ich habe für mich z.B. entdeckt, dass ich in Zeiten des Chaos unheimlich gern aufräume, entrümple oder sortiere. Dabei ist es völlig egal, worum es sich handelt. Ich muss Strümpfe, Bücher, Fotos, Kleidung oder Haushaltsartikel sortieren, um mit einem Chaos im Außen (Streit, Corona-Diskussionen etc.) zurechtzukommen oder meine Gedanken und Gefühle in meinem Inneren zu ordnen. Eine Bekannte lenkt sich durch Kuchenbacken ab, während es einer anderen Freundin hilft, zum Nachdenken die Fenster zu putzen.*

Schreiben Sie darüber hinaus auch das Besondere, Nicht-Alltägliche auf. Notieren Sie das, was Ihnen Freude macht (z.B. einen lustigen Film sehen, eine Meditation oder mit dem Hund kuscheln) oder worauf Sie stolz sind (z.B. Singen, Tanzen, Stricken). Zum Schluss unterstreichen Sie alles, was für Sie in Krisenzeiten als Anker dienen könnte und leicht machbar ist. Danach erstellen Sie eine neue „Notfall-Liste" mit den unterstrichenen Ressourcen. Auf diese Liste sollten Sie im Notfall schnell zurückgreifen können. Daher ist es wichtig, diese u.a. in Ihrem Notfall-Koffer zu platzieren.

Markieren Sie nun mit einem anderen Stift die Ressourcen, die Ihnen viel Kraft geben, aber die Sie bisher noch nicht regelmäßig nutzen. Ein Beispiel: Sie wissen, dass Qi Gong für Sie eine enorme Kraftquelle darstellt, machen dies aber (noch) zu selten – u.a., weil Sie aufgrund der fehlenden Kraft noch nicht lange stehen können. Hier lohnt es sich, zu überlegen, wie Sie Qi Gong öfters in Ihren Alltag einbauen können. Sie könnten sich z.B. vornehmen, nach dem Aufstehen oder vor dem Schlafengehen zehn Minuten für Ihre Qi Gong-Übungen zu reservieren. Üben Sie dann ausgewählte

Übungen im Liegen oder im Sitzen aus. Oder Sie suchen sich eine einzige Lieblingsübung aus, die Sie täglich machen. Natürlich können Sie auch nach (Online-)Kursen suchen oder sich mit einer Freundin (online) regelmäßig zum Üben verabreden. Wichtig ist, dass Sie Ihre Qi Gong-Einheiten öfters durchführen.

## VERSCHÜTTETE RESSOURCEN WIEDER FINDEN

Wenn Ihnen die obige Übung schwerfällt, dann ist es gut möglich, dass Ihnen der Weg zu Ihren Ressourcen aktuell noch versperrt ist. Manche Menschen schaffen es anfangs nicht, sich über ihre bereits bzw. noch vorhandenen Ressourcen Gedanken zu machen. Dies kann u.a. daran liegen, dass sie noch zu stark in der Verzweiflung oder in einer Depression feststecken, deren Behandlung dann oft erst einmal Vorrang haben sollte. Ihnen kann aber auch folgende Frage helfen: „Wie habe ich es geschafft, bestimmte Dinge im Leben (z.B. Versetzung, Abitur, Führerschein, Weiterbildungen, Umzug, Familie, Berufsausbildung, Studium) zu erreichen, obwohl ich so viele Schwierigkeiten hatte und habe?"

Versuchen Sie, auf diese Frage Antworten zu geben, selbst wenn Sie aktuell davon überzeugt sind, dass Sie nichts schaffen oder vieles verlernt haben. Vielleicht haben Sie zurzeit auch an gar nichts mehr Freude, was bei Depressionen oder Verzweiflung oft der Fall ist. Haben Sie dann bitte Geduld mit sich und sprechen mit einem Psychotherapeuten über die Behandlungsmöglichkeiten. Gleichzeitig hilft es, „trotzdem etwas Schönes zu machen". Auch wenn es schwerfällt oder wenn es in Ihren Augen sinnlos erscheinen mag: Machen Sie irgendetwas, üben Sie, testen Sie einzelne Aktivitäten wie Imaginations- oder Atemübungen immer und immer wieder. Essen Sie etwas, was Ihnen gut schmeckt. Selbst wenn Sie es zurzeit nicht genießen können, machen Sie etwas, was Ihnen früher Freude gemacht hat. Denn irgendwann wird sich auch wieder eine gewisse Zufriedenheit einstellen. Glück kann „erübt" werden.

# LISTE MIT ANGENEHMEN AKTIVITÄTEN[102]

Diese Übung wurde für Menschen entwickelt, die mit den obigen Übungen überfordert sind und daher noch Unterstützung von außen benötigen: Als Basis benötigen Sie dafür eine Liste von ca. hundert Aktivitäten und Ressourcen – v.a. von solchen, die Sie auch trotz körperlicher Schwäche oder Bettlägerigkeit noch ausüben können. Bitten Sie Freunde oder ein Familienmitglied, diese für Sie zu erstellen. Sie haben dann nur noch die Aufgabe, Ihre eigenen Ressourcen aus der Liste auszuwählen. Markieren Sie dafür die Ressourcen, die Ihnen guttun oder die Sie beherrschen. Vielleicht fällt Ihnen auf Basis dieser Liste auch noch etwas ein, das noch nicht aufgezählt ist. Ergänzen Sie dann die Aufzählung.

Danach wählen Sie eine Ressource aus und setzen diese mindesten zwei- bis dreimal in der Woche in die Tat um. Später können Sie eine weitere Ressource in Ihren Alltag integrieren.

Unterstreichen Sie zudem mit einer anderen Farbe die Aktivitäten, die Ihnen im Notfall helfen. Erstellen oder ergänzen Sie auf der Basis Ihre Notfall-Liste.

## RESSOURCEN-ABC

Mit Hilfe des Ressourcen-ABC können Sie sich an dem Alphabet entlang hangeln, um bereits vorhandene und neue Ressourcen aufzulisten. Sie können diese Übung auch als Spiel mit einer Freundin betreiben:

Überlegen Sie sich eine Ressource mit „A" wie z.B. Atemübungen, Autogenes Training, Abwaschen, Angeln etc. Ihr Gegenüber muss sich dann eine Ressource mit „B" ausdenken: „Baden", „Bewegen", „Bild malen"... Und so geht es weiter. Diese Übung ist angelehnt an die Übung „ABC des Wohlbefindens" die Sie auf der CD „Trauma und Krise bewältigen" finden.[103] Legen Sie die entstandene Liste gern in den Notfall-koffer.

*Ich habe mir ein kleines Adressbüchlein gekauft, in dem ich meine Ressourcen – geordnet nach ABC – eingetragen habe. Spannend ist es, immer mal wieder reinzuschauen und sich überraschen zu lassen, was dort steht bzw. zu überprüfen, ob nicht doch noch etwas dazu gekommen ist. Mit der Zeit verändern sich auch Ressourcen. Zudem mache ich diese Übung auch oft nachts, wenn ich nicht einschlafen kann. Selbst wenn sie mir nicht beim Einschlafen hilft, so lenkt sie mich doch von Grübeleien und schlechten Gedanken ab.*

*Übrigens bietet sich die Übung auch beim Autofahren im Stau an. Oder machen Sie die Übung mit Ihrer ganzen Familie. Sie werden erstaunt sein, wie viele Ressourcen von Kindern genannt werden.*

## STEINE IN DER HOSENTASCHE

*Es war einmal ein Mann, der in seinem Leben stets sehr glücklich lebte. Er genoss das Leben und verließ sein Haus nie, ohne sich eine Hand voll Kieselsteine einzustecken. Er nahm sie mit, um so die schönen Momente des Lebens bewusster wahrzunehmen und sie besser zählen zu können. Für jeden glücklichen Moment, den er erlebte - z.B. ein Hund, der ihm schwanzwedelnd entgegenkam; ein Freund, den er traf; das schöne Wetter, spielende Kinder, ein netter Gruß, das Zwitschern der Vögel, die schönen Blumen – für all das, was ihm Freude bereitete, ließ er einen Stein von der rechten in die linke Hosentasche wandern. Abends dann nahm er sich ein wenig Zeit. Er setzte sich an seinen Tisch mit einem Glas Wein und zählte die Steine. Mit jedem einzelnen Stein erinnerte er an sich an die schönen Momente an diesem Tag. Und selbst wenn es nur ein Stein am Abend war, war es für ihn ein guter Tag. Mit einem Lächeln im Gesicht ging der Mann zu Bett. Er war sehr glücklich.*

*Der Verfasser dieser Geschichte ist unbekannt.*

Die obige Geschichte existiert auch als „Glücksbohnen-Geschichte" im Internet. Vielleicht versuchen Sie es mal selbst einmal? Wenn Sie keine Steine zur Hand haben, können Sie auch Perlen, Haselnüsse, Erbsen, Bohnen oder Murmeln nehmen.

## DAS RESSOURCENDIAGRAMM

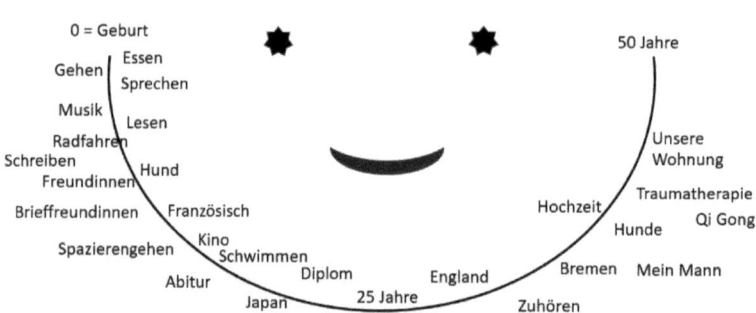

*Abbildung 5: Teil meines Ressourcendiagrammes*

Diese Übung ist in einem Buch von Michaela Huber zu finden[104] und hat zum Ziel, alles Positive in Ihrem bisherigen Leben (wieder) zum Vorschein zu bringen. Dies bedeutet nicht, dass all das, was Ihnen an schlechten Dingen geschehen ist, verdrängt oder gar verleugnet werden soll. Es ist jedoch sinnvoll, sich erst einmal dem „Guten" zu widmen, das sich trotz allem entwickeln durfte. Denn all das Positive, das Sie auch in Ihrem Leben erfahren oder entwickelt haben, wird Ihnen bei der unvermeidlichen Arbeit mit den Krankheitsfolgen immer wieder Kraft geben.[105]

*Ich bekam in meiner Traumatherapie die Hausaufgabe, ein Ressourcendiagramm zu erstellen. Da ich grundsätzlich sehr gründlich bin, nahm ich mir einen DIN A 2-Bogen vor und verbrachte einen Nachmittag mit meinen Ressourcen, die ich kleinteilig eintrug. Es war sehr bewegend und spannend zu sehen, wie viele Ressourcen sich da ansammelten – und wie viele innere Ressourcen bereits durch die Traumatherapie gestärkt werden konnten.*

# DAS GLÜCKSTAGEBUCH

Das Glückstagebuch hat v.a. in der Psychotherapie einen festen Platz gefunden. Luise Reddemann bezeichnet diese Übung als „Glücksschale". Sie vergleicht das menschliche Leben mit einer Waage, die aus zwei Waagschalen besteht; der Schale des Glücks und der Schale des Unglücks. „…Wir raten die Schale des Glücks so aufzufüllen, dass sie ein Gegengewicht bilden kann zur Schale des Unglücks…", so Luise Reddemann.[106]

Genau darum geht es bei dieser Übung: Sobald Sie regelmäßig in Ihrem Glückstagebuch die wichtigsten Dinge aufschreiben, die Sie glücklich gemacht haben, füllen Sie Ihre persönliche Schale des Glücks langsam, aber stetig auf. Aber nicht nur schwarz auf weiß, sondern auch innerlich wird sich für Sie etwas verändern: Es ist bewiesen, dass Menschen, die sich regelmäßig mit ihren positiven Erinnerungen beschäftigen, innerhalb weniger Wochen zufriedener und gelassener werden.

*Ich schreibe regelmäßig in mein Glückstagebuch. Abends benötige ich gerade einmal fünfzehn Minuten, um all das Gute vom vergangenen Tag zu Papier zu bringen. Aber allein diese Übung verändert einiges: Ich verliere meinen Tunnelblick, den ich mir bei der Arbeit angewöhnt hatte. Ich hetze nicht mehr so oft durch den Alltag und schaue wieder nach rechts und links. Dabei entdecke ich immer öfter wunderschöne Pflanzen am Wegesrand und versteckte Oasen. Ich registriere und verankere die kleinen Nettigkeiten im Alltag – im Postamt, am Kiosk oder im Wartezimmer des Arztes. Kurz: Ich bin wacher und offener für die kleinen Glücksmomente des Lebens. Zudem nutze ich meine alten Glückstagebücher (inzwischen sind es mehrere) in schwierigen Zeiten. Dann blättere ich die Bücher durch, um mich an die schönen Momente zurückzuerinnern und zu trösten. Vor allem hilft mir dabei eine Erkenntnis immer wieder: „Egal, wie schlimm und schmerzhaft es gerade ist: Auch das wird vorbei gehen – und all die wohltuenden Momente werden wieder kommen!"*

*Wichtig ist für mich in diesem Zusammenhang eine Geschichte geworden, die viele von Ihnen eventuell aus der Kindheit kennen. Sie handelt von der Spitzmaus Frederick, die anders ist als ihre Mäusefreunde. Während diese sich für den harten Winter vorbereiten und Futtervorräte anlegen, sammelt Frederick Sonnenstrahlen, Farben und Wörter. Diese wer-*

*den im Winter wichtiger als alle dachten. Denn Frederick ist ein Sammler von Glücksmomenten, die emotional wärmen und Kraft geben. Das liebevoll gezeichnete Bilderbuch ist bereits über 50 Jahre alt, hat aber an Aktualität nicht verloren.* [107]

Mein Tipp: Schauen Sie sich dieses wunderbare Bilderbuch einfach einmal (wieder) an.

---

## GLÜCKSERNTE ZUM JAHRESENDE

---

Dies ist ein Ritual, das Sie mit Ihrer Familie oder Ihrem Partner vereinbaren können. Sie benötigen dafür nur ein großes Behältnis, z.B. eine schöne Kiste, eine kleinere Truhe, einen großen Krug oder auch eine Bodenvase. Nehmen Sie sich nun ab sofort vor, für jeden schönen Moment und jeden guten Augenblick eine Notiz zu schreiben. Den Zettel legen Sie dann in das Behältnis. Zu Silvester nehmen Sie sich gemeinsam etwas Zeit und lesen Sie sich gegenseitig die einzelnen Notizen vor. Sie werden überrascht sein, wie viele glückliche und schöne Momente Sie gemeinsam im letzten Jahr erleben durften.

Selbstverständlich können Sie diese Übung auch für sich allein durchführen. Vielleicht können Sie aber einige Freunden fragen, ob sie auch ihre Glücksmomente sammeln wollen. Dann könnten Sie sich am Jahresende treffen, um sich Ihre Notizen gegenseitig vorzulesen. So haben Sie schon etwas zu Silvester vor.

# DAS RESSOURCEN-ALBUM

Diese Übung ist in der Literatur als „Sonnenbuch"[108] oder als „Gute-Laune-Buch" bekannt.[109] Ich selbst nenne sie Ressourcen-Buch. Egal, wie Sie die Übung nennen wollen: Sie soll Sie in schweren Zeiten aufheitern, Mut geben und Sie an Ihre Stärken erinnern.

Sie benötigen dafür nur ein Buch oder eine Kladde mit Blankoseiten sowie Bastelmaterial. Platz hat dort alles, was Ihnen guttut. Notieren Sie Ihre Ressourcen sowie Ihre schönsten Erlebnisse und wichtigsten Erfolge. Kleben Sie Lieblingsfotos und Zeichnungen hinein. Malen Sie in dem Buch. Sammeln Sie Gedichte, Texte und Lieder, die motivieren, trösten und Kraft geben. Kleben oder schreiben Sie diese hinein. Auch bestimmte Mottos (z.B. auf Spruch-Postkarten) oder Zitate sowie Zeitungsausschnitte und Lieblingsbilder finden in diesem Buch ihren Platz. Wer gläubig ist, kann zudem wichtigen Predigten, Sprüchen oder Gebeten einen Platz geben.

*Ich selbst verwende dieses Buch, um meine Collagen, die ich in meiner Freizeit erstelle, zu würdigen. Damit all das Platz in den Alben hat, fotografiere ich die Collagen oder Bilder ab. Zudem arbeite ich mit der neuen Scrapbooking-Methode, um das Buch zu verschönern. Inzwischen schaue ich mir auch meine alten Alben sehr oft an – um mich zu trösten und an Schönes zu erinnern, mir aber auch bei Zweifeln immer wieder vor Augen zu führen, wie viel ich bisher schon erreicht habe.*

Wollen Sie loslegen? Dann gehen Sie am besten heute noch in einen Schreibwarenladen. Suchen Sie sich dort ein Notizbuch, ein Tagebuch oder eine Schreibkladde mit leeren Seiten aus. Achten Sie dabei auf einen robusten Einband, da Sie das Buch wahrscheinlich oft in der Hand halten werden. Sie können aber auch mit Hilfe der neuen Foto-Programme ein sogenanntes Fotobuch erstellen. Überlegen Sie sich, was Sie sonst noch benötigen. Sie sollten auf jeden Fall Schreibmaterial, unterschiedliche Arten von Farbstiften, Schere und Klebstoff zuhause haben. Wenn Sie Lust haben, besorgen Sie sich darüber hinaus noch einige schöne oder witzige Postkarten, Zeitschriften für

159

Collagen oder Sticker. Ihrer Fantasie sollten keine Grenzen gesetzt werden. Sie gestalten **Ihr Buch**.

## FEIERABEND-ÜBUNG: ERFOLGE WÜRDIGEN[110]

Diese Übung ist dem Glückstagebuch sehr ähnlich. Hier jedoch dreht sich alles um Ihre alltäglichen Erfolge. Nehmen Sie sich dafür jeden Abend ein wenig Zeit. Sie brauchen nur ein Notizbuch und einen Schreibstift für die Übung. Gehen Sie in Gedanken den Tag noch einmal durch: Was ist Ihnen gut gelungen? Was haben Sie heute geschafft, obwohl Sie nicht damit gerechnet haben? Worauf waren Sie stolz?

*Mir half diese Übung vor allem bei der Selbstfürsorge. Gerade hier hatte ich noch viel nachzuholen und zu üben, was mich teilweise sehr große Überwindung kostete. Gleichzeitig konnte ich über diese Themen mit kaum jemanden in meinem privaten Umfeld reden. Denn für die meisten meiner Bekannten und Freunde war und ist meist nicht zu verstehen, wie viele Dinge im Alltag für mich eine Riesenhürde darstellten. Sie können nicht begreifen, welche Schuldgefühle z.B. eine warme Wärmeflasche früher bei mir auslösen konnte. Sie ahnen auch nicht, mit welchen inneren Kämpfen ich die eine oder andere warme Mahlzeit zu mir nahm. Aber gerade diese – nach außen vermeintlich kleinen und nebensächlichen – Erfolgserlebnisse erhielten durch diese Übung ihre Würdigung und gerieten bei mir damit nicht mehr in Vergessenheit. Als ich nicht mehr gehen konnte, war jeder einzelne Schritt ein Erfolg für mich. Das alles fand seinen Platz in meinem Tagebuch.*

## WEITERE RESSOURCEN-ÜBUNGEN

Wenn Sie sich mit Ihren inneren Ressourcen und Werten auseinandersetzen wollen, dann empfehle ich Ihnen ein Buch von Luise Reddemann „Eine Reise von 1.000 Meilen beginnt mit dem ersten Schritt – Seelische Kräfte entwickeln und fördern". Darüber hinaus sind einige Imaginationsübungen wie z.B. „Innere Helfer" oder „Die innere Weisheit" sehr hilfreich[XXVIII], um Ihre innere Kraft zu stärken und weiter auszubauen. Eine weitere geeignete Imaginationsübung, die auf der CD „Trauma und Krise bewältigen" zu finden ist,[111] trägt den Namen „Ressourcen gegen die Angst".

# Schwierigkeiten und Lösungsansätze

Bei der Ressourcensuche, -findung und -ausübung können Betroffene immer wieder auf Hürden stoßen. Diese sind jedoch überwindbar, sobald man die Gründe für die aufkommenden Probleme erkennt.

## HERABWÜRDIGUNG VON RESSOURCEN

Wenn bei der Umsetzung von Ressourcen innere Konflikte zutage treten, ist es sinnvoll, sich mit seinem Innenleben zu beschäftigen.[XXIX] Es ist wichtig, nachzuschauen, ob innere Anteile blockieren oder streiken. Denn aus unterschiedlichen Gründen können einige eher schwierige und scheinbar gefährliche Selbstanteile nicht mit der Ressourcenorientierung einverstanden sein. Manchmal sabotieren auch einige innere Helfer-Anteile die Pacing-Bemühungen und andere Stabilisierungsmaßnahmen, obwohl sie es eigentlich „gut meinen". Wenn dies der Fall ist, dann sollten Sie in inneren Konferenzen mit diesen verhandeln.[112]

*Ich hatte teilweise sehr mit der Ressourcenorientierung zu kämpfen. In der stationären Traumatherapie wurde schnell deutlich, dass in der nahen Zukunft mein Alltag vor allem aus Ressourcen wie „Schlaf", „Erholung", „Schöne Sachen machen", „Pausen" etc. bestehen*

---

[XXVIII] Diese werden im Kapitel „Imaginationsübungen" detaillierter beschrieben.

[XXIX] Siehe auch Kapitel „Imaginationsübungen".

*sollte. Mein Kopf hatte dies bereits erkannt und akzeptiert, aber meine Seele war noch nicht bereit. Inneres Chaos war an der Tagesordnung, innere Vorwürfe und Beleidigungen quälten mich. In mir gab es ständig Gedanken und Stimmen, die mich angriffen oder die mir ständig Sätze zuflüsterten wie „Nur rumliegen? Du Faulpelz, willst Dich erholen?" Es gab auch höhnische Stimmen wie „Na, freust Du Dich schon wieder wegen einer Blume? Darauf bist Du stolz? Dann wart' mal ab, bis Du wieder zuhause bist!", „Du Weichei, so kommst Du doch nicht durchs Leben.", „Na, von der Kuscheltherapie angesteckt?" oder „Nur die Harten kommen in den Garten..." oder „Das bringt doch nichts."*

*Dank der Arbeit auf der inneren Bühne, die in meiner stationären Traumatherapie einen sehr großen Platz einnahm, wurde mir sehr schnell klar, dass ich diese Sätze früher oft von meinen Eltern gehört hatte. Ich hatte sie verinnerlicht. In mir sprachen Täterintrojekte.*

Täterintrojekte sind täterloyale Ich-Anteile, die vor allem bei Menschen mit frühkindlichen Traumatisierungen und/ oder in lang andauernden Abhängigkeitssituationen zu finden sind. Meist sind sie entstanden, um Ohnmacht und Scham abzuwehren, die angesichts der traumatischen Geschehnisse entstehen können. Damit erhalten sie aber auch die Bindung zum Täter. Als Folge bestrafen sich Betroffene selbst, agieren autoaggressiv oder fühlen sich sogar als TäterInnen. Vor allem aber übernehmen sie die Ansichten und Demütigungen des Täters nach Innen.[113] Dadurch entstehen die bereits erwähnten alten Glaubenssätze, die verheerende Auswirkungen haben können: Das Selbstbild der Betroffenen ist oft von Verachtung, Wert- und Respektlosigkeit sowie Hass auf sich selbst geprägt. Selbstachtung ist kaum möglich.

Täterintrojekte wirken damit wie reines Gift. Spätestens wenn diese in Ihrer Innenarbeit auftauchen, sollten Sie sich daher an eine gut ausgebildete Traumatherapeutin wenden. In der Traumatherapie nimmt die Arbeit mit diesen oder den „dunklen Gestalten"[114] einen wichtigen Platz ein.[115] Gegen die verletzenden Glaubenssätze helfen wiederum Affirmationen, die in der Therapie erarbeitet werden sollten.[xxx]

---

[xxx] Siehe auch Kapitel „Emotionale Selbstfürsorge" sowie „Affirmationen und Visualisierungen"

*Aber nicht nur die Täterintrojekte wurden sichtbar. Auch die Macht meines inneren Antreibers wurde deutlich, als sich in der Therapie alles um meine Ressourcen drehte. Dieser innere Anteil war mir während der Traumatisierungen und damit im Überlebenskampf ein großer Helfer und Beschützer gewesen. Er war damit kein Täterintrojekt. Im Erwachsenenalter und vor allem mit der ME/CFS schadete er jedoch zutiefst. Nach meinem Zusammenbruch und der Krankheitsakzeptanz konnte er sich absolut nicht vorstellen, dass ich meinen Beruf aufgebe und verstärkt Selbstfürsorge betreibe. Mein innerer Antreiber wehrte sich daher mit Händen und Füßen gegen die „weichen Ressourcen", die sehr viel mit Ausruhen, Hinlegen und Spaß zu tun hatten. Dies war verständlich, da Arbeit und Leistung letztlich sein Lebensinhalt waren. Er war damals überzeugt, dass ich ohne Beruf nicht mehr lebensfähig sei. Ein harter innerer Kampf musste ausgefochten werden, bis ich meinen inneren Antreiber von der Notwendigkeit der Selbstfürsorge überzeugen konnte.*

## NICHT MEHR GÜLTIGE RESSOURCEN

Bei Menschen, die sich früher oft überforderten, können sich bisherige Ressourcen als unpassend herausstellen. Am Anfang kann es irritierend sein, wenn sich z.B. wohlbekannte und vermeintliche Ressourcen als Krafträuber entpuppen. Ein Umdenken ist dann unerlässlich.

*Für mich war das Längenschwimmen jahrzehntelang eine wichtige Ressource. Sie artete jedoch in Zwang aus, da ich meist nicht aufhörte, bevor ich einen Kilometer „abgeschwommen" hatte. Mit wachsendem Gefühl für meine Grenzen erkannte ich, dass ich mich dabei ständig überforderte. Um ein neues Maß zu finden, musste ich erst einmal für eine Weile gänzlich pausieren. Später hörte ich beim Schwimmen auf meinen Körper und machte sofort Schluss, sobald es zu viel wurde. Zurzeit reagiere ich leider auf Chlorwasser allergisch und muss daher auf das Schwimmen verzichten.*

*Ein anderes Problem erkannte ich erst in der stationären Intervalltherapie durch Feedback von außen: Ich überforderte mich ständig; nicht nur bei der Arbeit, sondern auch in der Therapie oder Freizeit. Damit musste ich mir zugestehen, dass manche Ressourcen und Hobbies einfach nicht mehr passten. Sie gehören zu meinem früheren Leben. In meinem neuen achtsamen Alltag sind sie völlig ungeeignet.*

# DYSFUNKTIONALE RESSOURCEN

Auch Süchte oder Selbstverletzung in der Vergangenheit sollten als Ressourcen anerkannt und gewürdigt werden. Denn so destruktiv manche Handlungsweisen auch waren: Sie halfen beim Überleben. Jedoch muss gleichzeitig klar sein, dass diese Art von Ressourcen im Hier und Jetzt nicht mehr benötigt wird.

*In der Traumatherapie erklärten mir meine Therapeutinnen, dass selbst meine destruktivsten Handlungen früher Ressourcen für mich waren. Dies konnte ich lange nicht glauben. Denn ich schämte mich zutiefst und hatte große Schuldgefühle aufgrund meiner Magersucht, die ich in meiner Jugend entwickelt hatte. Mein Hausarzt versicherte mir jedoch immer wieder: „Manche Ihrer damaligen Wege waren eher suboptimal. Aber sie haben Ihnen geholfen, um mit all der Gewalt zurecht zu kommen und nicht kaputt zu gehen. Was Sie erleben mussten, war nicht normal. Die Art, wie Sie darauf reagierten, ist mehr als verständlich. Sie haben dadurch überlebt, was viele andere nicht schafften. Und deswegen machen Sie sich bitte heute dafür nicht mehr fertig."*

*Langsam verstand ich, dass ich – meist unterbewusst – immer schon Wege und Aktivitäten suchte, die mir genügend Kraft gaben, um manches zu überstehen. In der Psychotherapie werden diese Wege „dysfunktionale Ressourcen" genannt. Bei mir waren es vor allem das Hungern (Magersucht) und das Arbeiten bis zum Umfallen (Arbeitssucht). Ich weiß heute, dass ich Beides brauchte, um mich von der erlebten Gewalt abzulenken. Ich wollte und konnte nicht in mich hineinhören oder gar meinen Körper spüren. Denn das, was in mir war, barg Gefahren. Zudem machte ich meinen Körper dafür verantwortlich, was mir passiert war. Durch die Magersucht gab ich meinem Selbst- und Körperhass ein Ventil. Indem ich weder auf Schmerzen und Schwäche, noch auf Hunger und Durst hörte, wiederholte ich die bereits erlebte Gewalt immer wieder an meinem eigenen, so verhassten weiblichen Körper. Nur so konnte ich die extreme Spannung abbauen. Der Preis war jedoch hoch. Ich schadete mir sehr. Aber erst als ich die dysfunktionalen Ressourcen als solche gewürdigt hatte, konnte ich inneren Frieden schließen und die Magersucht schrittweise ablegen.*

*Später bekam ich eine neue Aufgabe in der Therapie: Ich sollte mir darüber Gedanken machen, welche positiven und konstruktiven Ressourcen hinter meinem selbstschädigenden Verhalten stehen könnten. Hier wurde deutlich, dass ich über ein sehr starkes Ausmaß* an Disziplin, Neugier, Ausdauer und Ehrgeiz verfüge. Im nächsten Schritt sollte ich mir überlegen, wie ich all diese positiven Charaktereigenschaften für mich persönlich einsetzen kann. In diesem Zusammenhang wurde mir klar, dass es sinnvoll sein kann, meine ganze Zähigkeit und Disziplin für die nächsten Jahre einem anderen Thema zu widmen: Anstatt „Hungern und Arbeiten" wurde ein neues Ziel „Alltagsstabilität und Erhöhung der Lebensqualität" festgelegt. Um dies zu erreichen, musste ich sehr viele innere Konferenzen abhalten.[XXXI]

---

[XXXI] Mehr zu den inneren Konferenzen erfahren Sie im nächsten Kapitel.

*Unwichtig*
*Wolken*
*Blumen*
*Stunden des Glücks*
*zählen zu wollen*

*Wolken ziehen weiter*
*Blumen verblühen*
*Stunden des Glücks vergehen*

*wichtig aber*
*sie überhaupt*
*zu sehen*
*zu erkennen*
*zu genießen*
*sie in den Gedanken*
*zu bewahren*

*Margot Bickel*[116]

# Imaginationsübungen

Imaginationsübungen wirken kraftspendend und geben Schutz und Sicherheit. Zudem verschaffen sie die Möglichkeit, sich von belastenden Gefühlen und Situationen zu distanzieren und bieten Zugang zur Selbstfürsorge und realistischen Selbsteinschätzung. Dabei unterstützen sie die Innenkommunikation und den Zugang zu längst verschütteten Emotionen. Vor allem aber können Imaginationsübungen – in schwierigen Situationen angewandt – helfen, stabil zu bleiben. Damit sind sie – im Gegensatz zu Meditationen – auch in psychisch instabilen Situationen geeignet. Emotionale Krisensituationen können mit ihrer Hilfe besser kontrolliert und beeinflusst werden. Darüber hinaus unterstützen sie eine konsequente Ressourcenorientierung, indem sie den Zugang zu Ihren inneren Ressourcen ebnen. Imaginationsübungen sind somit keine reinen Entspannungsübungen. Sie dienen zur Beruhigung, aber gleichzeitig zum mentalen Training.

In diesem Kapitel lernen Sie ausgewählte Imaginationsübungen kennen. Die meisten von ihnen stammen aus der Traumatherapie, können jedoch auch im Alltag und bei somatischen Erkrankungen viel Positives bewirken. Wenn Ihnen die Übungen zusagen und guttun, üben Sie regelmäßig. Denken Sie dabei an die Neuroplastizität Ihres Gehirns. Der positive und beruhigende Aspekt der Imaginationen wird sich recht schnell einstellen. Falls Sie mit Imagination nicht zurechtkommen sollten, ist dies aber auch kein Beinbruch. Nutzen Sie stattdessen die Alternativen, die ich zu jeder Übung aufführe.

# Grundsätzliches

Sie finden fast alle der folgenden Imaginationsübungen in einschlägigen Fachbüchern, die zusätzlich mit CDs ausgestattet sind. Daher können Sie den Großteil allein einüben.

Imaginationsübungen werden in der Regel sowohl im Liegen als auch im Sitzen eingeübt. So können Sie sich z.B. auf eine Gymnastikmatte legen, was für viele Menschen am angenehmsten ist. Aber natürlich können Sie die Übungen anfangs auch im Bett durchführen. Wenn Sie mehr Kontrolle wünschen, dann setzen Sie sich erst einmal aufrecht auf einen Stuhl oder auf den Boden. Und nicht zuletzt gibt es auch die Möglichkeit, die eine oder andere Imagination im Stehen durchzuführen, um sich auf einzelne Situationen im Alltag wie z.B. die Fahrt im Bus besser einstellen zu können. Alle Positionen sind in Ordnung. Sie können diese testen und im Laufe der Zeit auch ändern. Es gibt kein Richtig oder Falsch. Entscheidend ist, dass Sie sich dabei wohl und sicher fühlen.

Zudem können Sie sich im Liegen oder Sitzen in eine Decke einwickeln, um sich geschützter zu fühlen. Wenn Sie Angst haben, bei der Übung einzuschlafen, sollten Sie es sich jedoch absichtlich etwas unbequemer machen. Des Weiteren ist es wichtig, darauf zu achten, gut geerdet zu sein. Ziehen Sie dafür die Schuhe (und bei Bedarf auch die Strümpfe) aus. Und schauen Sie, dass Ihr Körper während der Übung über den Rücken, Po oder die Füße Kontakt zur Erde hat.

Für manche Betroffene fühlt es sich gut an, während der Imaginationen einen Gegenstand wie z.B. einen Igelball oder einen Handschmeichler in der Hand zu halten, an den sie die Spannung abgeben können.

Probieren Sie aus, was für Sie wo und wann am besten ist. Und denken Sie daran: Was heute gilt, kann sich morgen schon wieder verändern.

Anfänger können sehr enttäuscht sein, wenn zu Beginn bei den Imaginationen „keine Bilder kommen". Dies ist jedoch völlig normal. Imaginationsübungen wirken nicht sofort, sondern entwickeln ihre ganze Wirkung erst durch das mehrmalige Üben. Anfangs ist es daher sinnvoll, erst einmal nur zuzuhören und die Worte auf sich wirken zu lassen. Überprüfen Sie währenddessen, ob Sie Ihre Position als angenehm empfinden, oder ob Sie beim nächsten Mal nicht doch etwas ändern wollen. Steigen Sie langsam in die Imagination ein. Sie haben Zeit!

Es ist dabei absolut nicht notwendig, konkrete Bilder zu entwickeln. Wenn Sie Angst haben, die Kontrolle zu verlieren, bietet es sich sogar an, die Imaginationsübungen im Zweifel „…eher denkend als in Bildern durchzuführen."[117] Ist eine Imaginationsübung gedacht, also „… ausgedacht wie eine Geschichte, die man sich selbst erzählt…", haben Sie mehr Kontrolle und fühlen sich damit auch sicherer.[118] In der Regel ist es schon ein großer Erfolg, wenn Sie während einer Imaginationsübung ein angenehmes Körpergefühl, wohltuende Sinnesempfindungen oder Farben entwickeln können. All das kann durch häufiges Üben ausgebaut werden. Sollte Frustration aufkommen, bitte ich Sie, sich vor Augen zu führen, wie Sie z.B. das Radfahren gelernt haben. Sie haben damals sicherlich nicht nach dem ersten Versuch sofort eine Radtour gemacht. Wahrscheinlich mussten Sie länger üben, bis Sie sicherer wurden. Auch sind Ihre Eltern anfangs mit Ihnen nicht auf eine Hauptverkehrsstraße gegangen, sondern haben zum Üben einen ruhigen und selten befahrenen Ort ausgesucht. Ähnlich ist es mit den Imaginationsübungen. Führen Sie die einzelnen Imaginationen zuerst in der Therapiestunde oder in entspannten Situationen durch. Später, wenn Sie eine gewisse Routine entwickelt haben, können Sie die Imaginationsübungen in typischen Stress-Situationen einsetzen und testen.

Für manche Betroffene ist es zudem wichtig, sich für die Imaginationsübungen genügend Zeit zu lassen. In diesem Punkt hat ein Teil der aktuell verkäuflichen CDs m.E. eine kleine Schwäche: Einige Texte werden „in einem Rutsch" vorgetragen, so dass vielen Zuhörern die Zeit kaum dazu ausreichen dürfte, die Imagination vor ihrem inneren Auge umzusetzen. Falls dies auch für Sie schwierig sein sollte, hier ein Tipp: Nutzen Sie die Sprachfunktion Ihres PCs oder Smartphones und sprechen Sie sich die Texte selbst ein. Machen Sie dabei die Pausen dort, wo Sie diese benötigen. Oder fragen Sie Freunde, ob sie bereit wären, für Sie die eine oder andere Audio-Datei mit den notwendigen Pausen zu erstellen und diese auf einen USB-Stick zu kopieren bzw. per

E-Mail zuzuschicken. Dann hätten Sie nicht nur die notwendigen Unterbrechungen, sondern eine bekannte und wohltuende Stimme, die Sie auch zuhause anleitet und so für einen bereits bekannten und beruhigenden Rahmen sorgt.

Kurz vor Ende der Übung sollten Sie – wenn in der Übung nicht direkt darauf hinge-wiesen wird - nochmals über eine Verankerung nachdenken. Sie können sich für die einzelnen Übungen Symbole oder Zeichen ausdenken, um in der Folge schneller Zu-gang zum imaginierten Inhalt und den damit verbundenen Emotionen zu bekommen. Diese Symbole oder Zeichen werden in der Therapie **Anker** genannt. Sie dienen dazu, Sie automatisch an eine bestimmte Sache zu erinnern. Gut geeignet sind dafür z.B. Handschmeichler (Muscheln, Steine, Kastanien, Armband, Kettenanhänger). Manche Betroffene nutzen auch eine bestimmte Geste (z.B. „Hände falten" oder eine andere – für sie wichtige – Handhaltung), um sich z.B. automatisch an den „Sicheren Ort" zu begeben. Machen Sie dieses Zeichen (z.B. Finger kreuzen, Faust, Arme übereinander-legen) immer kurz bevor Sie die einzelne Übung verlassen. Damit verankern Sie die Imagination. Im Laufe der Zeit können Sie dann allein durch dieses Zeichen die Ima-gination hervorrufen.

Nachdem die Imaginationsübung beendet ist, kann es je nach Imaginationstiefe ein wenig dauern, bis Sie wieder „im Hier und Jetzt" angekommen sind. Nehmen Sie sich daher genügend Zeit. In der Regel hilft es, sich nach dem Öffnen der Augen das Ge-sicht zu reiben, den Raum bewusst wahrzunehmen, sich zu räkeln und zu schütteln, zu gähnen, tief ein- und auszuatmen, aufzustehen und sich zu bewegen. Sie können sich auch abklopfen, um Ihren Körper wieder richtig zu spüren.

# Geeignete Imaginationsübungen für zuhause

In der herkömmlichen Traumatherapie gibt es unterschiedliche Herangehensweisen, die Imaginationsübungen einzuführen. Viele Therapeutinnen wählen die einzelnen Übungen situationsbezogen aus. Andere üben mit ihren KlientInnen die Imaginationsübungen schrittweise und in einer gewissen Reihenfolge ein. Beide Vorgehensweisen haben ihre Berechtigung.

Daher steht es Ihnen völlig frei, womit Sie beginnen. Wenn Sie die Imaginationsübungen in einer logischen Reihenfolge einüben wollen, bietet es sich an, mit der Übung „Gepäck ablegen" anzufangen. Denn oft ist es ratsam, erst einmal Ballast – zumindest für eine gewisse Zeit – abzuwerfen, um sich dann mit gutem Gewissen um Ressourcen und Selbstfürsorge zu kümmern.

## GEPÄCK ABLEGEN

Für diese Übung gibt es unterschiedliche Versionen. Bei Michaela Huber z.B. ist diese Übung sehr an den Alltag angelehnt und trägt den Titel „Die fünf Päckchen" bzw. „Eine Last ablegen".[119] Mit Hilfe dieser Übung können Sie Ihren Problemen und Sorgen eine konkrete Form (Gepäck) geben und damit herausfinden, was Sie aktuell am meisten beschäftigt. Darüber hinaus können Sie Distanz zu belastenden Themen finden, indem Sie all Ihre Sorgen, Ängste und Aufgaben für kurze Zeit abwerfen und sich ausruhen. Nach einer Ruhepause können Sie diese wieder mitnehmen. Sie können jedoch auch die eine oder andere Sorge, verpackt als Gepäckstück, für einige Zeit an eine innere Helferfigur übergeben, die darauf achtet. So entscheiden Sie intuitiv, was dringend ist und was eher nach hinten geschoben werden kann. Damit schaffen Sie wichtige Prioritäten, die Ihren Alltag und die Genesung erleichtern.

Die Übung ist u.a. dafür geeignet, vor dem Schlafengehen die typischen Grübelfallen und -schleifen abzustellen und sich zumindest für die Nacht eine Pause zu gönnen. Sie kann aber auch tagsüber genutzt werden. Nach belastenden Terminen, anstrengenden

Familienfeiern oder konfliktreichen Gesprächen kann sie von Sorgen befreien. Sie können die Übung z.B. nach der Arbeit auf dem Nach-Hause-Weg durchführen, so dass Sie unbelasteter zuhause ankommen. Hier bietet es sich an, einen konkreten Platz (z.B. eine Bank oder einen Baum) für die Übung auszusuchen, an dem Sie jeden Tag auf dem Arbeitsweg vorbeikommen. Oder Sie geben Ihr Gepäck imaginär am Briefkasten ab, wo Sie es dann am nächsten Morgen wieder herausholen können. So haben Sie einen konkreten Bezug und werden sich irgendwann automatisch an die Übung erinnern, wenn der Platz in Sichtweite ist.

Wenn Sie mit der Imaginationsübung Probleme haben, können Sie stattdessen ein Sorgentagebuch anlegen, in dem Sie jeden Abend alles, was Sie belastet, notieren. Nehmen Sie sich dafür jeden Abend 10 bis 15 Minuten Zeit. Nutzen Sie Stichworte. Legen Sie das Tagebuch dann weg. Wenn Sie am nächsten Morgen das Gefühl haben, nochmals draufschauen zu wollen, tun Sie das. Aber für den Rest des Abends und für die Nacht haben Sie erst einmal alles „abgelegt" und können gleichzeitig sicher sein, dass Sie nichts vergessen werden. Sie können sich von Ihren Sorgen distanzieren, um dann hoffentlich ruhiger zu schlafen.

## DER SICHERE ORT/ DER WOHLFÜHLORT

In dieser Übung imaginieren Sie einen Platz, an dem Sie sich allein, also unabhängig von anderen realen Personen, sicher und wohlfühlen können. Damit ist der „Sichere Ort" ein Zufluchtsort, der beruhigt.

Es gibt dabei nur eine wichtige Regel, die Sie unbedingt beachten sollten: Sie dürfen Ihren imaginären Sicheren Ort niemals mit der Realität verbinden, egal, ob es sich um Orte, Personen oder andere Dinge handelt. Denn nur so können Sie erreichen, dass Sie – egal, was in der Realität passiert – in Ihrer inneren Welt einen unbelasteten Ort erschaffen und behalten. Vor allem sollten Sie niemals Dinge, die Sie an vergangene Traumata oder negative Erlebnisse erinnern, mit Ihrem „inneren Sicheren Ort" in Beziehung setzen.

Sollten Sie anfangs noch keine Ideen haben, wie Ihr „Sicherer Ort" aussehen könnte, schauen Sie sich Urlaubsfotos oder Bildbände an. Überlegen Sie, welche Landschaft Sie beruhigt. Stellen Sie eine Liste auf, was Sie an so einem Ort benötigen, um sich so richtig wohlzufühlen. Dabei haben Sie alle Freiheiten der Welt. Sie können Ihren eigenen „Sicheren Ort" individuell nach Ihren eigenen Wünschen gestalten und jederzeit aus- und umbauen. Denken Sie aber daran, diesen Ort z. B. durch Mauern, Hüllen oder Hecken zu schützen. Sie können dabei auch im Fantasy-, Märchen- oder Science-Fiction-Bereich nach Schutzmöglichkeiten suchen oder einen unsichtbaren bzw. nur für Sie sichtbaren Schutz bauen. Entscheidend ist, dass Sie sich damit sicher und geborgen fühlen.

Zweck der Übung ist es, Sie vor negativen und stressigen Außeneinflüssen zu schützen. Zudem ermöglicht sie Pausen im Alltag – egal, ob Sie diese im Außen (Arbeit, Familie, Alltag) oder im Inneren (destruktive Gedanken, belastende Gefühle) benötigen. Denn nur Sie haben Zugang und Kontrolle zu Ihrem Sicheren Ort. Sollten Sie später tiefer einsteigen und sich mit Ihren inneren Anteilen beschäftigen wollen, können Sie auch Ihre inneren Helfer sowie die inneren Kind-Anteile an Ihren „Sicheren Ort" einladen, wenn Sie sich damit wohler fühlen. Reale Personen sollten Sie wie schon erwähnt nicht mitnehmen. Denn dieser Ort soll für Sie ja jederzeit, also rund um die Uhr, greifbar und zugänglich sein. Dies kann leider keine reale Person leisten, egal, wie nah sie Ihnen steht. Bedenken Sie bitte auch, dass reale Menschen enttäuschen können, was für die Imagination ein großes Problem wäre.

Bei regelmäßigem Üben werden Sie sich zunehmend in kritischen Situationen beruhigen können. Im Laufe der Zeit können Sie den „Sicheren Ort" dann z.B. auch mit der folgenden Imagination „Der Innere Garten" kombinieren. In einer späteren Phase einer Traumatherapie wird die Übung zudem genutzt, um verletzliche Persönlichkeitsanteile imaginär in Sicherheit zu bringen. Die Übung selbst ist mit dem Namen „Wohlfühlort" z.B. auf dem Hörbuch „Imagination als heilsame Kraft" von Luise Reddemann zu finden.[120]

Wenn Sie Probleme mit Imaginationen haben, bieten sich Bildbände als Anregung an, um einen Sicheren Ort für sich zu finden. Darüber hinaus können Sie auch Bilder oder Collagen von einem idealen Wohlfühlort anfertigen oder einen Platz in der Nähe aufsuchen, an dem Sie zur Ruhe kommen können. Oder gönnen Sie sich Wohlfühl-Kleidung, einen angenehmen Duft und schöne Musik. Alles, was Ihnen guttut, wirkt.[121]

Wenn diese Maßnahmen jedoch nicht greifen, dann helfen Ihnen vielleicht Aktivitäten, die Sie lieben und die Ihnen sehr vertraut sind. Michaela Huber nennt diese Aktivitäten „Safe activities".[122] Dabei ist es völlig egal, ob Sie gern kochen, waschen, bügeln oder Radfahren. Wichtig ist, dass Sie es ganz bewusst tun und sich danach noch kurz besinnen und überprüfen, wie es Ihnen dabei ging. Wenn es Ihnen besser geht, können Sie vielleicht nachspüren, woran Sie das merken und dieses Gefühl verankern, sodass Sie später wieder darauf zurückgreifen können.

## DER INNERE GARTEN[123]

Mit dieser Übung können Sie imaginär Ihren eigenen „inneren Garten" auf- und ausbauen. Sie können ihn anlegen, nach Ihren eigenen Wünschen gestalten, und jederzeit – abhängig von Ihren Bedürfnissen – verändern. Nicht mehr Notwendiges entsorgen Sie dann in einer imaginär eingerichteten Kompostecke und pflanzen neu an. Danach können Sie sich in Ihrem „inneren Garten" ausruhen, die Natur genießen und neue Kraft tanken. Diese Übung ist v.a. für Bettlägerige geeignet, die imaginär und visuell die positiven Seiten eines Gartens genießen möchten.

Die Vorbereitung auf diese Übung fällt leicht. Sie müssen sich nur verstärkt mit dem Thema „Garten" auseinanderzusetzen. Suchen Sie dafür in Zeitschriften oder Büchern Informationen und Bilder von Gärten, Pflanzen und Blumen. Falls Sie selbst einen Garten haben, finden Sie sicherlich sehr schnell einen Zugang zu dem Thema. Wenn Sie auf diesem Gebiet bisher keine Erfahrungen sammeln konnten, gehen Sie – wenn möglich – in die Natur. Suchen Sie die Parks in Ihrer Umgebung auf. Vielleicht gibt es in Ihrer Nähe auch Gemeinschaftsprojekte wie „Urban Gardening". Besorgen Sie sich

Blumenbomben, mit denen Sie Ihre Umgebung etwas bunter gestalten können. Achten Sie bei Spaziergängen durch die Wohnstraßen auf die einzelnen Gärten oder suchen Sie sich eine Schrebergarten-Kolonie und nehmen Sie diese bewusst wahr. Kräutergärten oder Baumschulen bieten neue Einblicke. Vielleicht nehmen Sie auch eine Kamera mit und fotografieren einzelne Plätze, die Ihnen besonders gefallen. Fertigen Sie danach eine Collage oder eine Zeichnung an. Malen Sie Ihren Wunschgarten, in dem Sie sich wohlfühlen und zurückziehen könnten. Wollen Sie einen reinen Blumengarten oder auch einen Gemüsegarten? Wie wäre es mit einem Bienen- oder einem Insektenhaus? Wo soll der Komposthaufen stehen? Benötigen Sie Bäume? Falls ja, welche? Nehmen Sie sich Zeit, um sich dem Thema anzunähern. Es wird Ihnen dann bei der Imagination umso leichter fallen, innere Bilder zu entwickeln. Denken Sie aber unbedingt auch über die ideale Begrenzung oder einen sicheren Schutz für Ihren Garten nach. Denn Ihr innerer Garten soll für Sie ein sicherer Rückzugsort bleiben.

Die Übung selbst finden Sie u.a. in dem Buch und der gleichnamigen CD von Michaela Huber „Der innere Garten. Ein achtsamer Weg zur persönlichen Veränderung."

Wenn Sie Probleme mit der Imagination an sich haben sollten, bleiben Sie bei den obigen Aktivitäten, die gleichwertige Alternativen bieten. Als sichere Tätigkeit bietet sich selbstverständlich das Gärtnern an. Letztlich ist es egal, ob Sie im realen Leben Ihren eigenen Garten bearbeiten und pflegen, oder ob Sie dies imaginär tun. Beide Handlungsformen haben die angestrebte positive und beruhigende Wirkung.

## INNERE/R HELFER

Bei dieser Imagination geht es darum, einen oder mehrere innere Helferfiguren zu finden, die Ihnen im Leben oder bei einem bestimmten Problem mit Rat und Tat zur Seite stehen. Wichtig ist, dass Sie dabei aus bereits genannten Gründen keine Person aus dem realen Leben auswählen. Sie haben jedoch die Möglichkeit, sich Fantasiegestalten oder imaginäre Menschen vorzustellen. Viele Menschen suchen sich ihre inneren Helferfiguren auch aus der Film- und Comic-Welt sowie aus Märchen und Sagen aus, andere vertrauen auf Tiere. Alles ist erlaubt, solange diese für Sie wichtige Fähigkeiten oder Stärke symbolisieren. In der Imagination können Sie Ihre inneren Helfer dann später an Ihren inneren „Sicheren Ort" einladen.

Sollten wider Erwarten eher dunkle und gefährliche Personen in der Imaginationsübung auftauchen, müssen sich diese nach Ihren Regeln benehmen. Darüber hinaus haben Sie das Recht, diese Anteile bei Unruhe oder Konflikten wegzuschicken.[124] Notfalls bitten Sie Ihre „inneren Helfer" um Hilfe, damit diese die für Sie erstmals gefährlichen Anteile nach draußen begleiten oder hinauswerfen. Sollte dies für Sie nicht ausreichen, können Sie die Dunklen imaginär an einen anderen – weit entfernten und stark gesicherten – Ort verweisen. Dies kann z.B. ein gut abgesichertes Gefängnis oder ein anderer Planet sein.[125]

Spätestens mit dem Auftauchen von dunklen Gestalten, die in der Regel mit Traumata zusammenhängen können, sollten Sie sich m.E. jedoch Gedanken über eine Psychotherapie bzw. Traumatherapie machen. Damit sollten sich Betroffene nicht allein beschäftigen, sondern sich von Fachleuten begleiten und unterstützen lassen.

Die Übung „Innere Helfer" finden Sie u.a. auf den CDs „Trauma und Krise" von Christa Diegelmann und „Imagination als heilsame Kraft" von Luise Reddemann.[126] Darüber hinaus ist eine ähnliche Übung „Das innere hilfreiche Team" bei Michaela Huber zu finden.[127] In dieser suchen Sie gezielt nach Ich-Anteilen, die Ihnen aufgrund Ihres Wissens und Ihrer Stärke in kritischen Situationen beistehen können.

Als Alternative zu der Imaginationsübung können Schutzfiguren wie z.B. eine Buddha-Figur oder ein Bronze-Engel dienen, die Sie sich auf Ihren Nachtisch oder Ihren Schreibtisch stellen. Aber auch Postkarten und Bilder von unterstützenden Vorbildern oder Tieren[128] oder Spielfiguren, z.B. von Schleich, können die inneren Helfer verkörpern. Und denken Sie auch an Ihr Krafttier. Die schamanische Tradition spricht von einem Krafttier als Seelenbegleiter, das seinen Menschen schützt und Kraft gibt. Es erscheint in schwierigen Situationen oder Lebensphasen, um seinen Menschen beratend zu unterstützen und zu stärken und ist damit ein hervorragender innerer Helfer. Eine Übung zur Findung Ihres Krafttieres finden Sie bei Fabienne Berg in ihrem Buch mit gleichnamiger CD: „Mut, Kraft und Liebe wünsche ich dir. Heilende Fantasie- und Entspannungsreisen für Erwachsene mit traumatischen Erfahrungen in der Kindheit."

## INNERE WEISHEIT

Mit Hilfe dieser Imaginationsübung können Sie (wieder) Kontakt zu Ihrer – eventuell tief vergrabenen – Intuition aufnehmen. Diese wird von vielen Menschen auch als „Bauchgefühl" bezeichnet und wird in unserer schnelllebigen Zeit leider allzu oft vernachlässigt. Daher ist es so wichtig, sich immer mal wieder ein wenig Ruhe zu gönnen, um sich mit Ihrer Intuition zu verbinden bzw. Ihrem Bauch die Möglichkeit zu geben, zu Ihnen zu sprechen.

Diese Übung ist leider auf keiner erhältlichen CD zu finden. Sie können jedoch stattdessen die abgewandelte Übung für die inneren Helfer nutzen: Nehmen Sie sich vor der Imagination vor, Ihre innere Weisheit zu finden, die Ihre Intuition darstellt. Sprechen Sie mit ihr und stellen Sie die Fragen, die Ihnen auf der Seele liegen.

Als Alternative bietet es sich an, sich im Rahmen von Qi Gong mit dem Dantian, dem Energiezentrum des Körpers oder dem zweiten Gehirn, zu beschäftigen. Es befindet sich etwa 2 cm unter Ihrem Nabel und verkörpert u.a. Ihre Intuition.

*Unsere Augen glauben an sich selber,*
*unsere Ohren glauben anderen Menschen,*
*unsere Intuition glaubt der Wahrheit.*

*Unbekannt*

*Mich hat diese Übung trotz anfänglicher Schwierigkeiten sehr bewegt und berührt. Da ich hochsensibel bin, war meine Intuition schon immer sehr fein und ausgeprägt. Leider wurde diese Stärke in meiner Vergangenheit jedoch von außen weder gewürdigt noch gestärkt,*

177

*sondern eher schlecht geredet. Oft wurde sie auch als Spinnerei abgetan. Daher habe ich meine Intuition lange Zeit verleugnet und vernachlässigt. Ich war noch in meinem Erwachsenenalter überzeugt, dass mein Gespür für Lügen oder nichtstimmige Situationen nur ein Hirngespinst war. Erst durch die Traumatherapie und die vorliegende Übung wurde mir klar, was für einen Schatz ich in mir trage. So ist es kein Wunder, dass ich den Kontakt zu meiner inneren Weisheit und damit zu meiner inneren Stärke sehr rasch in meinen Alltag integrieren konnte.*

## DER SCHUTZRAUM/ DIE SCHUTZKUGEL

Diese Übung ist sehr hilfreich, da sie – wenn sie nach längerem Üben auf Abruf verfügbar ist – u.a. Schutz und Sicherheit in schwierigen Situationen bieten kann. Bisher ist sie auf keiner CD erhältlich. Aber ich kann Ihnen dazu den Text auf der Website der Ärztin Ulrike Ludwig empfehlen.[XXXII] Die Übung mit dazugehörigen Erklärungen finden Sie dort in der sehr hilfreichen pdf-Datei mit dem Titel „Imaginationsübungen – Tipps und Tricks". Sie können sich den Text selbst einsprechen oder jemanden bitten, eine Sprachdatei anzulegen und diese auf einen USB-Stick zu kopieren.

Zur Vorbereitung der Übung kann ein Film dienen, der auch für Kinder geeignet ist: Der sehr witzige Pixar-Film „Die Unglaublichen" zeigt die Abenteuer einer Familie mit Superkräften. Jedes Familienmitglied hat eine andere besondere Gabe. Während der Vater ein aus dem Leim geratener Superman ist, kann die jugendliche Tochter bei Bedarf eine elastische Schutzkugel entwickeln, um sich zu schützen. Diese Schutzkugel dient zudem als Kraftfeld, das dem Mädchen enorme Kampfkräfte verleiht.
Wenn Sie Alternativen zu der Übung suchen, bieten sich Bilder oder Collagen zum Thema „Schutz" an. Parallel sollten Sie sich überlegen, wie Sie sich in der Realität gut

---

[XXXII] Siehe hierzu https://www.ludwig-ulrike.de/fileadmin/Ulrike-ludwig/Dokumente/imaginationsuebungen_tipps_und_tricks.pdf, zuletzt aufgerufen am 30.09.2021

schützen und wohler fühlen können. Denken Sie hier vor allem an Ihre Skills und Ressourcen.

---

## BAUM-ÜBUNG

---

Hier geht es darum, die Nähe zur Natur zu entdecken und sich mit der Stärke und Weisheit vieler alter Bäume zu identifizieren. Darüber hinaus erfahren Sie mit Hilfe der Imagination, wie es sich anfühlt, sich zu erden. Die Übungsanleitung finden Sie u.a. auf den CDs von Christa Diegelmann oder Luise Reddemann.[129]

In der Regel dürfte diese Imagination keine Probleme bereiten. Sollten Sie jedoch das Imaginieren an sich ablehnen, können Sie auch in den Wald gehen bzw. sich in der Realität mit Bäumen beschäftigen. Umarmen Sie einen Baum. Lehnen Sie sich an ihn und verbinden sich mit ihm. Fühlen Sie seine Rinde, die ihn schützt. Nehmen Sie seine Wurzeln wahr, mit denen er fest im Boden verankert ist. Und schauen Sie nach oben zur Krone, die in den Himmel hineinragt. Sehen Sie sich seine Blätter und seine Früchte an. Sie können den Baum auch malen, zeichnen oder fotografieren. So kommen Sie der Imaginationsübung sehr nahe. Alternativ können Sie auch eine klassische Grundübung aus dem Qi Gong ausprobieren.

*Stehen wie ein Baum*
*Gehen Sie in den hüftbreiten Stand. Lassen Sie sich in den Knien leicht sinken. Heben Sie dann die Hände bis auf Brusthöhe vor den Körper. Die Handflächen zeigen zum Brustkorb, die Fingerspitzen zueinander. Lassen Sie die Schultern und die Ellbogen möglichst locker. Auch Ihre Handgelenke und Finger sind entspannt. Der Kopf befindet sich weit oben im Himmel. Ihre Füße sind tief unten in der Erde. Sie verbinden sich mit dem Boden unter Ihnen. Ihr Körper steht aufrecht und entspannt.*

*Mir wurde durch die wiederholte Imagination bewusst, mit welcher Selbstverständlichkeit Bäume Nahrung zu sich nehmen. Sie werden genährt – durch die Sonnenstrahlen, den*

*Boden und den Regen. Bäume sind Bestandteil der Jahreszeiten. Sie wachsen, bekommen Blätter, tragen Früchte und lassen sie wieder fallen. Damit nähren sie wiederum Tiere und Menschen. Sie sind einfach „nur da" – egal, ob sie Früchte tragen oder keine. Sie müssen sich dafür nicht anstrengen. Ihre Wurzeln reichen bis tief in die Erde. Ihre Krone ragt weit nach oben. Damit verbinden Bäume Himmel und Erde. Für mich, die noch heute durch meine Frühberentung manchmal mit dem Gefühl kämpft, unnütz auf dieser Welt zu sein, war dies eine völlig neue Erkenntnis. Sie half mir bei meinen Bemühungen, mit dem Thema Selbstfürsorge weiterzukommen und Schritte zu gehen, die ich mir ansonsten womöglich nie zugestanden hätte. Zudem habe ich mich – angeregt durch diese Imaginationsübung – verstärkt mit Bäumen beschäftigt. Zum ersten Mal nach den langweiligen Biologiestunden meiner Schulzeit betrachtete ich die Bäume genauer. Ich sammelte ihre Blätter und umarmte ihre meist mächtigen Stämme. Auch die Wurzeln beobachtete ich genauer. Mir wurde dabei bewusst, wie viele Menschen mir in meinem Leben mehr „Wurzeln" wünschten – und wie viele mich immer darauf ansprachen, dass ich nicht (mehr) verwurzelt und nicht genügend geerdet sei. Ich war scheinbar viel zu oft im Kopf und in der Luft unterwegs.*

*Später fing ich an, mir Bildbände über Bäume aus der Bibliothek auszuleihen und die Unterschiede genauer zu studieren. Und ich lernte, Bäume in Worten zu beschreiben. Mitpatientinnen malten die Bäume und zeichneten die Umrisse ab. Manche bastelten ihren Baum aus Pappmaché oder anderen Materialien nach. Es beruhigte sie. Daher bin ich davon überzeugt, dass allein die Beschäftigung mit Bäumen – egal, ob in Imaginationen oder im realen Leben, für Entspannung sorgt und erdet.*

## LICHT-ÜBUNG

Diese Übung ist unter unterschiedlichen Namen wie z.B. „Das heilsame Licht", „Lichtstrom-Übung" oder „Lichtstrahl-Übung" bekannt und wird auch im Wellness-Bereich gern genutzt. Für die Traumatherapie bietet sich die Übung „Zum Licht" von Michaela Huber an, die Sie auf der CD „Der geborgene Ort" finden.[130] Ziel dieser Licht-Imagination ist, aus einer unerschöpflichen Quelle positive Energie, Wärme oder Helligkeit zu erhalten. Dadurch soll es möglich sein, mentale Kraft zu sammeln, Klarheit zu schaffen und sich zu nähren. Alternativ können Sie sich einen ruhigen Spaziergang in der Sonne oder ein Sonnenbad gönnen. Auch ein Duschbad mit einem besonderen Duschgel ist sinnvoll.[131]

## ADLER-PERSPEKTIVE

Diese Übung bietet sich an, wenn Sie viele Problemen gleichzeitig haben oder sich in einer schwierigen und komplizierten Lage befinden. Sie können sie jederzeit und überall durchführen. Wenn Sie so weit sind, nehmen Sie eine entspannte Position ein, atmen Sie ein paarmal tief ein und aus. Nun stellen Sie sich vor, ein Adler oder ein anderer Vogel zu sein, der hoch am Himmel seine Kreise zieht. Atmen Sie tief durch und sehen Sie sich zu, wie Sie am Himmel schweben. Wie fühlen Sie sich in der ungewohnten Freiheit? Was sehen Sie, wenn Sie nun aus der Adlerperspektive nach unten sehen und sich als Person betrachten? Was spüren Sie, wenn Sie deren aktuelle Situation anschauen? Wie nehmen Sie die Probleme der Person wahr, die dieser so viel Angst und Kopfzerbrechen bereiten? Und was würden Sie dieser Person raten? Behalten Sie neue Impulse, Überlegungen und die dazugehörigen Gefühle im Herzen, atmen Sie nochmals ein paarmal tief ein und aus und beenden Sie die Übung.

Wenn Sie Schwierigkeiten haben, sich als Vogel vorzustellen, können Sie die Übung auch umändern und in der Imagination in einem Heißluftballon oder einem Segelflugzeug nach oben steigen. Entscheidend ist die Perspektive von oben, die manches relativiert und wieder in ein anderes Licht rücken kann.[132] Bei Problemen mit Imaginationsübungen bietet es sich an, auf einen Berg oder einen Turm zu steigen (bzw. bei ME/CFS den Fahrstuhl zu nutzen), um die Welt einmal von oben zu betrachten. Schon der Blick aus dem Fenster in einem höheren Stockwerk kann aufzeigen, wie klein manche Dinge plötzlich sein können – und wo bisher nicht wahrgenommene Schleichwege zu finden sind. So sollte es auch mit Ihren Problemen sein.

*Mir hilft diese Übung sehr, wenn ich mal wieder „den Wald vor lauter Bäumen nicht mehr sehe" oder an einem Problem verzweifle. Und obwohl ich diese Übung ja schon länger gut kenne, muss ich manchmal daran erinnert werden. Noch schaffe ich es nicht automatisch, bei Verzweiflung die Vogel- oder Adlerperspektive einzunehmen und so mehr Gelassenheit zu entwickeln. Aber ich finde bei Anwendung der Übung schon nach wenigen Minuten die ersten Lösungen. Gleichzeitig werde ich wieder gelassener und ruhiger.*

## DAS KLÄRENDE BAD

Mit dieser Übung können Sie sich erholen und Klarheit finden. Sie ist auf der CD „Der innere Garten" von Michaela Huber zu finden.[133] Als Vorbereitung, Unterstützung oder Alternative kann eine Dusche, ein Wannenbad oder auch nur ein Hand- oder Fußbad sorgen. Sie können auch schwimmen gehen; im Hallen- oder Freibad, in einem See oder im Meer. Das, was für Sie in der Realität am schönsten ist, sollten Sie sich auch in der Imagination vorstellen. Dann hat es auch die gewünschte Wirkung.

*Für mich zählt das „klärende Bad" zu den wichtigsten Übungen, um mich z.B. beim Zahnarzt oder bei längeren Untersuchungen wie EEG, EKG oder MRT zu beruhigen. Da ich Schwimmen liebe und über Jahrzehnte regelmäßig meine Bahnen zog, ist bei mir das wohltuende und beruhigende Gefühl, je nach Stimmungslage durch das Wasser gleiten oder „pflügen" zu können, sehr schnell abrufbar und somit als Imagination hervorragend geeignet.*

## DER INNERE BEOBACHTER

Diese Übung ist anfangs sehr schwierig. Aber sie hilft Ihnen, sich oder andere achtsam und genau zu beobachten und dabei gleichzeitig eine gesunde Distanz einzuhalten. Darin ähnelt sie der Übung „Adlerperspektive". Dabei nehmen Sie sich und Ihren Körper über den inneren Beobachter aus einer neutralen Sicht bewusst wahr. Der innere Beobachter schützt Sie, indem er die notwendige Distanz zu belastenden inneren Situationen schafft. Er ist objektiv und nicht emotional involviert. Dadurch hat er im

182

Vergleich zu Ihnen einen besseren Überblick und besitzt in der Folge meist weitere Kenntnisse über Ihre anderen Anteile. Der innere Beobachter ist damit innerer Helfer und Experte zugleich. Sie können sich mit ihm jederzeit in Kontakt setzen, um mehr über Ihre Innenwelt und Ihre aktuelle innere Situation im Alltag und der Therapie zu erfahren. Die Übung finden Sie auf der CD „Imagination als heilsame Kraft" von Luise Reddemann.

# Imaginationsübungen für die Innenarbeit<sup>XXXIII</sup>

Folgende Imaginationsübungen sind für die Innenarbeit gedacht. Diese sind grundsätzlich Bestandteil in der Traumatherapie, haben inzwischen jedoch auch Einzug in vielen ME/CFS-Online Programmen wie z.B. Gupta gefunden. Ich bin diesbezüglich sehr skeptisch. Für Menschen, die eine völlig sorglose Vergangenheit hatten, mag der Ansatz, sich allein mit dem „Inneren Kind" und den „Inneren Anteilen" zu beschäftigen, völlig in Ordnung sein. Für Betroffene, die in ihrer Vergangenheit mit (sex***) Gewalt, Mobbing, traumatischen Verlusten etc. zu tun hatten, stellt dies in meinen Augen aber meist eine emotionale Überforderung dar, die gerade bei ME/CFS und MCAS zu Verschlechterungen führen kann. Daher bitte ich Sie, hier achtsam und vorsichtig vorzugehen – und sich im Zweifelsfall immer an einen psychotherapeutischen Begleiter zu wenden, der sich mit der Inneren Kind-Arbeit sowie mit der Arbeit auf der Inneren Bühne oder mit der Ego-State-Therapie auskennt.

Sie können sich aber auch erst einmal mit dem Thema theoretisch und damit auf „ungefährlichem" Terrain auseinandersetzen. Schulz-von-Thun hat z.B. das Konzept des „inneren Teams" in der Kommunikation vorgestellt und erläutert.[134] Er erleichtert den Zugang zu diesem Modell, in dem er mit Beispielen aus der Literatur aufzeigt, dass bereits frühere Dichter und Denker das „innere Team" kannten: Da ist Hesse mit dem „Steppenwolf". Auch Tolstoi arbeitete in seinem Jahrhundertwerk „Krieg und Frieden" mit „inneren Stimmen". Das meistbekannte Zitat zum inneren Team stammt jedoch von Goethe: „Zwei Seelen wohnen, ach! in meiner Brust."[135] Und selbst Bismarck soll von einer „… ganzen sich zankenden Menge" in seiner Brust gesprochen haben.[136]

Als Lektüre empfehle ich neben „Miteinander reden, Band 3" von Schulz-von-Thun das Buch „Reisen in die Innenwelt: Der Selbsterfahrungs-Guide in Bildern" von Tom

---

<sup>XXXIII</sup> Über meine eigenen Erfahrungen mit diesen Imaginationsübungen berichte ich in meinem Buch „Ein kleines, feines Leben: Heilung durch Traumatherapie".

Holmes. [137] Ein sehr leicht geschriebenes Buch ist „So bin ich stark: Gut aufgestellt mit dem inneren Team" von Jutta Heller.[138]

Anbei nun die Imaginationsübungen, die sich um Ihr Innenleben drehen:

## INNERE KIND-ÜBUNG

Die Innere Kind-Übung kann für Menschen ohne erhebliche Vorbelastungen eine wichtige Ressource darstellen. Die Erinnerung an eine Zeit, in der alles leicht und friedlich erschien, hilft dem autonomen Nervensystem, sich zu beruhigen. Der Parasympathicus wird aktiviert, der Betroffene fühlt sich wohler. Bei Menschen mit gewissen Vorbelastungen in der Kindheit kann diese Übung aber an alte Traumata erinnern bzw. lang Verdrängtes wieder zum Vorschein bringen. Daher ist besonders bei frühkindlichen Traumatisierungen eine Traumatherapie m.E. unabdingbar, um sich in einem geschützten Rahmen mit dem „inneren Kind" bzw. den „jüngeren Ich-Anteilen" beschäftigen zu können.

In der Imaginationsübung „Das innere Kind" geht es zuallererst darum, dieses zu erkennen. Später können Sie über die Übung Verbindung zu ihm aufnehmen und herausfinden, welche Bedürfnisse Ihr inneres Kind hat. Wenn Sie einen guten und vertrauensvollen Kontakt zu ihm gewonnen haben, wurde schon eine Menge erreicht. Dann können Sie Ihrem inneren Kind erklären, dass Sie ab sofort mehr Zeit haben werden. Zeigen Sie ihm, wie wichtig es Ihnen ist und hören Sie ihm zu. Als Unterstützung kann hierbei die CD von Luise Reddemann „Dem inneren Kind begegnen" dienen.[139] Auf dieser CD sind ausnahmslos Imaginationsübungen zu finden, die sich um das innere Kind oder die innere Jugendliche drehen.

Als Alternative zu diesen Übungen können Sie sich mit alten Fotos beschäftigen, auf denen Sie als Kind zu sehen sind, oder einen Brief an Ihr „Kind-Ich" schreiben. In manchen Therapien wird mit einer Puppe, Schleich- oder Playmobil-Figuren gearbeitet.

## INNERE BÜHNE ODER INNERE LANDKARTE

Das Konzept der „Inneren Bühne" (Luise Reddemann)[140] oder „Inneren Landkarte"
(Michaela Huber)[141] hilft Ihnen, Kontakt zu Ihren inneren Selbstanteilen aufzunehmen. Einige kennen Sie bereits: Durch die Innere Kind-Übung haben Sie z.B. schon
Ihre inneren Kinder und vielleicht die innere Jugendliche(n) gefunden. Darüber hinaus
gibt es auch das heutige Erwachsenen-Ich. Wenn Sie schon etwas älter sind, finden Sie
sicherlich noch eine „innere junge Erwachsene". Außerdem gibt es im Hintergrund
noch andere Anteile, die es zu entdecken gilt. Einige verkörpern Ihre Gefühle, andere
wiederum Ihre Symptome. Erinnern Sie sich an die „dunklen Anteile"? Auch diese
werden irgendwo versteckt sein. Dann gibt die Seiten in Ihnen, die Ihre Stärken symbolisieren. All diese und einige andere Anteile können Sie mit Hilfe dieser Imaginationsübung schrittweise erkennen und begrüßen.[XXXIV]

Manche Betroffene lehnen diese Übung aus Angst erst einmal ab. Wichtig ist daher das
Wissen, dass alle Menschen sogenannte Anteile in sich tragen. Den meisten ist dies
jedoch nicht bewusst. Aber es ist völlig normal.

---

[XXXIV] Bei Huber, Michaela (2005): Der innere Garten. Ein achtsamer Weg zur persönlichen
Veränderung, S. 70 bis 77 wird die Imaginationsübung zur „Inneren Landkarte" näher erläutert.
Auf der gleichnamigen CD ist die Übung enthalten.

Sollten Sie trotzdem Probleme mit dieser Imaginationsübung haben, können Sie alte und aktuelle Fotos heraussuchen, um die Lebensabschnitte herauszufinden, mit denen Sie bestimmte Ereignisse, aber auch unterschiedliche Vorlieben und Stärken verbinden.[142] Darüber hinaus haben Sie die Möglichkeit, Ihre – für Sie wichtigsten – Gefühle und Gedanken zu malen und zu symbolisieren.

## INNERES TEAM/ INNERE KONFERENZ

Diese Übung ist u.a. auf der CD „Der innere Garten" von Michaela Huber zu finden.[143] Hier treffen Sie sich mit Ihren eigenen Ich-Anteilen (oder den „… jüngeren und zukünftigen Ichs…", wie sie Michaela Huber nennt).[144] Sie können sich dann mit ihnen in den sogenannten inneren Konferenzen besprechen und beraten, was zu inneren Kompromissen und Absprachen führen kann.

Meist wird die Übung erst spät eingeübt, da Sie vorab bereits einige andere Imaginationsübungen gut beherrschen müssen. Das gilt vor allem auch für die Beschäftigung mit den dunklen Anteilen bzw. Täterintrojekten. Zudem sollten Sie sich bereits intensiv mit den Konzepten des inneren Kindes sowie der inneren Bühne auseinandergesetzt haben, um die inneren Konferenzen erfolgreich durchführen zu können.
Wenn Sie mit dieser Imaginationsübung nicht zurechtkommen, nutzen Sie den Vorschlag, den ich bereits bei der „inneren Bühne oder Landkarte" aufgeführt habe. Sie benötigen dafür die Fotos, die Sie bereits herausgesucht und zusammengestellt haben. Daraus können Sie eine Art Teamkonferenz erstellen, indem Sie die „Vertreter" der einzelnen Lebensabschnitte in einer Collage an einen Tisch oder in eine Runde setzen.[145]

# TRESOR-ÜBUNG

Diese Imaginationsübung unterstützt Sie, belastende Gefühle, Erinnerungen oder Gedanken an einem gut geschützten, sicheren Ort wegzupacken und damit die notwendige innere Distanz zu belastendem Trauma-Material zu schaffen.

Dabei wird im ersten Schritt Belastendes (z.B. Albträume, Trigger jeglicher Art) auf imaginäre DVDs gebrannt oder auf Filmrollen, Video-Kassetten sowie Dias übertragen. Danach können Sie die Trägermaterialien imaginativ in einen verschließbaren Behälter hineinlegen, um sie bei Bedarf und zur richtigen Zeit, z.B. für die Trauma-Konfrontation, wieder herauszuholen. Wichtig ist, dass dieser Behälter oder Tresor in Ihrer Fantasie stabil genug angefertigt wurde, um das brisante Material auszuhalten, das Sie hineinpacken. Er kann aus Zauberstahl angefertigt oder mit vielen Zaubersprüchen versiegelt werden. Zudem sollte er in der Imagination gut bewacht werden. Dafür stehen z.B. Hochsicherheitsanlagen wie das Fort Knox, Burgen oder Phantasiewelten zur Verfügung.

Oft wird die Tresor-Übung auch mit weiteren Imaginationsübungen kombiniert oder bei Überforderung in zwei Übungen aufgeteilt. Für manche KlientInnen ist es dann notwendig, vorab weitere Imaginationen zu erlernen und einzuüben, in denen die imaginativen Trägermaterialien wie DVDs oder Filmrollen erstellt werden.

Leider ist diese Übung noch nicht auf einer der aktuellen verkäuflichen CDs zu finden. Den Übungstext können Sie im Buch „Imagination als heilsame Kraft" von Luise Reddemann[146] finden. Bei Bedarf können Sie eine eigene MP3-Datei oder CD erstellen. Darüber hinaus hat Ulrike Ludwig auf ihrer Website einen Text zur Tresor-Übung verfasst.[147]

Eine Alternative für diese Übung zu finden, ist schwierig. Die **Kassiber-Übung** kommt ihr noch am nächsten.[148] Als **Kassiber** werden lose Blätter bezeichnet, auf denen heikle Themen ihren Platz finden – egal, ob geschrieben oder gemalt. Michaela

Huber empfiehlt, diese „Kassiber"-Blätter bei heftigen Erinnerungen, Wut oder ähnlichen problematischen Themen zu nutzen. Dabei sollte jeweils nur eine Seite eines Blattes beschrieben oder bemalt werden. Beschränken Sie sich hierbei unbedingt auf maximal 15 Minuten, da Sie bei längerem Schreiben riskieren, zu destabilisieren.

Die losen Blätter falten Sie nach getaner Arbeit dann so zusammen, dass die unbeschriebene Seite nach außen zeigt. Danach können Sie die zusammengefalteten Blätter in einem Blanko-Briefumschlag gut wegpacken. Sollten Sie eine begleitende Therapie machen, können Sie den Briefumschlag aber auch sofort an die Therapie-Praxis schicken, sofern Sie dies vorher mit Ihrem Therapeuten abgesprochen haben. Wichtig ist, ihm zu schreiben, wie er nach Erhalt der Kassiber-Seiten reagieren soll.[149] Wünschen Sie sich, dass er auf die nächste Therapie-Stunde wartet und Sie auf das Geschriebene anspricht? Brauchen Sie sofort ein Feedback? Oder ist es Ihnen am liebsten, wenn er den Brief still zu seinen Unterlagen heftet und wartet, bis Sie von selbst darauf zurückkommen?

## VERLETZTE (OPFER)-ANTEILE RETTEN

Diese Übung sollte auf jeden Bestandteil einer längeren Traumatherapie sein und nicht allein durchgeführt werden. Sie wurden von Gabriele Kahn entwickelt und unterstützt Sie dabei, Ihre verletzten inneren Anteile (oft innere Kinder oder Jugendliche) imaginativ aus früheren gefährlichen bzw. traumatischen Situationen zu retten und in Sicherheit zu bringen.[150] In der Regel wird diese Übung mit der Übung „Der Sichere Ort" verbunden und in einer Therapiestunde durchgeführt. Bei Überforderung können innere Helfer die Rettung übernehmen. Darüber hinaus kann der innere Beobachter die Rettung schildern, sodass die Erwachsene selbst nicht beteiligt ist. Nach der Rettung werden die verletzten jüngeren Anteile imaginativ an den „Sicheren Ort" gebracht, um sie dort zu stabilisieren, zu pflegen und zu stärken. Dabei spielt der Begriff „Nachversorgung" eine große Rolle. Die Opfer-Anteile benötigen am „Sicheren Ort" genau das, was sie früher so sehr vermisst haben. Unter anderem sind viel Ruhe, schöne Dinge und liebevolle innere Helfer notwendig.

189

Zudem sollten Sie mit Ihrem Therapeuten besprechen, was Sie in der Realität, also im Hier und Jetzt, zusätzlich tun können. Da die verletzten Anteile des Öfteren auch für Symptome im Alltag stehen, spielt vor allem die Selbstfürsorge eine wichtige Rolle. So kann es z.B. bei früherer Vernachlässigung entscheidend sein, regelmäßige Mahlzeiten, Trost, Umarmungen und genügend Schlaf etc. einzuführen. Wenn Sie sich von Ihrem früheren Schrecken erholen müssen, sollten Sie die emotionale Selbstfürsorge und damit Sicherheit sowie Ruhe an die erste Stelle setzen. Zudem können Sie sich überlegen, wie Sie im Alltag mehr Zeit für Spaß und Spiel einbauen können. Machen Sie sich aber auch immer wieder bewusst, dass Ihre inneren geschädigten Anteile nach dieser Übung endlich in Sicherheit sind. Sie können heilen. Und Sie können aufatmen.

Auch zu dieser Imagination gibt es Alternativen, die – angepasst an die individuelle Situation der Betroffenen – in der Therapie erarbeitet werden sollten.

## MIT DESTRUKTIVEN PERSÖNLICHKEITSANTEILEN KONTAKT AUFNEHMEN

In der Innenarbeit geht es auch darum, die negativ besetzten inneren Anteile Ihrer Persönlichkeit zu erkennen und mit diesen zu verhandeln. Dazu gehören Persönlichkeitsanteile, die für eine bestimmte Störung (z.B. Essstörung oder Depression), Krankheiten (z.B. Autoimmunkrankheiten) oder Schmerzen verantwortlich sind. Andere Persönlichkeitsanteile repräsentieren gewisse Symptome (z.B. Angst, Erstarrung) oder schädigende Verhaltensweisen (selbstschädigendes oder selbstverletzendes Verhalten).[151]

Darüber hinaus zählen die Täterintrojekte, die aus Traumata rühren und welche die Täter von früher verinnerlicht haben, ebenso zu den dunklen Gestalten wie die Beschützer-Anteile, die früher für das Überleben wichtig waren. Im Hier und Jetzt lehnen letztere die Innenarbeit jedoch oft ab, da sie ihre bisherige Rolle und das bereits vorhandene innere System erhalten wollen. Daher kann es an diesem Punkt kurzfristig zur Verschlechterung von Symptomen kommen.

Um mit all diesen eher destruktiven und negativ besetzten Anteilen in Kontakt zu treten, eignen sich unterschiedliche Methoden wie z.B. die Übung „Das helle und das dunkle Land" auf der CD und in dem gleichnamigen Buch von Michaela Huber „Der innere Garten". Hilfreich ist es, sich diese Anteile erst einmal aus der Distanz anzuschauen, bevor ein engerer Kontakt geknüpft wird. Bitte führen Sie diese oder ähnliche Übungen anfangs unbedingt in therapeutischer Begleitung durch, da sie per se nicht unbelastet sind und Bestandteil eines umfassenden Therapieplans sein sollten.

Die Auseinandersetzung mit traumatischen Erinnerungen, Schmerzen oder selbstschädigendem Verhalten bleibt bei der Beschäftigung mit den eher negativen Anteilen meist nicht erspart. Dabei ist Anerkennung und Akzeptanz im Dialog mit destruktiven Persönlichkeitsanteilen von enormer Wichtigkeit. Erst wenn ein solcher Persönlichkeitsanteil nicht mehr abgelehnt und angefeindet wird, ist er offen und bereit, über notwendige Veränderungen zu reden. Durch Kommunikation, Kompromisse und Kooperation kann er dann in Verhandlungen überzeugt werden, dass die bisherigen inneren Glaubenssätze und Bewältigungsstrategien zur Vergangenheit gehören. Erst dann kann er schrittweise wahrnehmen und akzeptieren, dass konstruktivere Bewältigungsstrategien in der Gegenwart und Zukunft sinnvoller sind. Ratsam ist in den Verhandlungen daher, die (bisherige) Funktion der einzelnen destruktiven Anteile anzuerkennen und sie zu motivieren, sich für eine festgelegte Zeit – ähnlich einer Probezeit – zurückzuhalten, damit alternative fürsorglichere Wege auf- und ausgebaut werden können. Zudem kann es sich manchmal anbieten, einen destruktiven Anteil auf die gute Seite Ihrer inneren Welt einzuladen. Dabei sollten Sie ihm aber im inneren Dialog unbedingt klarmachen, welche Regeln auf der guten Seite gelten. Machen Sie ihm deutlich, dass diese auch für ihn gelten.

# Schwierigkeiten bei Imaginationsübungen

So hilfreich die einzelnen Imaginationsübungen sind, so zeigen sie leider bei manchen Patienten keine Wirkung. Im Gegenteil: Im schlimmsten Fall tritt eine Verschlechterung des Zustandes ein, wodurch Anspannung sowie Angst stark ansteigen können.

Wenn Sie davon betroffen sein sollten, zweifeln Sie bitte nicht an Ihrer Kompetenz oder Ihrer Motivation. Brechen Sie sofort ab und bewegen Sie sich, falls es Ihnen während der Übung schlechter gehen sollte. Wenn Sie eine Therapie machen, suchen Sie das Gespräch mit Ihrem Therapeuten, um herauszubekommen, was Sie aktuell an Ihrer Imaginationsfähigkeit hindert. Stellen Sie sich u.a. folgende Fragen: Liegt es an der Übung selbst? Ist in der Übung etwas Schlimmes passiert? Sind dunkle Gestalten oder gar Flashbacks aufgetaucht? Ist das Vertrauen zum Therapeuten oder zur Gruppe stimmig? Komme ich mit dem Raum und der Umgebung klar? Oder war es zu kalt oder zu heiß? Gab es störende Geräusche? Liegt es an meinem aktuellen Befinden? Wie geht es mir körperlich und seelisch? Bin ich noch zu angespannt? Habe ich noch schädigende Kontakte, die es mir unmöglich machen, mich sicher zu fühlen oder mich auf die Übung einzulassen? Oder gibt es in der Übung Begriffe, Worte, Sätze, die mich triggern oder belasten?

In letzterem Fall ist es sinnvoll, die Imaginationsübung gemeinsam mit Ihrem Therapeuten durchzugehen und entsprechend umzuschreiben. Üben Sie dann die Imagination mit Unterstützung Ihres Therapeuten in einer Einzelstunde ein. So können Sie am besten überprüfen, ob der Wortlaut nun stimmig und unbelastet genug ist, um positive Assoziationen wecken zu können.

Wenn Sie grundsätzlich Probleme mit Imaginationsübungen haben, sollten Sie sich folgende Fragen stellen: „Habe ich Angst vor Kontrollverlust?", „Kann ich mich konzentrieren?". Darüber hinaus ist es sinnvoll, sich nochmals mit der eigenen Selbstkontrolle und dem Skills-Management zu beschäftigen. Überprüfen Sie, ob Sie sich auf eine Übung fokussieren und die Aufmerksamkeit halten können. Wenn dies nicht gelingt, kann es zum einen mit einer völligen Erschöpfung zusammenhängen. Dann brauchen Sie erst einmal viel Ruhe. Zum anderen kann es jedoch auch daran liegen, dass Sie zu aufgeregt sind. Dann sollten Sie sich erst einmal bewegen, um später eine gewisse Ruhe und Konzentrationsfähigkeit entwickeln zu können. Denken Sie dabei auch an Ihre Skills, mit denen Sie sich beruhigen und entspannen können.

Bitte beachten Sie, dass die Imaginationen umso besser wirken, je mehr sie geübt werden. Daher bitte ich Sie, anfangs nicht zu viel von sich zu erwarten. Haben Sie Geduld – mit sich selbst und der Unmenge an neuem Material, das es zu beherrschen gilt. Aus Erfahrung weiß ich, dass die Imaginationen irgendwann zur Routine werden. Spätestens dann sind Sie in der Lage, diese automatisch in Krisen und Notsituationen einzusetzen. Richten Sie die bisher erlernten Imaginationsübungen auf Ihre Bedürfnisse hin aus und bauen Sie diese um bei Bedarf. Wenn Ihnen ein Thema fehlt und Sie weitere innere Unterstützung benötigen, können Sie Ihre eigenen Übungen erfinden und entwickeln.

Wichtig ist dabei vor allem eines: Die Imaginationsübungen sind dazu da, um Ihnen zu helfen. Sie wurden nicht erfunden und weiterentwickelt, um zu überprüfen, ob Sie durch- und aushalten können. Daher entscheiden Sie persönlich, ob und welche Imaginationsübungen in Ihr Programm aufgenommen werden.

# Meditationen

In der Regel finden Sie heutzutage in jedem Online-Genesungsprogramm Meditations-angebote. Sicherlich können diese hilfreich sein, um das ANS zu beruhigen. Aber Betroffene mit psychischen Problemen sowie Hochsensibilität sollten auf freie, reine und unbewegte Meditationen verzichten. Denn gerade für diese Zielgruppen bergen reine Meditationen auch Risiken. Vor allem bei intensiverer Anwendung können diese u.a. Angstzustände, traumatische Flashbacks und Hypersensibilität sowie Wahnvorstellungen und dissoziative Störungen auslösen.[152]

Sicherer und hilfreicher ist es, sich mit geführten Meditationen sowie Imaginations-übungen und Visualisierungen zu beschäftigen. Da in der heutigen Zeit die Begrifflichkeiten stark verschwimmen, ist es gut, kritisch zu bleiben. Sollten Sie sich in Bezug auf einen Meditationsinhalt unsicher sein, können Sie die Sequenz erst einmal probehören, bevor Sie sich im nächsten Schritt darauf einlassen. So vermeiden Sie unliebsame Überraschungen. Darüber hinaus sollten Sie sich bei geführten Meditationen genauso verhalten wie bei den Imaginationen. Denken Sie an die Vorbereitung wie z.B. die Erdung und an einen Handschmeichler. Und wenn Sie die Meditationserfahrung genießen konnten, unterstreichen Sie dies durch einen Anker.

## Geführte Meditationen

Eine geführte Meditation hat oft denselben Inhalt wie manche Imaginationsübung, Fantasiereise oder auch Visualisierung. Mit diesen würde ich – v.a. als Anfänger – immer beginnen, bevor ich mich eventuell später entscheide, in die reinen Meditationen einzusteigen.

Geführte Meditationen, Imaginationen und Visualisierungen haben Vorteile:
- Sie geben Führung und nehmen Sie mit auf eine Reise. Dabei werden Sie nicht allein gelassen.
- Sie können durch die anleitende Stimme besser loslassen. Viele störenden Gedanken und belastende Gefühle, die die reine Meditation so schwierig machen und auch weniger zur Entspannung beitragen, treten bei geführten Meditationen nicht bzw. nur bedingt auf. Dadurch können Sie sich vollständig der Meditation hingeben.
- Die geführte Meditation entspannt und steigert gleichzeitig die Konzentration. Durch die anleitende Stimme ist das Risiko, abzuschweifen oder in Unruhe bzw. in Grübeleien zu geraten, sehr gering.[153]

Die Nachteile einer geführten Meditation sind m.E. gerade bei ME/CFS und Co. zu vernachlässigen, da die positiven Aspekte überwiegen. Trotzdem sollen sie hier erwähnt werden: Geführte Meditationen haben ihre Grenzen, bedingt durch Thema, Stimme und Länge. Damit lassen sie wenig Raum für selbstständige Entdeckungen außerhalb der Thematik und verleiten manche Menschen zu Tagträumen und zum Einschlafen – was jedoch bei ME/CFS und MCAS meist eher ein Gewinn ist.

# Freie Meditationen

Meditationen im engeren Sinne sind immer freie Meditationen ohne Anleitung und sind v.a. in den fernöstlichen Bewegungsarten wie Qi Gong oder Yoga zu finden. Für diese ist eine gewisse emotionale Stabilität unabdingbar. Bei gleichzeitig bestehenden Traumafolgestörungen oder Depressionen wird grundsätzlich von reinen Meditationen abgeraten. Darüber hinaus sollte sich der Übende bereits vor einer Meditation in einem entspannten Zustand befinden. Bei zu hoher Anspannung entsteht sonst die gegenteilige Wirkung.

Wenn Sie sich mit freien Meditationen beschäftigen wollen, finden Sie unter folgenden Stichwörtern Übungen im Internet:

**Stille Meditation**

In der stillen Meditation setzen Sie sich einfach hin und beobachten, was in Ihrem Körper und Geist vor sich geht. Dabei konzentrieren Sie sich auf Ihren Atem.

**Mantra-Meditation**

Bei der Mantra-Meditation wählen Sie ein Mantra (Silbe, Wort, Aussage) oder eine Affirmation aus, die Sie immer wieder geistig wiederholen.

**Chakra-Meditation**

Hier wird mit Visualisierungen in einem bestimmten Körperbereich gearbeitet, um dessen Eigenschaften anzuregen. Ein Beispiel ist z.B. die Herz-Chakra-Meditation, die darauf zielt, Mitgefühl und Liebe für unsere Mitmenschen zu entwickeln. Dabei konzentrieren Sie sich einfach auf Ihre Herzgegend und spüren, was dort aktuell passiert. Sinnvoll ist es, sich zur Unterstützung ein warmes, grün-leuchtendes Licht in diesem Bereich vorzustellen, das sich langsam ausbreitet.[154]

In den sozialen Medien finden Sie eine Unzahl dieser Übungen kostenlos zum Anhören und Ausprobieren.

*Ich gehe eine Straße entlang*[155]

**1.**
*Ich gehe die Straße entlang.*
*Da ist ein tiefes Loch im Gehsteig.*
*Ich falle hinein.*
*Ich bin verloren … Ich bin ohne Hoffnung.*
*Es ist nicht meine Schuld.*
*Es dauert endlos, wieder herauszukommen.*
**2.**
*Ich gehe dieselbe Straße entlang.*
*Da ist ein tiefes Loch im Gehsteig.*
*Ich tue so, als sähe ich es nicht.*
*Ich falle wieder hinein.*
*Ich kann nicht glauben, schon wieder am gleichen Ort zu sein.*
*Aber es ist nicht meine Schuld.*
*Immer noch dauert es sehr lange, herauszukommen.*
**3.**
*Ich gehe dieselbe Straße entlang.*
*Da ist ein tiefes Loch im Gehsteig.*
*Ich sehe es.*
*Ich falle immer noch hinein … aus Gewohnheit.*
*Meine Augen sind offen.*
*Ich weiß, wo ich bin.*
*Es ist meine eigene Schuld.*
*Ich komme sofort heraus.*
**4.**
*Ich gehe dieselbe Straße entlang.*
*Da ist ein tiefes Loch im Gehsteig.*
*Ich gehe darum herum.*
**5.**
*Ich gehe eine andere Straße entlang.*

*Rinpoche, Sogyal*

# Affirmationen und Visualisierungen

## Selbstachtung

Selbstachtung wird laut Duden definiert als „die Achtung, die jemand vor sich selbst hat". Sie kann auch mit dem „Gefühl für die eigene menschliche Würde" gleichgesetzt werden.[156] Damit haben Sie Selbstachtung, wenn Sie sich selbst gegenüber Respekt verspüren und sich dementsprechend behandeln. Herausfinden können Sie dies leicht. Überlegen Sie sich, wie Sie sich gegenüber jemanden verhalten, den Sie respektieren und mögen. Wahrscheinlich sind Sie nett zu dieser Person und achten auf deren Bedürfnisse und Wünsche. Vor allem werden Sie diese nicht beschimpfen oder demütigen. Im Gegenteil, Sie werden die Person und deren Kompetenz sehr schätzen und vielleicht sogar bewundern. Und nun überlegen Sie, wie Sie mit sich selbst umgehen. Wenn dies mit Ihrem Umgang mit anderen übereinstimmt, dann achten Sie sich selbst. Sollten Sie sich jedoch anders und sogar schlechter behandeln, dann sind Sie eventuell – wie so viele Menschen – sich selbst der ärgste Feind.

*In einer Therapiestunde schenkte mir meine Bezugstherapeutin einen Text von Virginia Satir „Ich bin Ich". Diesen las ich vor; leise, kopfschüttelnd und weinend. Anfangs hatte ich das Gefühl, kein Recht zu haben, diesen Text laut vorzulesen. Denn vieles, was dort angesprochen wurde, war mir völlig fremd. Mir wurde bewusst, wie weit ich noch von einer umfassenden Selbstachtung und -liebe entfernt war. Mein Selbstbewusstsein basierte damals allein auf meiner beruflichen Karriere, die ich aufgrund der Erkrankung aufgeben musste. Und genau hier lag der Knackpunkt: Ich war damals überzeugt, ohne berufliche Laufbahn nichts mehr wert zu sein. In meinen Augen war ich „ein Niemand". Wenn mich jemand fragte, wie es mir geht und wo ich nun stehe, antwortete ich meist mit dem Satz „Ich bin vogelfrei!". Damit war für mich alles gesagt.*

*Auszug aus „Mein Bekenntnis zur Selbstachtung"*

*Ich bin ich selbst.*
*Es gibt auf der ganzen Welt keinen,*
*der mir vollkommen gleich ist. …*

*… Alles, was Teil meines Selbst ist, gehört mir –*
*mein Körper und alles, was er tut,*
*mein Geist und meine Seele mit*
*allen dazugehörigen Gedanken und Ideen,*
*meine Augen und alle Bilder, die sie aufnehmen, …*

*… Mir gehören meine Fantasien, meine Träume,*
*meine Hoffnungen und meine Ängste.*

*Mir gehören alle meine Siege und Erfolge,*
*all mein Versagen und meine Fehler.*
*Weil alles, was zu mir gehört, mein Besitz ist,*
*kann ich mit allem zutiefst vertraut werden.*

*Wenn ich das werde, kann ich mich liebhaben*
*und kann mit allem, was zu mir gehört, freundlich umgehen. …*

*Ich bin ich, und ich bin o.k.*

*Virginia Satir*[157]

Wenn ein Mensch sich selbst liebt und achtet, dann sorgt er gut für sich. Er nimmt seine Bedürfnisse ernst und kümmert sich um Seele, Geist und Körper. Selbstfürsorge ist damit selbstverständlich. Manche Betroffene haben jedoch ein großes Problem mit ihrer Selbstachtung und deshalb auch mit ihrer Selbstfürsorge. Viele kümmern sich in Beruf und Alltag aufopferungsvoll um andere Menschen oder Familienmitglieder. Aber wenn es um sie selbst geht, sind sie überfragt. Sie haben nie gelernt, sich etwas Gutes zu tun. Andere wurden zum „Funktionieren" erzogen, das „Sich-Verwöhnen" war verpönt. Und Dritte wurden vielleicht sogar beschimpft. Somit ist es kein Wunder, dass viele Betroffene ihre Bedürfnisse verleugnen und ihren Körper ablehnen oder sogar hassen, sobald er nicht mehr „funktioniert". Körperliche und emotionale Selbstfürsorge bedeutet in diesem Zusammenhang, sich von diesen destruktiven Verhaltensweisen zu verabschieden und neue konstruktive Wege zu suchen. Für ein konsequentes Pacing ist sie unabdingbar.

Auch Sie können Ihre Selbstachtung verbessern. In diesem Zusammenhang kann die Arbeit auf der inneren Bühne von entscheidender Wichtigkeit sein. Überdies werden Sie durch eine konsequente Ressourcenorientierung herausfinden, was Sie können und was Sie als Mensch so wertvoll macht. Viele verborgene oder lange vergrabene Talente werden dabei zutage treten. Ihr Selbstbewusstsein darf sich erholen. Die Arbeit mit Affirmationen unterstützt Sie dabei. Affirmationen basieren auf Selbstsuggestion und auf dem Konzept der Neuroplastizität. Dabei nutzen Sie positive Leitsätze, Sprüche und Gedanken, die Sie – ähnlich wie ein Mantra – immer wieder aufsagen und in Visualisierungen verwenden. Auf deren Handhabung, Wirkung und Grenzen möchte ich später eingehen.

# Funktionen von Affirmationen

---

### AFFIRMATIONEN ERSETZEN
### ALTE GLAUBENSSÄTZE

---

Affirmationen haben unterschiedliche Ziele. U.a. können sie schlechte Glaubenssätze, die sich in uns eingebrannt haben, ersetzen. Durch den regelmäßigen Gebrauch der neuen, sorgsam ausgewählten und formulierten Leitsätze können wir ein neues, realistisches und stimmiges Selbstwertgefühl aufbauen.

*Während einer Reha besuchte ich einmal wöchentlich eine Trauma-Gruppe. Dort wurden alle TeilnehmerInnen aufgefordert, ihre negativen Glaubenssätze aufzuschreiben. Danach wurde jede Einzelne gebeten, ihre Sätze laut vorzulesen. Die erste fing an, die zweite folgte. Die Sätze kamen immer schneller. Und plötzlich waberten schreckliche Sprüche durch den Raum: „Du bist nichts wert", „Du taugst nichts", „Du bist ein Trampeltier", „Du bist schuld, dass ich krank bin." etc. etc. Es hörte nicht auf. Mein erster Impuls war, mir die Ohren zuzuhalten. Wie konnten all diese wunderbaren Menschen so schlecht von sich denken? Wie konnten wir alle davon überzeugt sein, so abgrundtief schlecht, hässlich und böse zu sein? Schnell wurde uns klar, dass unsere alten Glaubenssätze aus früheren Beschimpfungen, Demütigungen, Anklagen und Vorwürfen rührten. Sie waren reinstes Gift, das langsam, aber stetig wirkte.*

*Daher waren wir sehr erleichtert und begeistert, als wir eine weitere Aufgabe bekamen. Wir sollten uns zusammentun und zu jedem einzelnen negativen Glaubenssatz eine Affirmation entwickeln. Ich setzte mich mit zwei anderen Mitpatienten zusammen. Die gemeinsame Arbeit tat uns so gut, dass wir uns in unserer Freizeit nochmals trafen. Da hieß es dann statt „Du bist nichts wert" „Ich bin ein wertvoller Mensch", statt „Du bist ein Trampeltier" „Ich bin sportlich", statt „Du taugst nichts" „Ich leiste in meinem Leben Wertvolles" oder statt „Du bist schuld, dass ich krank bin" „Ich trage nur für mich allein Verantwortung". Wichtig war an dieser Stelle die Teamarbeit, um die eigenen Zweifel zu zerstreuen. Diese Affirmationen schrieben wir auf einzelne Kärtchen, die wir ab dem Tag immer bei uns trugen. Wir lernten diese Kärtchen auswendig wie Vokabeln. Und wir gaben uns gegenseitig Komplimente. Die*

*Menschen von damals, die uns früher so beleidigt und beschämt hatten, sollten nicht siegen.*

## AFFIRMATIONEN ZUR ZIELERREICHUNG

Bei der Krankheitsbewältigung haben Affirmationen noch eine weitere Funktion. Indem Sie für sich in positiven Leitsätzen in der Gegenwartsform formulieren, was Sie erreichen wollen, haben Sie einen ersten Schritt in die richtige Richtung getan. Anfangs sind die positiven Affirmationen vielleicht mehr Wunschdenken als Realität. Durch die Affirmationen bildet das Gehirn jedoch neue neuronale Verbindungen. Dadurch wird das Unterbewusstsein neu programmiert – und wir sind der Realität näher als wir denken.

*Achte auf Deine Gedanken, denn sie werden Worte. Achte auf Deine Worte, denn sie werden Handlungen. Achte auf Deine Handlungen, denn sie werden Gewohnheiten. Achte auf Deine Gewohnheiten, denn sie werden Dein Charakter. Achte auf Deinen Charakter, denn er wird dein Schicksal."*

*Talmud*

# Wie formuliere ich Affirmationen?

Bei der Erstellung von Affirmationen sollten Sie folgende Regeln einhalten[158]:

1. Sie müssen daran glauben, was Sie schreiben und wiederholt aufsagen.
2. Positive Aussagen sind wichtig! Vermeiden Sie daher negative oder ironische Formulierungen sowie die Worte „nicht", „kein" oder „nie".
3. Formulieren Sie Ihre Affirmationen immer in der Gegenwart und in der „Ich-Form".
4. Schreiben Sie so konkret wie möglich. Also z.B. nicht „Ich bin wieder gesund", sondern „Ich gehe spazieren" oder „Ich gehe schwimmen" oder „Ich gehe mit meinen Freundinnen ins Hofcafé, um einen Kaffee zu trinken".
5. „Ein Bild sagt mehr als tausend Worte": Verwenden Sie daher in Ihren Aussagen Bilder, um diese zu bekräftigen. Wenn es Ihnen möglich ist, malen Sie noch etwas dazu.

*Ich selbst halte mich zudem an die eigene Regel, die Aussagen einigermaßen realistisch zu formulieren und mich auf die nächsten konkreten Schritte zu konzentrieren, die vor mir liegen. Es fällt mir dann leichter daran zu glauben. Ein Beispiel: Es wäre angesichts meiner Situation (20 Jahre in EM-Rente) sinnlos und in meinen Augen völlig realitätsfremd zu schreiben „Ich arbeite in einem Unternehmen wieder als Kommunikationsleiterin". Aber ich kann das Bild „Ich schreibe Bücher" visualisieren.*

Formulieren Sie auf eine positive Art und Weise für sich, was Sie sind – und was Sie erreichen wollen. Sie können sich Ihre erarbeiteten Affirmationen auf Karteikarten notieren und regelmäßig wiederholen (morgens beim Aufstehen, abends vor dem Schlafengehen, während Meditationen etc. etc.). Darüber hinaus können Sie ein Bild zu dem jeweiligen Spruch malen und dieses als Poster an die Wand oder an einen Spiegel hängen. Nutzen Sie die Affirmationen in Ihren Visualisierungen. Manche Betroffene schicken sich ihre Affirmationen als tägliche oder wöchentliche Erinnerungen auf ihr Smartphone. Des Weiteren gibt es auch Affirmationskarten im Verkauf. Beliebt und geeignet sind die Lebenskarten unter lebenskarten.de oder unter affirmationskarten.de. Aber auch im Postkartenhandel findet man oft genug Material.

# Grenzen der Affirmationen[159]

Leider gibt es nach wie vor viele Missverständnisse über Affirmationen. Auch in manchen Brain Retraining- und Lifestyle-Programmen wird die Wirkung von positiven Botschaften überhöht und fast schon zwanghaft angewendet. Daher möchte ich nochmals folgende Aspekte betonen:

## AFFIRMATIONEN WIRKEN
## NICHT FÜR SICH ALLEIN

Affirmationen bewirken keine Wunder. Daher wird niemand gesund werden, nur weil er sich tagtäglich sagt: „Ich bin gesund". Das wäre realitätsfern und blauäugig. Die Aussage kann jedoch den Genesungsprozess und die Bemühungen, die unternommen werden, unterstützen.

**1. Beispiel:**
Mein Patenkind schreibt sich die Affirmation auf einen Zettel „Ich habe 10 Punkte in meiner Mathe-Klausur" und wiederholt dieses Mantra mehrmals am Tag. Wenn er jedoch nicht lernt und nur am PC daddelt, wird er das nicht schaffen. Er muss schon etwas dafür tun. Die Affirmation beeinflusst jedoch das Unterbewusstsein, gibt ihm ein gutes Gefühl und motiviert dadurch zum Lernen.

**2. Beispiel:**
Meine Freundin möchte abnehmen und hat dafür folgende Affirmation formuliert „Ich wiege 55 kg". Die Affirmation wird sie regelmäßig an ihr Ziel erinnern und sie motivieren, ihre Ernährungsgewohnheiten umzustellen und v.a. nicht mehr zwischendurch zu snacken. Auch unterstützt sie das Durchhaltevermögen, so dass das Ziel erreicht werden kann. Es reicht jedoch nicht aus, mehrmals am Tag nur den Satz zu lesen und ansonsten im Leben nichts zu ändern.

## AFFIRMATIONEN LÖSEN NICHT ALLE PROBLEME

Affirmationen haben eindeutig Grenzen. Allein durch regelmäßige Anwendung von Affirmationen wird ein Betroffener weder Krebs noch Depressionen besiegen. Im Gegenteil: Bei Depressionen können Affirmationen eher nachteilig wirken – und die Menschen zu sehr unter Druck setzen. Professionelle Hilfe ist hier notwendig.

## AFFIRMATIONEN KÖNNEN ZUM ZWANG WERDEN

Es gibt Personen, die Affirmationen zwanghaft oder im Übermaß anwenden, was zu einer unrealistischen Selbstüberschätzung führen kann. Zudem erreichen sie damit genau das Gegenteil: Affirmationen wirken nicht mehr, wenn zu viele auf einmal genutzt werden.

## ÜBERTRIEBENE AFFIRMATIONEN KÖNNEN IN EINER TOXISCHEN POSITIVITÄT ENDEN

Eine weitere Regel, die bei dem Gebrauch von Affirmationen immer wieder genannt wird, lautet: „Vermeide es, an die Vergangenheit zu denken oder negativ zu denken."

Diese Regel sollte differenziert gesehen werden. Es ist sicherlich richtig, Verallgemeinerungen, Generalisierungen, Übertreibungen und unrealistische Ängste in dem eigenen Denken einzuschränken. Aber eine toxische Positivität, also eine übertriebene und erzwungene optimistische Denkweise, die keinerlei negative Emotionen und Gedanken zulässt, rächt sich auf Dauer. Wenn negative Gefühle und Gedanken nicht verarbeitet werden, häufen sie sich an. Berechtigte Sorgen sollten daher ernst genommen und nicht beiseitegeschoben werden. Sie signalisieren, dass etwas nicht in Ordnung ist und motivieren die Menschen, Dinge zu ändern und nach Lösungen zu suchen. Auch Schwierigkeiten, Nöte und Probleme gehören zu einem völlig normalen Menschenleben. Berechtigte Gefühle wie Trauer, Wut und Co. haben ihren Platz im Leben verdient. Daher wäre es nicht sinnvoll, diese zu verdrängen oder den Kopf in den Sand zu stecken.

Ähnlich sehe ich es mit der Vergangenheit. In Hinblick auf schlechte Tage ist es sicherlich sinnvoll, an diese nicht allzu oft zu denken. Gleichzeitig hilft es aber nicht, alles zu verdrängen. Es geht eher darum, die schlechten Erinnerungen emotional zu verarbeiten, um wieder unbelastet in die Zukunft blicken zu können. Zudem tut es der Seele und damit auch dem Körper gut, in angenehmen Erinnerungen zu schwelgen und sich nochmals vor Augen zu führen, wie viele schöne Augenblicke man in seinem Leben schon erleben durfte.

*Alles hat seine Zeit*

*Ein jegliches hat seine Zeit, und alles Vorhaben unter dem Himmel hat seine Stunde: Geboren werden hat seine Zeit, sterben hat seine Zeit; pflanzen hat seine Zeit, ausreißen, was gepflanzt ist, hat seine Zeit; töten hat seine Zeit, heilen hat seine Zeit; abbrechen hat seine Zeit, bauen hat seine Zeit; weinen hat seine Zeit, lachen hat seine Zeit; klagen hat seine Zeit, tanzen hat seine Zeit; Steine wegwerfen hat seine Zeit, Steine sammeln hat seine Zeit; herzen hat seine Zeit, aufhören zu herzen hat seine Zeit; suchen hat seine Zeit, verlieren hat seine Zeit; behalten hat seine Zeit, wegwerfen hat seine Zeit; zerreißen hat seine Zeit, zunähen hat seine Zeit; schweigen hat seine Zeit, reden hat seine Zeit; lieben hat seine Zeit, hassen hat seine Zeit; Streit hat seine Zeit, Friede hat seine Zeit. …*

*Prediger 3, 1-8*

# Visualisierungen

Sie können Ihre Affirmationen verstärken, indem Sie sich diese bildlich vorstellen und mit Visualisierungen verbinden. Visualisieren kommt aus dem Lateinischen („Sehen") und ist eine bekannte Motivationstechnik, bei der die Übenden Träume und Ziele festlegen und diese mit allen Sinnen imaginieren. Dabei sollte die Vorstellung der erwünschten Situation so bildlich, detailliert und plastisch wie möglich sein.

Die Visualisierungstechnik nutzt die Neuroplastizität des Gehirns, um neuronale Verbindungen zu stärken, die auch bei realen Handlungen aktiv sind. Ihr Unterbewusstsein nimmt die Bilder wahr, während Ihr Gehirn das imaginierte Ereignis als reales Erlebnis abspeichert. Dadurch machen Visualisierungen Mut, geben Hoffnung und Motivation. Sie beruhigen und verringern damit Stress und Angst. Zudem fördern sie das motorische Lernen, was v.a. für Sportler enorm wichtig geworden ist.

## BEWEGUNGEN VISUALISIEREN

Die Wirkung der Visualisierung wird inzwischen auf vielen Gebieten eingesetzt, u.a. im Mentaltraining bei Führungskräften. Aber auch im Leistungssport nutzen Sportler Visualisierungen z.B. vor einem Turnier oder vor einem Rennen, um sich psychisch auf die Wettkampfsituation einzustellen. Sie stellen sich dann die Strecke und den Wettkampf mit all ihren Sinnen vor. Dabei konzentrieren sie sich auf ihre Bewegungen, lassen aber keine Details aus. Zwischen den Trainings spulen sie einzelne Bewegungssequenzen immer wieder vor ihrem inneren Auge ab, um ihre sportlichen Leistungen zu optimieren. Darüber hinaus nutzen sie die Visualisierungstechnik in Verletzungspausen, um ihr Leistungsniveau zu erhalten und rufen im ruhigen Zustand die einzelnen Bewegungen ab. Dieses Prinzip wurde in der Physiotherapie und in der Ergotherapie aufgegriffen und kann v.a. für bettlägerige Betroffene von großem Wert sein.

Das Unternehmen NOI group hat in diesem Zusammenhang eine App entwickelt, mit deren Hilfe Bewegungsabläufe einzelner Körperteile visualisiert werden können. Die App zielt u.a. darauf, Schmerzen zu lindern sowie die Regenerationszeit nach Verletzungen zu verkürzen. Entwickelt wurden u.a. eine App für Arme, für Schultern, für den Nacken, für den Rücken, für den Fuß etc. Dabei können Sie sich spielerisch mit einzelnen Bewegungseinheiten auseinandersetzen. Durch Memory, Rechts-Links-Unterscheidungen und Co. werden in ihrem Gehirn ähnliche Synapsen gebildet wie bei Bewegungen in der Realität. Indem Sie sich kognitiv mit den Bewegungen beschäftigen, verbessern Sie Ihre Beweglichkeit und können Schmerzen nachweislich lindern.

Bei Interesse finden Sie zu den Apps hier weitere Informationen: https://www.noigroup.com/product/recogniseapp/

## VISUALISIEREN ZUR KRANKHEITSBEWÄLTIGUNG

Inzwischen werden Visualisierungen auch bei schweren körperlichen und seelischen Erkrankungen eingesetzt. Bei Krebs z.B. soll mit Hilfe der eigenen Vorstellungskraft das Immunsystem gekräftigt werden. Dabei stellen sich Betroffene sich vor, dass ihre Abwehrzellen gegen die chronischen Erreger kämpfen und siegen.[160] Auch bei Multipler Sklerose hat die Arbeit mit Visualisierungen Einzug gehalten.[161]

Daher ist es nicht verwunderlich, dass diese Technik auch genutzt werden kann, um die Folgen von ME/CFS, MCAS und Co. zu verringern und zu lindern. Es hat sich dabei als hilfreich herausgestellt, sich kleine (Zwischen-)Ziele zu setzen und diese mit allen Sinnen zu imaginieren, um so schrittweise in den Alltag zurückzukehren. Dies führt in der Regel eher zum Erfolg als die reine Visualisierung des Endergebnisses. Bitte beachten Sie, dass Visualisierungen denselben Grenzen wie Affirmationen unterliegen und keine Wunder bewirken können. Zudem sollten sich Übende nicht verzetteln, indem sie Visualisierungen inflationär nutzen. Konzentrieren Sie sich daher immer nur auf ein oder zwei Ziele.

Mehr zu dem Thema finden Sie u.a. in dem Apple Podcast „Blühende Gesundheit".
Die Autorin des Podcasts hat sich mit Visualisierungen intensiv beschäftigt. Hören Sie
einfach einmal rein und nutzen Sie die dort aufgelisteten Beispiele, bevor Sie Ihre eigenen Übungen erstellen.

## WIE VISUALISIERE ICH RICHTIG?

1 Schritt
Setzen Sie sich ein klares Ziel. Schreiben Sie auf, was Sie erreichen wollen.
Formulieren Sie dieses Ereignis so konkret wie möglich (z.B. „Ich gehe im Wald spa-
zieren").

Nun stellen Sie sich vor, wie das aussieht und beschreiben Sie diese Situation in Ihren
eigenen Worten. Nutzen Sie dafür all Ihre Sinne und entwerfen Sie ein mentales Bild
der Situation. Denken Sie daran, wie Sie sich körperlich fühlen, was Sie hören und
riechen. Beschreiben Sie die Bäume, den Weg, überlegen Sie, welche Blumen Sie sehen
und welche Vögel Sie hören könnten. Vielleicht malen Sie sogar ein Bild dazu.

Dabei ist es übrigens egal, ob Sie für die Visualisierung die innere bzw. - Ich-
Perspektive (also von sich selbst aus) oder die äußere Perspektive Person (jemand
schaut Ihnen als dritte Person zu) wählen. Beide Methoden sind anerkannt.[162]

2. Schritt
Sorgen Sie für Entspannung, indem Sie sich an einen ruhigen Ort begeben und dafür
sorgen, dass Sie für eine Stunde ungestört bleiben. Die Übung selbst können Sie im
Sitzen oder Liegen durchführen. Schließen Sie Ihre Augen und atmen ein paarmal tief
ein und aus. Sie können vorab auch eine Entspannungsübung einbauen.

3. Schritt
Nun stellen Sie sich die gewünschte Situation bildlich vor. Nutzen Sie dabei alle Sinne.
Denken Sie an die Vögel, die Geräusche des Waldes, den Tannengeruch etc. etc.

## 4. Schritt

Verknüpfen Sie nun die positiven Emotionen mit Ihrem inneren Bild. Spüren Sie z.B., wie Sie sich über die einzelnen Bäume freuen, wie Sie in die Sonne schauen und sich freuen. Verinnerlichen Sie sich Ihr Lächeln, das auf Ihrem Gesicht erscheint.

## 5. Schritt

Üben Sie regelmäßig, idealerweise täglich. Wiederholungen sind entscheidend, um die Neuroplastizität des Gehirns herauszufordern und Lerneffekte nutzen zu können.[163]

# Emotionale Selbstfürsorge

Das Thema Selbstfürsorge ist ein breites Lernfeld und birgt einen großen Erfahrungsschatz. Dabei ist die Fähigkeit, sich um sein eigenes körperliches und seelisches Wohlbefinden kümmern zu können, für jeden Erwachsenen lebensnotwendig. Sie zählt zu den entscheidenden Herausforderungen in unserem Leben und umfasst alle Lebensbereiche des Alltags. Die meisten Menschen haben gelernt, mehr oder weniger gut für sich zu sorgen, wobei das Hauptaugenmerk hier aber oft auf der körperlichen Selbstfürsorge liegt. Bei der emotionalen Selbstfürsorge wird es meist schwierig. Hier geht es u.a. darum, sich selbst zu achten, die eigenen seelischen Bedürfnisse wahrzunehmen und zu erfüllen. Denn auch die Seele benötigt Nahrung, die aus Hoffnung, Freude, Spiritualität, Verbundenheit mit der Natur, Geborgenheit und vor allem aus Spaß besteht. Zudem braucht die Seele positive Gedanken. Daher dreht sich bei der emotionalen Selbstfürsorge alles um die folgenden Fragen: „Was braucht Ihre Seele?", „Was tut Ihnen gut?" und „Wer tut Ihnen gut?". Dabei gilt es anfangs, die eigene Selbstwahrnehmung sowie Selbstachtung zu verbessern.

# Emotionale Bedürfnisse erkennen

Manchen Menschen haben Probleme, ihre eigenen emotionalen Bedürfnisse überhaupt zu erkennen. Andere nehmen diese schon wahr, wollen jedoch nicht auf sie hören. Daher fällt es vielen Betroffenen anfangs recht schwer, sich mit diesen Themen zu befassen.

In einem solchen Fall rate ich zur therapeutischen Innenarbeit. Auch die Stärkung Ihrer Intuition kann z.B. durch Qi Gong und Imaginationsübungen eine große Hilfe sein. Darüber hinaus können Sie sich mit Hilfe einer schonenden und achtsame Körpertherapie einen neuen Zugang zu Ihren Emotionen, Wünschen und Bedürfnissen verschaffen.

Sobald Sie gelernt haben, Ihre Gefühle besser wahrzunehmen, wird es um die Frage gehen, wie Sie Ihre Bedürfnisse umsetzen und gegenüber anderen Menschen vertreten wollen. Dabei ist vor allem entscheidend, die eigenen Grenzen zu spüren und zu respektieren.

## Grenzen setzen

Im Gegensatz zu früher, als sie noch leistungsfähig waren, müssen Betroffene heute sehr stark darauf achten, ihre eigenen – teilweise sehr eng gesteckten – Grenzen wahrzunehmen und diese nicht zu überschreiten. Dabei kann es mitunter sehr schwierig sein, diese Grenzen nach außen zu kommunizieren und zu vertreten sowie sich bei Überforderung abzugrenzen. Es ist daher von großer Wichtigkeit, sich mit dem Thema „Grenzen setzen" eingehend zu beschäftigen und sich darüber im Klaren zu werden, dass Grenzen immer individuell sind. Nur die Betroffenen persönlich können über ihren Körper und seine Signale herausfinden, wo ihre Grenzen liegen. Denn dieser reagiert auf Grenzverletzungen mit Crashs – egal, ob sie ihre Grenzen selbst übergehen oder ob es ein anderer tut. Leider wird der Körper jedoch oft überhört, da er leiser als der Kopf ist. Daher ist es notwendig, ihm ganz bewusst und aktiv zuzuhören.[164]

Fangen Sie heute damit an: Vielleicht haben Sie schon einmal erlebt, dass „… sich alles zusammenzieht…" oder dass Ihnen mulmig oder unwohl in einer Situation wird. Können Sie nachspüren, wo sich das bei Ihnen körperlich bemerkbar macht? Spannen Sie sich dann unbewusst an? Wie fühlt sich Ihr Bauch an? Und was macht der Kopf? Nehmen Sie andere Stress-Signale wahr? Wenn Sie eine Pulsuhr nutzen, zeigt er eventuell sogar einen höheren Puls an? Üben Sie sich in Achtsamkeit. Stärken Sie Ihre Wahrnehmung.

*In der Reha-Klinik wurde eine Gruppen-Übung zum Thema „Grenzen" angeboten. Bei dieser Übung stellen sich zwei TeilnehmerInnen auf beiden Seiten des Raumes auf. Eine Person bleibt stehen, die andere kommt auf sie zu. Diejenige, die stehenbleibt, soll „Stopp" sagen, sobald sie spürt, dass die andere Person ihre Grenzen verletzen würde, wenn sie sich noch weiter nähert. Bei dieser Übung wird sehr deutlich, wie individuell Grenzen sind.*

*Während eine Person erst sehr spät „Stopp" sagt, braucht die andere Person schon einige Meter Sicherheitsabstand.*

*Ich selbst habe bei dieser Übung gelernt, dass ich in normalen Situationen gut „Stopp" sagen kann. Wenn jedoch jemand bei der Übung zu schnell auf mich zukam, bekam ich erst einmal Panik. Ich schaffte mein „Stopp" gerade so. Aber als mir eine schwache, hilfsbedürftige Person entgegenkam, konnte ich das „Stopp" nicht mehr aussprechen. Stattdessen nahm ich die Person automatisch in die Arme. Damit war mein Problem klar. Wenn jemand um Hilfe bittet, konnte ich keine Grenzen setzen. Ich hatte mir damals vorgenommen, dies zu ändern. Trotzdem habe ich später in solchen Situationen, z.B. in der Flüchtlingshilfe, immer noch zu selten „Nein" gesagt. Es ist nach wie vor einer meiner großen Schwachpunkte, Menschen helfen zu wollen und mich dabei zu vergessen. Umso achtsamer muss ich hier sein.*

## TIPPS ZUM GRENZEN SETZEN

- Denken Sie an Ihre Löffel-Liste und an Ihr Pacing. Ordnen Sie diesen Prinzipien alles unter.[XXXV]

- Lernen Sie, laut „Nein" und „Stopp" zu sagen.[165] Sprechen Sie es erst einmal für sich ganz allein aus. Versuchen Sie, Ihr „Nein" in unterschiedlicher Lautstärke und Betonung auszusprechen. Spüren Sie nach, wie Ihr Körper darauf reagiert. Merken Sie, wie Sie beim Aussprechen des „Neins" eine aufrechtere Haltung einnehmen und somit größer und zunehmend klarer werden? Spüren Sie die Kraft, die sich in Ihnen ausbreitet?

- Denken Sie sich einen Satz aus wie zum Beispiel: „Ich darf Nein sagen. Denn ich sorge gut für mich." Oder „Ein STOPP schützt mich heute". Schreiben Sie sich diesen Satz auf ein Affirmationskärtchen und hängen Sie dieses z.B. neben dem

---

[XXXV] Siehe Kapitel „Pacing"

Telefon auf. Legen Sie auch eines der Kärtchen in Ihr Portemonnaie, in Ihre Smartphone-Tasche oder in Ihren Taschenkalender.[166]

- Gehen Sie in die Leihbücherei und suchen Sie passende Kinderbücher zum Thema „Nein-Sagen" aus. So können Sie nicht nur Ihren eigenen, sondern auch Ihren inneren Kindern beibringen, dass „Nein-Sagen" nicht nur erlaubt, sondern sogar sehr wichtig ist.[167]

- Geben Sie sich Bedenkzeit, wenn jemand Sie um etwas bittet. Egal, ob es um ein Treffen oder um eine Hilfestellung geht, sagen Sie der anfragenden Person, dass Sie Rücksprache halten und erst am nächsten Tag Bescheid geben wollen. Dann haben Sie genügend Zeit, um sich über Ihre Gefühle und vor allem auch Ihr Bauchgefühl im Klaren zu sein. Haben Sie Lust dazu? Reicht die Kraft aus? Oder wehrt sich in Ihnen etwas dagegen? Wo können Sie dies fühlen? Wenn es um eine Bitte um Hilfestellung geht, horchen Sie gut in sich hinein und fragen sich, ob Sie sich ausgenutzt fühlen oder ob Sie gern helfen. Hören Sie dabei vor allem auf Ihren Körper und Ihre Seele – auch bezüglich der Frage, ob Sie das kräftemäßig schaffen. Wenn Sie allein keine Antwort finden, kann es sinnvoll sein, darüber mit jemanden aus Ihrem Umfeld zu sprechen. Aber melden Sie sich bitte erst wieder bei der anfragenden Person, wenn Sie sich entschieden haben. Geben Sie ihr erst dann eine Antwort.[168]

- Wenn Sie jemandem absagen, rechtfertigen Sie sich nicht. Das erspart viel Kraft und Energie. Zudem würde eine Rechtfertigung Ihre Aussage schwächen. Ihr „Nein" oder ein „Es passt gerade nicht" muss ausreichen.[169]

- Reservieren Sie Auszeiten in Ihrem Kalender. Tragen Sie diese genauso ein wie andere externe, verbindliche Termine. Damit sind diese Zeiten tabu für andere. So haben Sie gut für sich gesorgt und haben Zeit, um zur Ruhe zu kommen.

- Bei schwierigen Telefonaten können Sie innere Grenzen setzen, indem Sie z.B. den Anruf auf „Laut" stellen und das Smartphone oder den Telefonhörer etwas weiter wegstellen. So haben Sie die anrufende Person nicht direkt am Ohr. Nutzen

Sie die räumliche Entfernung, um sich abzugrenzen und so das Gespräch sachlicher betrachten zu können. Es fällt damit leichter, beizeiten Stopp zu sagen.

- Wenn Sie grundsätzlich dazu neigen, sich zu überfordern, machen Sie immer wieder eine Pause. Nehmen Sie sich in diesen Pausen Zeit zum Nachspüren. Horchen Sie in sich hinein. Nutzen Sie notfalls Hilfsgeräte wie Pulsuhr und Co. Und hören Sie auf, wenn Ihr Körper bereits Grenzen aufzeigt. Machen Sie nicht weiter, wenn Sie bereits erste Schmerzen oder Unwohlsein verspüren. Haben Sie Geduld mit sich. Indem Sie auf Ihre Grenzen achten und sich nur das zumuten, was möglich ist, werden Sie langfristig mehr schaffen und sich vor allem schrittweise wohler fühlen.

- Wenn Sie sich in einer Situation unwohl fühlen oder merken, dass Sie in die Überforderung rutschen, sollten Sie gut auf sich hören und die Situation sofort verlassen. Denken Sie dabei an Ihr „Stopp" und Ihr „Nein". Nutzen Sie es, auch innerlich.

- Seien Sie nicht böse auf sich, wenn Sie in einer Situation zu spät merken, dass Ihre Grenzen bereits überschritten wurden. Überlegen Sie danach, warum Sie nicht früher Ihre Grenzen erkannt und vertreten haben. Klären Sie für sich diese Frage. Danach können Sie über eine bessere und adäquate Reaktion auf die vergangene Situation nachdenken. Schreiben Sie sich auf, wie Sie bei einem nächsten Mal reagieren würden. So können Sie durch Erfahrung lernen und zunehmend leichter Grenzen setzen.

- Lassen Sie sich bei Ihrem Plan unterstützen, besser für sich zu sorgen und mehr Grenzen zu setzen. Mitmenschen, die mit Ihnen darauf achten, dass Sie Ihre eigenen – neu gesteckten – Grenzen einhalten und schrittweise auch nach außen vertreten, können in dieser Phase sehr helfen. Erzählen Sie daher, was Sie ändern wollen. Schildern Sie auch die Probleme, die Sie noch haben. Und lassen Sie sich bei Unsicherheiten beraten, auch wenn es manchmal völlig unbedeutende Situationen sind. Gerade diese sind zum Üben hervorragend geeignet.

*Einmal kam ich mit starken Kopfschmerzen in die Therapiestunde und beklagte mich, weil der Taxifahrer, der mich zur Praxis fuhr, sehr laut Musik gehört hatte. Auf die Frage, warum ich ihn nicht gebeten hätte, die Musik leiser zu drehen oder gar auszuschalten, antwortete ich, dass der Fahrer so jung war. Ich wollte ihm nicht den Spaß an der Musik verderben. Außerdem hatte ich Angst vor einer Zurückweisung und unfreundlichen Erwiderungen. Daraufhin erwiderte meine Therapeutin, dass er ja nach der Fahrt weiter Musik hören könne. Dies leuchtete mir ein. Somit war mir klar, dass ich Grenzen setzen durfte. Meine Therapeutin spielte mit mir durch, wie ich die Bitte um leise Musik formuliere. Als Hausaufgabe bekam ich mit, dies zu üben. Schon am nächsten Tag konnte ich meine Bitte um leisere Musik während einer anderen Taxifahrt äußern. Als ich merkte, dass mein Gegenüber sehr verständnisvoll reagierte, gewann ich an Zuversicht und Selbstbewusstsein. Heute, ein Jahr später, ist diese Bitte für mich zur Routine geworden.*

# Ein wohlwollendes Umfeld auf- und ausbauen

Wenn Menschen schwer erkranken, werden Freund- und Bekanntschaften auf eine Probe gestellt. Viele Betroffene erleben, wie bisherige Freunde und Bekannte mit der Erkrankung nicht umgehen können oder sogar die Erkrankung in Frage stellen. Anfangs bekommt man vielleicht von diesen Menschen noch Zuwendung, die mit der Zeit dann aber weniger wird. Da das Arbeitsleben für viele wegbricht, fallen auch die Bekanntschaften aus diesem Lebensbereich von heute auf morgen weg. Andere Freunde sind unsicher, wie sie sich verhalten sollen. Sie wissen nicht, wie sie helfen können – und trauen sich vielleicht auch nicht, über die Erkrankung zu sprechen. Die Betroffenen wiederum haben kaum Kraft, Beziehungen zu pflegen und werden immer einsamer. Ein Teufelskreis, den es zu durchbrechen gilt – achtsam und in dem Tempo, der für die Erkrankten machbar ist.

Daher möchte ich an dieser Stelle einige Tipps für den Auf- und Ausbau eines wohlwollenden Umfelds geben, wobei die Frage „Wer tut Ihnen wirklich gut?" im Mittelpunkt steht.

Hierfür sollten Sie zu Beginn eine ehrliche Bestandsaufnahme über den Zustand Ihrer Beziehungen und Verbündeten machen. Nutzen Sie dafür die folgenden Fragen. Falls Sie Bedenken haben, diese für sich allein zu beantworten, besprechen Sie dies bitte mit einem Behandler.

## BESTANDSAUFNAHME DER BEZIEHUNGEN

- Wer tut Ihnen gut?
- Wen können Sie anrufen, wenn es Ihnen tagsüber schlecht geht?
- Wen können Sie anrufen, wenn Sie nachts Hilfe benötigen?
- Zu wem können Sie gehen, wenn Sie in Not sind?
- Wer kann Sie in praktischen Situationen unterstützen, z.B. wenn Sie nicht aus dem Haus gehen können?
- Wem vertrauen Sie so sehr, dass Sie ihr oder ihm wirklich alles erzählen können?
- Wer kann zuhören?
- Wer kann Sie gut ablenken?
- Gibt es Menschen, die Sie aufmuntern können?
- Mit welchen Menschen würden Sie gern etwas unternehmen, wenn Sie Kraft haben?
- Wie können Sie Kontakt halten (Soziale Medien, E-Mails, Briefe, Persönliche Kontakte, Anrufe?)
- Wer kann Ihre besonderen Bedürfnisse (z.B. Stille, Duftstoffunverträglichkeit, kurze Treffen, keine Telefonate, sondern SMS) akzeptieren und hält sich daran?

Beantworten Sie die Fragen ehrlich. Klären Sie auch für sich, wie Sie Beziehungen in Ihrem Zustand pflegen können – oder ob es zurzeit kaum machbar ist. Mit Ihren Antworten haben Sie die Basis für weitere Überlegungen gelegt. Sie können nun überprüfen, wo Sie bereits gut versorgt sind und wo Sie mehr Verbündete wünschen oder brauchen. Im nächsten Schritt ist es sinnvoll, enge Freunde und Familienmitglieder in Ihre aktuelle Situation einzuweihen und nachzufragen, ob sie Sie unterstützen wollen.

Neue Kontakte können über Selbsthilfegruppen, Gruppentherapien, Hobbykurse, Ehrenamt und Co. geknüpft werden. Auf diesem Weg können Sie schrittweise ein unterstützendes Beziehungsnetzwerk mit mehreren Familienmitgliedern, Freunden und Bekannten aufbauen. Überfordern Sie sich jedoch nicht. Berücksichtigen Sie, dass die Größe eines Netzwerks stark von Ihrem Naturell, Ihrer Kraft sowie Ihrer Fähigkeit zur Beziehungspflege abhängt. Die Qualität der Beziehungen ist wichtiger als eine große Anzahl von Bekanntschaften. Wichtig ist zudem, dass Sie bei Ihren Verbündeten darauf achten, die Unterstützungslast auf mehrere Schultern zu verteilen. Sie sorgen damit nicht nur gut für sich, sondern haben auch das Wohl Ihrer Mitmenschen im Blick. Gleichzeitig machen Sie sich nicht zu abhängig von einer oder zwei Person-/en.

*Ich selbst habe das große Glück, mich auf einen großartigen Partner verlassen zu dürfen. Zugleich hatte ich schon immer hilfreiche und liebevolle Freunde und Freundinnen an meiner Seite, die mich unterstützten. Aber auch ich musste erleben, dass sich Freunde abgewendet haben und ehemalige Kollegen mich auf der Straße nicht mehr grüßten. Das tut weh. Gleichzeitig habe ich durch die Erkrankung gelernt, auf welche Menschen ich mich wirklich verlassen kann. Aber es gibt immer wieder Zeiten, in denen ich einfach für mich allein sein muss. Dies ist bis heute so. Gerade wenn es mir körperlich sehr schlecht geht, war und ist es mir lieber, abzutauchen. Die Kraft reicht auch heute oft nicht aus, lange Konversation zu betreiben. Meine Freunde fanden dies anfangs befremdlich. Manche machten mir auch Vorwürfe. Inzwischen kennen sie meine Gründe und können diese zum Großteil akzeptieren. Sie wissen, dass mein Mann bei mir ist. Das beruhigt sie. Dankbar bin ich denjenigen, die trotzdem einmal nachfragen und ihre Hilfe anbieten. Mir reicht schon aus, dass jemand Verständnis zeigt und gern helfen würde. Allein dadurch fühle ich mich wahrgenommen, geliebt und geborgen. Schmerzhaft war jedoch die Feststellung, dass ich diese Geborgenheit nicht überall spüren durfte. Es gab auch bittere Enttäuschungen. Wiederholten sich diese, habe ich aus Selbstschutz teilweise den Kontakt abgebrochen.*

Zu einem wohltuenden Umfeld gehört auch, sich von schädigenden Kontakten zu trennen. Grenzverletzende Beziehungen sollten beendet werden.

*Ein anderes großes Problem ist meine Duftstoffunverträglichkeit. Obwohl v.a. die Freunde meines Mannes immer nach mir fragen und mich auch mögen, vergessen sie, dass ich auf Duftstoffe allergisch reagiere - was v.a. schwierig ist, wenn das Gegenüber in Parfum oder Rasierwasser regelrecht gebadet hat. Nicht nur einmal musste ich mich schützen und ein*

*Treffen verlassen. Hier muss ich noch viel Aufklärungsarbeit leisten, was ich als sehr schwierig empfinde – da man bei einem so intimen Thema wie Körperpflege sehr schnell den anderen verletzen kann.*

Und nicht zuletzt sind die professionellen Kontakte und ihre Bedeutung nicht zu unterschätzen. Egal, ob es sich um Ärzte, Physio-, Ergo- oder Psychotherapeuten, Pfleger oder Seelsorger handelt – sie sind bei schweren Erkrankungen eine wichtige Stütze und bieten im Idealfall Halt, Vertrauen und Unterstützung.

*Ich selbst habe bereits durch meine Traumatherapie gelernt, wie entscheidend ein gutes und vertrauensvolles professionelles Helfernetz sein kann. Anfangs empfand ich meine traumatische Vergangenheit sowie die Folgen als untragbar für Dritte – und ich brauchte lange, bis ich mich anderen anvertraute. In diesem Zusammenhang war für mich von Anfang an wichtig, meinen Mann zu entlasten und die Bürde auf mehrere Schultern zu verteilen. Diesen Grundsatz habe ich bis heute beibehalten, auch wenn ich meine Traumatherapie schon längst beendet habe.*

# Muße tut der Seele gut

Vor einigen Wochen entdeckte ich eine Postkarte mit dem folgenden Spruch: „Was immer Deiner Seele guttut, tu' es". Besser kann man emotionale Selbstfürsorge nicht formulieren. Denn die Seele eines Menschen braucht u.a. Muße. Laut Duden bedeutet Muße „freie Zeit und [innere] Ruhe, um etwas zu tun, was den eigenen Interessen entspricht".[170] Muße ist damit selbstbestimmte Freizeit, die viele Erwachsene und auch bereits manche Kinder nicht mehr kennen. Sie leben selbst in ihrer Freizeit fremdbestimmt und wissen gar nicht mehr, was sie ohne ihren Terminplaner machen sollen. Durch die Corona-Pandemie und den Lockdown hat sich dies wieder etwas zum Besseren verändert. Es bleibt zu hoffen, dass wir einiges daraus gelernt haben.

Menschen mit ME/CFS und MCAS haben das Problem, dass vieles, was ihnen früher Spaß machte, heute nicht mehr funktioniert (z.B. Sport, Freunde treffen, Konzerte). Sie müssen sich auch in Hinblick auf ihre Freizeitgestaltung völlig neu erfinden. Sie sind oft in ihren Schmerzen und in der Erschöpfung so gefangen, dass kaum mehr etwas geht. Wenn dann noch Depressionen als Reaktion auf die schwere Erkrankung hinzukommen, wirkt die Frage nach Hobbies sehr oft zynisch und deplatziert.

*Mein Hausarzt schrieb mich mal wieder krank. Er gab mir nur eines auf den Weg: „Ab sofort machen Sie nur noch das, worauf Sie Lust haben." Ich schaute ihn damals groß an. Diese Frage hatte ich mir schon lange nicht mehr gestellt. Ich fühlte mich so unendlich traurig und verzweifelt. Das, was ich liebte, war nicht mehr möglich. Über das Lust-Prinzip wollte ich mir nun wirklich keine Gedanken machen.*

Wenn Sie nicht wissen, worauf Sie Lust haben, hilft Üben. Das können Sie auch in der Bettlägerigkeit versuchen: Probieren Sie Dinge aus – entweder in der Realität oder in der Imagination. Überlegen Sie sich, was Ihnen als Kind Spaß gemacht hat. Visualisieren Sie frühere Spiele. Fragen Sie sich jeden Tag, was Sie sich heute – im Rahmen des Möglichen - Gutes tun wollen. Dabei haben Sie die Qual der Wahl. Denn es gibt eine Fülle von Möglichkeiten, sich etwas Gutes zu tun.

<u>Denken Sie immer daran:</u>
All das, was ich unten aufzähle, können Sie auch imaginär durch Visualisierungen erleben! Selbst wenn in der Realität nicht mehr viel möglich ist, so können Sie in den Visualisierungen und Imaginationen doch sehr viel von Ihrem alten Leben zurückholen. Es ist selbstverständlich nicht dasselbe. Aber Ihrer Seele hilft es ungemein.

# ÜBER 100 MÖGLICHKEITEN, DER SEELE ETWAS GUTES ZU TUN – AUCH IMAGINÄR

- Schlafen Sie länger und frühstücken Sie im Bett.
- Gönnen Sie sich ein Schaumbad mit einem neuen Duft.
- Machen Sie einen kleinen Radausflug mit dem E-Bike. Nehmen Sie die Picknick-decke mit, suchen Sie sich eine schöne Stelle und machen dort ein Picknick. Legen Sie sich ins Gras und schauen in den Himmel. Wann haben Sie das letzte Mal die Wolken beobachtet?
- Fahren Sie an einen See oder ans Meer. Sammeln Sie Steine. Bemalen Sie diese und legen Sie sie wieder aus. Gehen Sie schwimmen. Plantschen Sie im Meer. Ziehen Sie sich die Strümpfe aus und gehen barfuß ins Wasser. Bauen Sie eine Sandburg am Strand oder im Sandkasten.
- Gehen Sie auf den Spielplatz. Schaukeln Sie.
- Arbeiten Sie im Garten.
- Legen Sie Futter für die Vögel im Garten aus. Füttern Sie Eichhörnchen und Igel. Schauen Sie Ihnen beim Essen zu. Gehen Sie in einen Streichelzoo. Wenn Sie ein Haustier haben, bringen Sie ihm einen Trick bei. Helfen Sie im Tierheim aus.
- Gehen Sie in den Wald und sammeln Blätter. Machen Sie ein Mosaik daraus und fotografieren es. Pressen Sie die Blätter und gestalten ein Bild.
- Schreiben Sie Briefe an Freunde, die Sie sehr mögen.
- Wenn Sie gern lesen, besorgen Sie sich ein gutes Buch und nehmen Sie sich alle Zeit der Welt dafür. Sie können auch in die Leihbücherei gehen. Stöbern Sie dort ohne Zeitlimit. Oder schauen Sie sich Ihre alten Bücher an.
- Entrümpeln Sie – vorsichtig und achtsam mit Pausen.
- Gönnen Sie sich eine Tasse Kakao oder Tee.
- Gehen Sie spazieren ohne ein Ziel. Nehmen Sie Samen- oder Blumenbomben mit und verschönern Sie damit das Stadtbild.
- Kaufen Sie sich ein Lego-Bastelset.

- Holen Sie die alten Gesellschaftsspiele heraus.
- Rufen Sie jemanden an, von dem Sie schon lange nichts mehr gehört haben.
- Basteln Sie. Puzzeln Sie.
- Malen Sie die Wände Ihres Zimmers an.
- Versuchen Sie es mit Geo-Caching. Erkunden Sie einen neuen Park. Machen Sie einen Ausflug.
- Pflücken Sie Blumen oder kaufen Sie sich einen Blumenstrauß.
- Laufen Sie barfuß über Gras. Suchen Sie einen Barfußpfad.
- Probieren Sie ein neues Kochrezept aus.
- Gehen Sie einmal wieder in den Zoo oder in eine Kunstausstellung.
- Basteln Sie mit selbstgemachter Knetmasse.
- Backen Sie einen Kuchen und überraschen Ihre netten Nachbarn.
- Hören Sie Ihre Lieblingsmusik und konzentrieren Sie sich darauf. Tanzen Sie dazu. Singen Sie. Summen Sie vor sich hin.
- Basteln Sie sich eine Kette aus Perlen.
- Gehen Sie in die Kirche und zünden eine Kerze für jemanden an.
- Gehen Sie Eis essen.
- Musizieren Sie.
- Setzen Sie sich auf eine Bank und genießen die Ruhe.
- Träumen Sie.
- Probieren Sie eine neue Imaginations- oder Entspannungsübung aus.
- Hören Sie eine gute Radiosendung oder einen Podcast.
- Gehen Sie in ein Konzert.
- Schauen Sie Ihre Lieblingsfilme. Gehen Sie ins Kino.
- Machen Sie einen Mittagsschlaf.
- Stricken Sie sich einen Pullover oder einen Schal. Häkeln Sie sich eine Mütze oder eine Tasche. Nähen Sie sich ein Kleid.
- Machen Sie sich Kinderpunsch.
- Schreiben Sie sich einen Brief.

- Nehmen Sie Ihre alten Fotoalben aus dem Regal und schwelgen in guten Erinnerungen.
- Gehen Sie in ein Theaterstück für Kinder, vielleicht sogar ins Puppentheater.
- Fotografieren Sie die Natur. Basteln Sie ein Fotobuch oder einen neuen Jahreskalender.
- Gehen Sie in den Schnee. Machen Sie eine Schlittenfahrt. Bauen Sie einen Schneemann. Machen Sie eine Schneeballschlacht. Legen Sie sich in den Schnee und formen einen Engel. Gehen Sie Schlittschuh laufen.
- Schauen Sie Bildbände an.
- Malen Sie ein Selbstportrait.
- Planen Sie einen Urlaub.
- Malen Sie mit Fingerfarben.
- Lesen Sie ein Märchen oder Gedichte.
- Basteln Sie eine Laterne.
- Machen Sie einen Töpferkurs.
- Probieren Sie Ihre Kleidung an, kombinieren Sie. Machen Sie sich hübsch. Schminken Sie sich.
- Sammeln Sie Kastanien.
- Spielen Sie mit einer Freundin „Ich sehe was, was Du nicht siehst".
- Gönnen Sie sich einen Tag als Touristin in Ihrer Stadt. Suchen Sie sich eine schöne Ansichtskarte aus und schicken Sie diese zu sich nach Hause.
- Veranstalten Sie einen Spieleabend.
- Suchen Sie sich ein Kuscheltier aus.
- Ziehen Sie ein Abendkleid an und fotografieren sich.
- Verkleiden Sie sich.
- Ziehen Sie sich bei Regen die Gummistiefel an. Stapfen Sie durch die Pfützen.
- Schreiben Sie ein Gedicht.
- Sie stärken Ihre Seele, wenn Sie sich an Lieblingsorten aufhalten oder immer mal wieder Ihre Lieblingsbücher oder -filme hervorholen. Denken Sie dabei auch an lustige Filme, bei denen Sie von Herzen lachen können.

Sie sehen, die Auswahl ist groß. Und selbst wenn Sie bettlägerig sind, wird es einige Dinge geben, die möglich sind:

- Visualisieren Sie.
- Schwelgen Sie in schönen alten Erinnerungen.
- Probieren Sie z.B. eine kleine Qi Gong-Übung oder Dehnungsübung aus, schauen Sie sich Bildbände an.
- Meditieren Sie oder lassen Sie sich auf eine Fantasiereise entführen.
- Lassen Sie sich ein Pult bauen und probieren Sie es mit Malen.

Wahrscheinlich fällt Ihnen beim Lesen noch viel mehr ein. Probieren Sie aus, was Sie anspricht. Stärken Sie Ihr Selbstbewusstsein, indem Sie Neues wagen und damit Ihre Ressourcen ausbauen. Sie werden spüren, was Ihnen guttut. Bauen Sie ein paar Aktivitäten in Ihren Alltag ein. Und geben Sie sich bitte immer wieder Zeit, um einfach mal nichts zu tun. Auch hier sollten Sie sich nicht überfordern und immer wieder auf Ihren Körper hören.

*Durch meine chronische Erschöpfung und körperlichen Erkrankungen muss ich stark darauf achten, den Spagat zwischen Körper und Seele einzuhalten. Oft spüre ich einen extremen Lebenshunger. Ich würde dann am liebsten vieles auf einmal machen. Gern würde ich wie früher spontan ein Bahnticket kaufen und Freunde besuchen oder eine neue Gegend kennenlernen. Wie schön wäre es, wieder im Chor zu singen. Auch das Wandern fehlt mir sehr. Gleichzeitig weiß ich, dass ich körperlich dazu zumindest aktuell nicht in der Lage bin. Daher muss ich bei all dem, was mir Freude bereitet, auf meine körperlichen Grenzen und Bedürfnisse achten. Das fällt mir nicht immer leicht. Oft vergesse ich noch meine Pausen, gehe zu lange spazieren oder mache zu viel. Selbst beim Puzzeln finde ich manchmal das Ende nicht. Aber mein Körper meldet sich dann sofort in seiner Kompromisslosigkeit. Daher gilt für mich: Lebenskunst in Maßen, dafür umso intensiver.*

*Wenn ich mein Leben noch einmal leben könnte*

*Im nächsten Leben würde ich versuchen, mehr Fehler zu machen.*
*Ich würde nicht so perfekt sein wollen,*
*ich würde mich mehr entspannen.*

*Ich wäre ein bisschen verrückter, als ich es gewesen bin,*
*ich würde viel weniger Dinge so ernst nehmen.*
*Ich würde nicht so gesund leben.*

*Ich würde mehr riskieren,*
*würde mehr reisen,*
*Sonnenuntergänge betrachten,*
*mehr Bergsteigen,*
*mehr in Flüssen schwimmen.*

*Ich war einer dieser klugen Menschen,*
*die jede Minute ihres Lebens fruchtbar verbrachten;*
*freilich hatte ich auch Momente der Freude,*
*aber wenn ich noch einmal anfangen könnte,*
*würde ich versuchen, nur mehr gute Augenblicke zu haben.*

*Falls du es noch nicht weißt,*
*aus diesen besteht nämlich das Leben;*
*nur aus Augenblicken;*
*vergiss' nicht den jetzigen.*

*Wenn ich noch einmal leben könnte,*
*würde ich von Frühlingsbeginn an*
*bis in den Spätherbst hinein barfuß gehen.*

*Und ich würde mehr mit Kindern spielen,*
*wenn ich das Leben noch vor mir hätte.*

*Aber sehen Sie ...*
 *ich bin 85 Jahre alt*
*Und weiß, dass ich bald sterben werde.*

*Dieses Gedicht wird Jorge Luis Borges zugeschrieben.*[171]

# Mit der Natur verbunden

Die Verbindung zur Natur ist für uns Menschen lebensnotwendig.[172] Und auch wenn wir die Wälder, Berge, Seen und Meere in den letzten 150 Jahren durch Industrialisierung und Informationszeitalter immer wieder sträflich vernachlässigt und ausgebeutet haben, so brauchen wir sie, um wieder aufzutanken. Es ist wichtig für die Seele, die Natur so oft wie möglich aufzusuchen und sich in Achtsamkeit zu üben.

Wenn Sie bettlägerig und ans Haus gebunden sind, lassen Sie Ihr Bett ans Fenster stellen und versuchen Sie in den warmen Monaten immer mal wieder in den Garten oder auf den Balkon bzw. die Terrasse zu kommen.

Holen Sie sich Schnecken ins Haus und geben Sie Ihnen eine Pflanze oder gar ein Terrarium. Das Buch „Das Geräusch einer Schnecke beim Essen", das von einer Journalistin geschrieben wurde, die durch eine Krankheit ans Bett gefesselt war, kann einen Einblick geben, wie tröstlich es sein kann, einer Schnecke zuzuschauen.[XXXVI]

Beobachten Sie die Natur, auch wenn Sie ihr aktiv nicht mehr (oder noch nicht) begegnen können. Und nutzen Sie Ihre imaginativen Fähigkeiten. Holen Sie sich die Natur in Ihren Gedanken und inneren Bildern ins Haus. Stellen Sie sich Ihren inneren Garten vor oder machen Sie imaginär einen Ausflug ans Meer. Nutzen Sie die Imaginationsübung "Der Baum".[XXXVII]

Wenn Sie noch aktiv sein können, gehen Sie raus:
- Gehen Sie spazieren oder wandern.
- Machen Sie Gehmeditationen.
- Gehen Sie im Sommer barfuß. Sie können durch Flüsse und Bäche waten, am Strand spazieren oder durchs Watt wandern.

---

[XXXVI] Bailey Tova, Elisabeth (2012): „Das Geräusch einer Schnecke beim Essen"
[XXXVII] Siehe Kapitel „Imaginationsübungen"

- Schwimmen Sie in Seen oder im Meer.

- Steigen Sie auf Berge und genießen Sie den Blick vom Gipfel auf die Welt.

- Im Wald können Sie Pilze oder Zapfen sammeln, Bäume und Pflanzen bestimmen oder Vögel beobachten.

- Fotografieren oder zeichnen Sie.

- Auf einer Bank oder auf einer Decke (oder auch im Bett) können Sie sitzend oder liegend die Natur beobachten.

- In einem Garten haben Sie die Möglichkeit, selbst Bäume, Blumen und Kräuter zu pflanzen. Bauen Sie Gemüse an, das Sie später ernten können.

Vieles ist möglich. Wichtig ist jedoch, dass Sie mit der Natur leise und achtsam (wieder) Kontakt aufnehmen. Denken Sie daran, sie zu schützen. Und lernen Sie die Jahreszeiten und die unterschiedlichen Wetterlagen neu kennen:

- Gehen Sie in den Regen hinaus und beobachten Sie, wie sich die Natur verändert und nach einem warmen Sommertag aufatmet. Verpassen Sie den Regenbogen nach dem Regenschauer nicht. Wissen Sie noch, wie die Luft nach einem Gewitter riecht?#

- Wenden Sie Ihr Gesicht zur Sonne und lassen sich wärmen. Gehen Sie morgens früh nach draußen, um den Sonnenaufgang zu sehen. Schauen Sie in den Himmel.

- Achten Sie auf den Sonnenuntergang. Machen Sie nachts bei klarer Nacht einen Spaziergang. Beobachten Sie die Sterne und den Mond. Beschäftigen Sie sich mit Astronomie. Gehen Sie ins Planetarium.

- Wenn es schneit, gehen Sie in die weiße Puderzuckerwelt. Entdecken Sie, wie leise die Welt durch Schnee werden kann.

Mit der Zeit werden Sie immer mehr Feinheiten entdecken. Sie werden registrieren, wie sich die Natur mit den Jahreszeiten wandelt. Und sie werden spüren, dass auch Sie ein Teil der Natur sind. Merken Sie sich diese kostbaren Momente. Ihre Seele dankt es Ihnen.

*Meer*

*Wenn man ans Meer kommt*
*soll man zu schweigen beginnen*
*bei den letzten Grashalmen*
*soll man den Faden verlieren*

*und den Salzschaum*
*und das scharfe Zischen des Windes*
*einatmen*
*und ausatmen*
*und wieder einatmen*

*Wenn man den Sand sägen hört*
*und das Schlurfen der kleinen Steine*
*in langen Wellen*
*soll man aufhören zu sollen*
*und nichts mehr wollen*
*nur Meer*

*Nur Meer*

*Erich Fried*[173]

# Spiritualität: Der Sinn im Leben[174]

Spiritualität ist ein wunderschönes, zugleich aber ein so schwer greifbares Wort. Es gibt bis heute keine einfache oder einheitliche Definition für diesen Begriff, da diese stark von dem jeweiligen kulturellen Umfeld abhängt. Zum besseren Verständnis möchte ich Spiritualität daher hier mit der Offenheit gegenüber einer geistigen (und damit nicht-materiellen) Welt gleichsetzen.[175] Damit verbunden ist der Glaube, dass es eine höhere Wirklichkeit und damit einen Sinn im Leben gibt, der in allem sichtbar wird. Im Umkehrschluss bedeutet dies, dass ein Mensch nicht an Gott glauben muss, um spirituell zu sein. Spiritualität ist damit nicht dasselbe wie Religion. Aber alle Anhänger von Religionen haben eines gemeinsam: Sie glauben an eine geistige Welt und einen tieferen Sinn im Leben. Sie streben nach etwas Höherem – und sind damit spirituell.

Der Glaube an einen Sinn in diesem Leben und das Gefühl der Zugehörigkeit zu dieser Welt geben Kraft, Sinn und Zuversicht. Spiritualität schenkt Frieden und Ruhe. Sie verleiht Mitgefühl mit der Natur und ihren Geschöpfen. Zudem gibt sie uns Antworten auf Fragen, die wir uns in unserem Innersten immer wieder stellen. Gerade aber Menschen, denen durch eine so schwere Erkrankung so viel Lebensqualität genommen wurde, verlieren – vorübergehend oder manchmal für immer – ihre eigene Spiritualität. Sie finden mit all dem Leid keinen inneren Frieden mehr. Auf die Frage, wie ein Gott oder das Universum all das persönliche Leid – und auch das Leid auf dieser Erde – zulassen kann, werden keine Antworten mehr gefunden. Die Menschen fühlen sich verlassen. Der Glaube an eine höhere und gute Kraft wurde maßlos enttäuscht und ist verloren.

Auch Menschen, die mit dem Bild eines strafenden und strengen Gottes aufwuchsen, haben große Probleme mit der Spiritualität. Es ist verständlich, wenn Religion oder Spiritualität dann für immer negativ besetzt sind. Es ist nachvollziehbar, wenn die Beschäftigung mit dem Thema dann vermieden wird.[176] Dies muss auch unumwunden akzeptiert werden.

Sollten Sie sich jedoch für eine vorsichtige (Wieder-)Annäherung an Ihre Spiritualität interessieren, empfiehlt sich der Kontakt zur Natur. Bereits im Unterkapitel „Mit der Natur verbunden" finden Sie einige Vorschläge, wie Sie sich in der Natur bewegen und damit innere Ruhe und Frieden finden können. Eine andere Möglichkeit, achtsam mit der Natur in Verbindung zu kommen, ist das „Waldbaden"[177]. Seit einigen Jahren hat sich diese Freizeitbeschäftigung, die in Japan etabliert wurde, auch in Deutschland einen Namen gemacht. In Japan wurde Shinrin-Yoku, japanisch für „Baden im Wald", bereits seit 1982 als Gesundheitsmaßnahme gepriesen. Es ist jedoch kein einfacher Spaziergang durch den Wald. Man muss dabei nicht viele Meter hinter sich bringen. Vielmehr tauchen die Kursteilnehmer mit allen Sinnen in die Stille und Natur der Wälder ein. In diesem Zusammenhang bietet sich auch die Baum-Übung an, die Sie im Kapitel „Imaginationsübungen" finden. Durch diese Übung bekommen Sie eine Ahnung, wie stark und kraftvoll ein Baum sein kann – und wie viel er uns Menschen beibringen kann.

*Da ich auf dem Land aufgewachsen bin, war mir die Natur immer wichtig. Ich bin schon als Kind stundenlang spazieren gegangen. Als Jugendliche liebte ich die Berge und ging regelmäßig Bergwandern. Selbst in Japan, wo ich für ein Jahr arbeitete, erwanderte ich mir die neue Welt – allein oder in Begleitung. Eine tiefe Spiritualität entdeckte ich jedoch erst in den japanischen Gärten. In deren Stille kam ich zu mir und auch zur Ruhe. Heute suche ich in Norddeutschland das Wasser, wenn ich Ruhe benötige. Vor allem brauche ich das Meer und die Wellen, um mit dem Schrecklichen auf dieser Welt klarzukommen. In den Zeiten, in denen viele Erinnerungen an abgespaltene und verdrängte Traumata hochkamen, war ich sehr oft dort. Das Meer tröstete mich. Ich fühlte mich mit Blick auf das Wasser geborgen. Und ich wusste, dass – egal, was passiert – das Meer bleiben wird. Die Wellen kommen und gehen. Sie bleiben in ihrem Rhythmus. Der Wind bläst die Sorgen aus meinem Kopf, er macht mich frei. Ich kann wieder atmen. Alles ist gut.*

Auch Meditationen, Yoga, Qi Gong und Tai-Chi können zu einer tiefen inneren Spiritualität führen. Mehr Informationen zu diesen sanften uralten Entspannungs- und Bewegungstherapien finden Sie im Kapitel „Nervus Vagus-Therapien". Wenn Sie die Übungen regelmäßig machen, verbessern Sie nicht nur Ihre Beweglichkeit und Gesundheit. Sie finden auch innere Ruhe, Entspannung und einen tieferen Sinn. Beim Qi Gong z.B. gilt der menschliche Körper als Spiegelbild des Universums. Damit wird

Qi Gong als harmonisierende Methode gesehen, die Werden, Wandel und Vergehen begleitet. Die Übungen sind nach Ereignissen, Tieren oder Pflanzen benannt. Somit werden wir, je länger, tiefer und regelmäßiger wir Qi Gong anwenden, unserer Zugehörigkeit zur Natur und damit zum Universum bewusst. Menschen, die lange Qi Gong und Yoga betreiben, erzählen mitunter, wie sehr sich ihr Leben inzwischen zum Guten gewandelt hat – und wie tiefgehend die Übungen wirkten.

Des Weiteren kann die Achtsamkeit uns zu einer tiefen Spiritualität führen. Sie hat ihren Ursprung im Buddhismus und ist damit nicht nur eine Methode zur Stressbewältigung. Vor allem der Zen-Buddhismus lebt durch Achtsamkeit und die Konzentration auf den täglichen Moment: „Der Weg ist Dein tägliches Leben." Die Wahrnehmung der Natur und der Jahreszeiten hat dabei eine große Bedeutung. Teezeremonie, Ikebana, Kalligrafie, Schwertkampf oder auch Judo sind Teil dieses Wegs, der nach wie vor von Millionen von Menschen beschritten wird.

In Europa hat sich Achtsamkeit durch Jon Kabat-Zinn und die Methode MBSR „Mindfulness-Based Stress Reduction" einen Namen gemacht.[178] Unabhängig von der Religion eines Menschen, gilt Achtsamkeit hier als die nicht-bewertende Wahrnehmung dessen, was in jedem Augenblick geschieht. Damit werden wir in die Lage versetzt, uns und damit unsere Körperempfindungen, Gedanken, Gefühle und alle anderen Wahrnehmungen zu erfahren und so zu akzeptieren, wie sie sind. Dadurch erleben wir das Leben, wie es sich von Augenblick zu Augenblick entfaltet.[179] Laut Jon Kabat-Zinn ist „… Achtsamkeit eine hochwirksame Methode, uns wieder in den Fluss des Lebens zu integrieren und uns dadurch mit unserer Weisheit und Vitalität in Berührung zu bringen."[180]

Sie können Ihre Achtsamkeit z.B. beim Essen testen. Eine sehr bekannte Achtsamkeitsübung ist die „Rosinen-Übung", die natürlich auch mit anderen Lebensmitteln funktioniert.

*Die Rosinenübung[181]*

*Nimm' eine Rosine, stell dein Handy auf Flugmodus und einen Timer auf 10 Minuten. Sorge dafür, dass du in dieser Zeit ungestört bist. Mache es dir möglichst bequem.*

*Schließe deine Augen und nimm drei tiefe Atemzüge. Atme durch die Nase ein, bis hinab in deinen Bauchraum. Und durch den Mund wieder aus. Achte darauf, wie sich deine Bauchdecke hebt und senkt. Nach dem dritten Ausatmen beobachte deinen Atem noch für drei weitere Atemzüge, jedoch ohne bewusst zu atmen. Lass den Atem einfach kommen und gehen, beobachte, wie dein Atem sich selbst atmet.*

*Fokussiere dich auf die Achtsamkeitsübung, die du nun beginnen wirst. Sage dir: Ich schenke mir jetzt Zeit für Achtsamkeit und Genuss. Ich muss nichts erreichen, alles darf sein, so wie es ist.*

*Betrachte nun die Rosine. Wie sieht sie aus? Beschreibe sie ganz genau. Verändere deine Blickwinkel und achte darauf, ob sie aus unterschiedlichen Perspektiven anders aussieht? Wo fällt das Licht am hellsten auf die Rosine, wo entdeckst du Schatten? Was denkst du: Wie fühlt sie sich an? Ihre Oberfläche? Ihre Konsistenz?*

*Nimm nun die Rosine zur Hand. Dreh sie hin und her, betrachte sie von allen Seiten. Wie fühlt sich ihre Oberfläche an? Ist sie glatt, rau, weich, hart? Schließe gerne deine Augen, um dich mehr auf deinen Tastsinn zu konzentrieren.*

*Höre ganz genau hin: Nimmst du Geräusche wahr?*

*Führe die Rosine zu deiner Nase: Wie riecht die Rosine?*

*Schmecke nun, welchen Geschmack du im Mund hast und wie sich dein Mundraum anfühlt. Sobald du dich auf deinen Mundraum konzentriert hast, öffne deine Lippen und lege die Rosine auf deine Zunge. Schließe den Mund und fühle, wie sich die Rosine auf deiner*

*Zunge, in deinem Mund anfühlt. Spüre, wie der Speichel nach wenigen Augenblicken zu fließen beginnt.*

*Nun beginne sanft und ganz bewusst, in die Rosine zu beißen. Achte darauf, wie deine oberen und unteren Zähne aufeinanderbeißen und so die Rosine mit jedem Bissen sanft kleiner und kleiner werden lassen. Wie fühlt es sich an, die Rosine zu kauen? Kannst du unterschiedliche Geschmacksrichtungen erkennen, wenn du die Rosine länger kaust?*

*Bereite dich darauf vor, die Rosine zu schlucken. Denke daran, dass die Rosine aus deinem Mundraum weiter in deine Speiseröhre und dann in deinen Magen wandern wird. Wenn du dich darauf konzentriert hast, dann schlucke die Rosine sanft hinunter. Wie fühlt sich das an? Spürst du die Rosine beim Herunterschlucken? Welchen Geschmack hinterlässt sie in deinem Mund?*

*Wie fühlst du dich jetzt, nachdem du dir ganz bewusst Zeit genommen hast, um diese kleine, so alltägliche Rosine achtsam zu essen?*

Wenn Sie sich mehr mit dem Thema auseinandersetzen wollen und die Kraft haben, bietet es sich an, an einem 8-wöchigen-MSBR-Kurs teilzunehmen.[182] Falls Sie chronische Schmerzen haben oder mit stillen Meditationen Probleme haben sollten, könnte das Programm jedoch eher kontraproduktiv sein. Dann sind Imaginationsübungen, Fantasiereisen und Co. besser geeignet.

Manche Betroffene entdecken ihre Spiritualität in der Kunst, die als Ausdruck der Seele und Persönlichkeit seit Jahrtausenden unser Leben widerspiegelt. Kunstwerke können uns damit Antworten geben auf Fragen, die uns immer wieder bewegen. Und wir finden uns in ihnen wieder. Hatten Sie nicht auch schon einmal das Gefühl, in einer Ausstellung von einem Bild magisch angezogen zu werden? Kennen Sie die Geschichte von Frida Kahlo, die schwerkrank viele ihrer Bilder im Bett gemalt hat? Und wer kennt nicht die Gänsehaut bei gewissen Konzerten oder das Gefühl, dass genau dieses eine Lied die Antwort auf all seine Fragen enthält? Egal, ob Musik oder Malerei, Gedichte oder Romane, Bildhauerei oder Architektur: Überall erzählen Künstler vom Leben und den Sinn des Lebens, von dem Wunder der Natur und ihrem Glauben, von

Vergangenheit und Zukunft, von Geschichte und Vision. Wenn Sie selbst malen, musizieren oder schreiben, wissen Sie das sicherlich.

*Die Werke von Johann Sebastian Bach sind für mich eine Offenbarung. Schon immer liebte ich seine Musik, was auch durch mein Hobby, im Chor zu singen, geprägt war. Durch das Buch „Überlebenskunst" von Luise Reddemann stieß ich 2007 in einer meiner tiefsten Lebenskrisen auf die Kantate „Ich hatte viel Bekümmernis". Damals besorgte ich mir die CD und hörte sie jeden Tag. Je tiefer ich in das Werk einstieg, desto mehr fühlte ich mich in meiner tiefen Trauer und Zerrissenheit verstanden. Wie konnte ein Mensch, der 300 Jahre vor mir lebte, genau dasselbe fühlen wie ich? Wie konnte er das ausdrücken in Worten und in Noten? Und wie hat er es geschafft, trotz allem seinen Glauben an Gott nicht zu verlieren? Diese Kantate sollte mich noch durch manches tiefe Tal leiten. Ich verdanke Johann Sebastian Bach damit sehr viel.*

Einige Betroffene wiederum bleiben in ihrem Glauben oder finden wieder zu diesem zurück. Selbst wenn sie sich in einer Kirchengemeinde nicht mehr wohlfühlen oder Gottesdienste nicht mehr besuchen können, so finden sie doch den Weg zurück in eine Kirche, die für sie als Ort der Besinnung und des Gebets wichtig ist. Manche zünden Kerzen für ihre Liebsten an und suchen Kraft und Antwort in Gebeten, auch wenn sie mit der Kirche als Institution nichts mehr zu tun haben wollen. Auch Radio-Gottesdienste und Andachten können eine wichtige Rolle spielen. Andere brauchen ihren Glauben als Anker und Halt gegenüber dem Schlimmen, was ihnen begegnet ist. Im Kontakt mit achtsamen Pastoren und Seelsorgern, die sich für Betroffene einsetzen, kann neues Vertrauen wachsen und ein eigener Glaube neu entdeckt und geformt werden. Und nicht zuletzt machen Menschen, die für einen neuen Glauben und Gerechtigkeit in der Kirche kämpfen, Mut. Sie motivieren Betroffene, sich selbst wieder auf die Suche nach ihrem Glauben zu machen.

*Ich konnte lange Zeit nicht mehr an Gott glauben, obwohl ich in einem christlichen Haushalt groß geworden bin und als Kind und Jugendliche in der evangelischen Landeskirche aktiv war. Die früheren Traumata, die bei mir durch eine Retraumatisierung ans Tageslicht kamen, ließen mich zweifeln. Die Erkenntnis, dass mich die engsten Vertrauenspersonen missbra\*\*\* und auch gequält haben, machten mich blind vor Trauer und Entsetzen. Ich hatte zudem sehr damit zu kämpfen, dass die „Erwachsenen" in dieser Zeit (Lehrer, Pfarrer und Co) einfach wegschauten. Daher trat ich aus der Kirche aus.*

*Nach einigen Jahren trat ich wieder in die Kirche ein, nachdem mir bei einer Meditation „mein Engel" erschienen war und mich tröstete. Es war ein tief bewegendes Erlebnis, das mir aufzeigte, wo ich hingehöre. Ich hatte damals das große Glück, bei meinem Wiedereintritt mit einem Pastor in Kontakt zu kommen, der mir sofort sympathisch war. Er sollte meinen Mann und mich später auch trauen. Ein Jahr später nahm ich allen Mut zusammen und bat um ein Seelsorge-Gespräch. Es sollte das erste von vielen tiefgehenden und sehr wichtigen Gesprächen sein, die mich durch Existenz- und Glaubenskrisen sowie die Trauma-Aufarbeitung begleiteten. Nach wie vor bin ich – auch wegen meiner Erschöpfung – zu selten in Gottesdiensten. Ich bevorzuge es, allein in unserer Kirche zu sitzen und auf das Altarbild von Kokoschka zu schauen, das mir so wichtig geworden ist in meinem Leben. Mein Glaube ist gestärkt, auch wenn ich weiterhin sehr kritisch gegenüber vielem bin, was Kirche und Glauben ausmacht. Ich zweifle nach wie vor an Gott. Aber ich weiß, dass der Glaube an Jesus Christus zu mir gehört und dass es in dieser Kirche einen Platz für mich gibt, so wie ich bin. Dies habe ich meinem Seelsorger zu verdanken.*

Egal, was für Sie in Hinblick auf Ihre eigene Spiritualität in Frage kommt: Wichtig ist, dass Sie – sofern Sie wollen – sich auf die Suche begeben und dabei gut auf sich achten. Nehmen Sie sich in diesem Zusammenhang genügend Zeit. Diese brauchen Sie, um (über sich selbst) nachzudenken, zu meditieren, zu singen oder Tagebuch zu schreiben. Sie brauchen Raum, um sich der Natur oder der Kunst wieder anzunähern oder eine Bewegungsmeditation auszutesten. Und sie brauchen Mut und wohlwollende Wegbegleiter, wenn Sie sich wieder einem Glauben zuwenden wollen. Wichtig ist, dass Sie dabei Ihre eigenen Werte achten und leben können. Und denken Sie daran: In der Spiritualität darf die Seele auftanken. Sie kennt keinen Zwang. Suchen Sie so oft wie möglich Ihre Kraftorte auf, egal wo sich diese befinden – in der Realität oder durch Imaginationen und Visualisierungen. Das kann ein Ort in der Natur sein, eine besondere Kirche, ein Konzerthaus oder ein Museum, ein Meditationszentrum oder ein anderes Gotteshaus. Vieles ist möglich. Und gönnen Sie sich Rituale. Wenn es Ihnen guttut, können Sie zudem an einer spirituellen Gemeinschaft (z.B. Kirchengemeinde oder Meditationsgruppe) teilnehmen und zu dieser Ihren Teil beitragen. Bitte denken Sie dabei immer daran, gut auf sich aufzupassen. Lassen Sie sich nicht zu sehr vereinnahmen. Und achten Sie darauf, Ihre Bedürfnisse sowie Ihre Grenzen ernst zu nehmen und nach außen zu vertreten.

*DESIDERATA: Die Lebensregel von Baltimore*

*Geh deinen Weg gelassen im Lärm und in der Hektik dieser Zeit, und behalte im Sinn den Frieden, der in der Stille wohnt. Bemühe dich, mit allen Menschen auszukommen, soweit es dir möglich ist, ohne dich selbst aufzugeben. Sprich das, was du als wahr erkannt hast, gelassen und klar aus, und höre anderen Menschen zu, auch den Langweiligen und Unwissenden, denn auch sie haben etwas zu sagen. Meide aufdringliche und aggressive Menschen, denn sie sind ein Ärgernis für den Geist. Vergleiche dich nicht mit anderen, damit du nicht eitel oder bitter wirst, denn es wird immer Menschen geben, die größer sind als du, und Menschen, die geringer sind. Erfreue dich an dem, was du schon erreicht hast, wie auch an deinen Plänen. Bleibe an deinem beruflichen Fortkommen interessiert, wie bescheiden es auch sein mag; es ist ein echter Besitz in den Wechselfällen der Zeit. Sei vorsichtig in deinen geschäftlichen Angelegenheiten, denn die Welt ist voller Trug. Lass' dich jedoch dadurch nicht blind machen für die Tugend, die dir begegnet. Viele Menschen haben hohe Ideale, und wo du auch hinsiehst, ereignet sich im Leben Heldenhaftes. Sei du selbst, und, was ganz wichtig ist, täusche keine Zuneigung vor. Hüte dich davor, der Liebe zynisch zu begegnen, denn trotz aller Dürreperioden und Enttäuschungen ist sie beständig wie das Gras. Nimm den Rat, den dir die Lebensjahre geben, freundlich an, und lass mit Würde ab von dem, was zur Jugendzeit gehört. Stärke die Kraft deines Geistes, so dass sie dich schützt, wenn ein Schicksalsschlag dich trifft. Doch halte deine Fantasie im Zaum, damit sie dich nicht in Sorge versetzt. Viele Ängste wurzeln in Erschöpfung und Einsamkeit. Übe gesunde Selbstdisziplin, doch vor allem sei gut zu dir. Du bist ein Kind des Universums, nicht weniger als die Bäume und die Sterne: Du hast ein Recht, da zu sein. Und ob es dir bewusst ist oder nicht: Ganz sicher entfaltet sich das Universum so, wie es ihm bestimmt ist. Lebe daher im Frieden mit Gott, wie auch immer du ihn dir vorstellst. Und worauf du deine Anstrengungen auch richtest, was es auch ist, das du erstrebst, im lärmenden Durcheinander des Lebens sei mit dir selbst im reinen. Trotz allen Trugs, aller Mühsal und aller zerbrochenen Träume ist die Welt doch wunderschön. Sei heiter. Strebe danach, glücklich zu sein.*

*Max Ehrmann (1872 - 1945)*[183]

# Ihr Charakter entscheidet über Ihre Bedürfnisse

Wenn Sie sich mit der emotionalen Selbstfürsorge länger beschäftigen, werden Sie automatisch mehr Rücksicht auf Ihre Bedürfnisse und Gefühle nehmen. Dabei werden Sie eventuell erkennen, dass Sie bisher gegen Ihren eigenen Charakter gelebt haben. Dies kommt häufig vor. Auch andere Menschen entdecken erst sehr spät ihren ureigenen Charakter. Meist finden sie erst dann zu ihren grundsätzlichen Bedürfnissen zurück, wenn sie zu lange gegen ihre Veranlagung gelebt haben und dadurch krank wurden.

Die Extrovertierten unter uns hatten früher wahrscheinlich am wenigsten Probleme. Dies ist kein Wunder, da unsere Gesellschaft in Schule und Ausbildung sowie im Beruf seit vielen Jahrzehnten die Extrovertiertheit eines Jeden explizit fördert. Introvertierte oder hochsensible Menschen, die diesem Ideal nicht entsprechen, mussten sich jedoch oft anpassen. Das kann sehr anstrengend sein. Denn letztlich leben sie damit – meist unfreiwillig – gegen ihre Natur. Viele wurden für ihr Anderssein schon im Kindergarten und in der Schule gehänselt und getadelt. Bei der Arbeitswahl wurde früher kaum auf die unterschiedlichen Charaktere geachtet. Und so arbeiten Introvertierte in Großraumbüros und kommen abends völlig erschöpft nach Hause. Hochsensible finden sich in Helferberufen wieder, können sich jedoch oft nicht richtig abgrenzen. Sie nehmen abends die Geschichten der Menschen mit nach Hause, geraten zunehmend in schwere Erschöpfungszustände oder brechen zusammen. Erlebte Traumata verschlimmern den Zustand.

In unserer Gesellschaft findet langsam ein Umdenken statt. Introvertierte werden inzwischen anerkannt, Hochsensibilität wird zum Thema. Es wird mehr Wert auf die individuelle Persönlichkeit eines Menschen gelegt und damit sehr früh auf die Charaktereigenschaften eines Kindes geachtet. Bei der Berufsberatung von Jugendlichen werden heutzutage auch die individuellen Persönlichkeitsmerkmale zur Entscheidungsfindung mit einbezogen, da inzwischen klar ist, dass alle Charaktere in unserer Gesellschaft und Arbeitswelt benötigt werden. Daher beschäftigen sich auch Erwachsene verstärkt mit ihrer ursprünglichen Veranlagung. Extrovertierte merken, dass sie in der Buchhaltung unglücklich werden. Viele verkappte Introvertierte, die sich zumuteten, als Extrovertierte nach Außen aufzutreten, besinnen sich auf ihre wahre Natur. Und Hochsensible stehen zu ihrer verletzlichen Seite, nehmen aber auch ihre Gaben wahr. Damit nehmen die Betreffenden verstärkt Rücksicht auf ihre eigentlichen Bedürfnisse. Introvertierte sorgen z.B. gut für sich, wenn sie sich im Alltag einen Rückzugsort schaffen und sich mehr Ruhe gönnen. Sie sind genauso wie Extrovertierte gern mit Freunden zusammen. Aber sie benötigen auch im gesunden Zustand zwischendurch den Rückzug, um Kraft zu tanken. Wahrscheinlich werden sie mit einem kleineren Freundeskreis zufrieden sein. Ähnlich empfinden hochsensible Personen, die viel Zeit für sich benötigen, um sich zu erholen. Sie müssen sich bereits vor Reizüberflutung schützen, wenn sie gesund sind. Dieses Schutzbedürfnis wird mit MCAS und ME/CFS noch stärker. Extrovertierte wiederum müssen normalerweise in die Welt hinaus, um aufzutanken. Ihnen fällt es in der Regel nicht schwer, einen großen Freundes- und Bekanntenkreis zu pflegen. Daher ist es für diese umso kritischer, wenn sie aufgrund von ME/CFS und MCAS kaum mehr unter Leute gehen können.

Erkennen Sie sich in einer der Beschreibungen wieder? Wenn Sie mehr darüber erfahren oder Persönlichkeitstests machen wollen, können Sie aktuell vor allem zu den Themen „Hochsensibilität" sowie „Introvertiertheit" einiges an Literatur finden.

In Zusammenhang mit der emotionalen Selbstfürsorge sind folgende Fragen entscheidend:

- „Konnten Sie in Ihrem bisherigen Leben Ihre wahre Persönlichkeit und damit Ihre Bedürfnisse berücksichtigen?"

- „Wie wollen Sie zukünftig mehr auf Ihren individuellen Charakter und die damit zusammenhängenden Bedürfnisse eingehen?"

*Ich persönlich war als Kind und Jugendliche sehr introvertiert, leise und schüchtern. Mit dem Studium und dem Einstieg in die Arbeitswelt veränderte sich mein Verhalten. Mir fiel es zunehmend leichter, Kontakte zu knüpfen. Auch hatte ich viel Kraft, um meine Freundschaften und Bekanntschaften zu pflegen. Für mich war es kein Problem, am Wochenende regelmäßig weite Strecken zu fahren, um jemanden zu besuchen. Abends telefonierte ich* stundenlang. Auch wurde ich im Beruf selbstbewusster und trat in den Meetings sehr klar auf. Kollegen trafen sich regelmäßig zu inoffiziellen Gesprächen bei mir im Büro. Gleichzeitig war ich für meine gute Intuition berühmt-berüchtigt. Trotzdem blieb ich eine sehr leise, höfliche Person, die ungern im Mittelpunkt stand. Ich genoss die frühen und späten Arbeitsstunden, da ich dann in Ruhe meine Projekte bearbeiten konnte und nicht gestört wurde.

Mit meiner Erkrankung verlor ich mein Selbstbewusstsein, das ich dank meiner Leistungen in der Arbeitswelt gewonnen hatte. Ich hatte nicht mehr so viel Kraft, mich um meine Umwelt zu kümmern. Treffen mit Freunden strengten mich sehr an. Es gab keinen „Hansdampf in allen Gassen" mehr. Einige Bekannte und Freunde zogen sich aufgrund meiner Erkrankung zurück.

Aber ich konnte mich immerhin auf einen Teil meines Freundeskreises verlassen. Ich musste allerdings lernen, mehr zu vertrauen und mehr über mich zu erzählen. Dies war anfangs teilweise unmöglich. Zudem wusste ich nicht mehr, wer ich wirklich war. Mir war nicht klar, was ich wirklich brauchte. In meiner Brust stritten sich die Geister. Einerseits wollte ich weiterhin hinaus in die Welt, Kunst und Kultur entdecken. Ich wollte wie zuvor reisen und andere Länder kennenlernen. Andererseits merkte ich, dass mir für vieles die Kraft fehlte – und dass ich nur noch für zwei bis drei Stunden unterwegs sein konnte. Stille war für mich lebensnotwendig geworden. Immer mehr zog es mich in die Natur. Damals stellte ich mir viele Fragen: „War ich durch die Erkrankung introvertiert geworden?", „War meine Gabe, gut mit Menschen umgehen zu können, verloren?", „Was brauchte ich wirklich?". Mit der Zeit entdeckte ich dank der Traumatherapie meine Stärken und Schwächen sowie meine ureigensten Bedürfnisse langsam wieder. Und ich übte, zu diesen zu stehen.

Deutlich wurde indessen, dass ich ambivertiert bin: Damit zeigen sich in mir sowohl introvertierte als auch extrovertierte Persönlichkeitsanteile zu gleichen Teilen, was ich noch nie gelebt hatte. Mich zog es immer auf die eine oder auf die andere Seite, einen Mittelweg gab es kaum.

Zunehmend wurde mir auch klar, dass ich als Kind und Jugendliche aufgrund der vielen Demütigungen und Angst keinen Mut hatte, meine extrovertierten Seiten zu zeigen. Im Gegenteil: Sobald ich zuhause selbstbewusster auftrat, wurde ich bestraft. Später im Beruf agierte ich so, wie es die Arbeitswelt von mir erwartete. Ich benahm mich wie eine extrovertierte erfolgreiche Managerin. Und ich hatte Erfolg. Aber ich vernachlässigte damit meine introvertierten Seiten. Vor allem gönnte ich mir durch die Arbeitssucht keine Zeit mehr, um im Stillen aufzutanken. Ein Burnout war vorprogrammiert.

In der Traumatherapie kam durch die Innere-Kind-Arbeit immer häufiger das Thema Hochsensibilität zur Sprache. Die Hochsensibilität war seit meiner Kindheit Gabe und ein Fluch zugleich. Denn meine Familie und Umwelt kamen mit diesem merkwürdigen Kind nicht klar, das schon beim Anblick eines Bettlers anfing zu weinen. Mein Vater erklärte mir später im Erwachsenenalter einmal, dass er mich einfach schlagen musste. Er war überzeugt davon, dass er meine Hochsensibilität aus mir herausprügeln kann. Seiner Meinung nach war ich viel zu sanft und zu weich für diese Welt gewesen. Als mir dies klar wurde, war ich entsetzt. Gleichzeitig wurde mir klar, dass er es nicht geschafft hatte. Er hatte mich nicht gebrochen. Trotz aller Gewalt war ich in meinem tiefsten Inneren heil geblieben, auch wenn ich dies lange nicht wahrnahm.

Und selbst wenn damals meine Trauer angesichts des Geschehenen sehr groß war, überwog doch meine Dankbarkeit gegenüber mir selbst. Ich war stark genug gewesen, zu überleben und meinen heilen Kern zu schützen. Damals entschuldigte ich mich oft in meiner Innenarbeit bei meinem inneren Kind, weil ich dieses bzw. meine Hochsensibilität so lange verleugnet hatte und in vielen Bereichen gegen meine Natur gelebt hatte. Und ich wollte dies ändern. Es dauerte jedoch noch eine ganze Weile, bis ich mich traute, auch bei FreundInnen zu meiner Hochsensibilität und den dazu gehörigen Bedürfnissen zu stehen. Für mein altes Umfeld war es nicht immer leicht, eine „neue Sarah" kennenzulernen, die plötzlich auch „Nein" sagen oder Forderungen stellen konnte. Mit dem verstärkten, aber immer noch vorsichtigen Ausleben meiner Bedürfnisse verlor ich letztlich zwei sehr gute Freunde. Dies tat mir unendlich leid. Aber ich wusste, dass ich mir zuliebe diesen Weg gehen muss.

Als ich mich selbst zu lieben begann,
habe ich verstanden,
dass ich immer und bei jeder Gelegenheit,
zur richtigen Zeit am richtigen Ort bin
und dass alles, was geschieht, richtig ist –
von da an konnte ich ruhig sein.
Heute weiß ich: Das nennt man SELBST-BEWUSST-SEIN.

Als ich mich selbst zu lieben begann,
konnte ich erkennen, dass emotionaler Schmerz und Leid
nur Warnungen für mich sind,
gegen meine eigene Wahrheit zu leben.
Heute weiß ich: Das nennt man AUTHENTISCH SEIN.

Als ich mich selbst zu lieben begann,
habe ich verstanden,
wie sehr es jemand beleidigen kann,
wenn ich versuche,
diesem Menschen meine Wünsche aufzudrücken,
obwohl ich wusste, dass die Zeit nicht reif war und der Mensch nicht bereit,
und auch wenn ich selbst dieser Mensch war.
Heute weiß ich: Das nennt man RESPEKT.

Als ich mich selbst zu lieben begann,
habe ich aufgehört,
mich nach einem anderen Leben zu sehnen
und konnte sehen,
dass alles um mich herum eine Einladung zum Wachsen war.
Heute weiß ich, das nennt man REIFE.
Als ich mich selbst zu lieben begann,
habe ich aufgehört,

*mich meiner freien Zeit zu berauben,*
*und ich habe aufgehört,*
*weiter grandiose Projekte für die Zukunft zu entwerfen.*
*Heute mache ich nur das, was mir Freude und Glück bringt,*
*was ich liebe und was mein Herz zum Lachen bringt,*
*auf meine eigene Art und Weise und in meinem eigenen Rhythmus.*
*Heute weiß ich, das nennt man EINFACHHEIT.*

*Als ich mich selbst zu lieben begann,*
*habe ich mich von allem befreit,*
*was nicht gesund für mich war,*
*von Speisen, Menschen, Dingen, Situationen*
*und von Allem, das mich immer wieder hinunterzog,*
*weg von mir selbst.*
*Anfangs nannte ich das „Gesunden Egoismus",*
*aber heute weiß ich, das ist SELBSTLIEBE.*

*Als ich mich selbst zu lieben begann,*
*habe ich aufgehört,*
*immer recht haben zu wollen,*
*so habe ich mich weniger geirrt.*
*Heute habe ich erkannt: das nennt man BESCHEIDENHEIT.*

*Als ich mich selbst zu lieben begann,*
*habe ich mich geweigert,*
*weiter in der Vergangenheit zu leben*
*und mich um meine Zukunft zu sorgen.*

*Jetzt lebe ich nur noch in diesem Augenblick,*
*wo ALLES stattfindet,*
*so lebe ich heute jeden Tag, Tag für Tag,*

*und nenne es BEWUSSTHEIT.*

*Als ich mich zu lieben begann,*
*da erkannte ich,*
*dass mich mein Denken behindern und krank machen kann.*
*Als ich mich jedoch mit meinem Herzen verband,*
*bekam der Verstand einen wertvollen Verbündeten.*
*Diese Verbindung nenne ich heute HERZENSWEISHEIT.*

*Wir brauchen uns nicht weiter vor Auseinandersetzungen,*
*Konflikten und Problemen mit uns selbst und anderen fürchten,*
*denn sogar Sterne knallen manchmal aufeinander und es entstehen neue Welten.*

*Heute weiß ich: DAS IST DAS LEBEN!*

*Kim McMillen 1996*

# Der Umgang mit belastenden Gefühlen

Bei ME/CFS und MCAS können emotional belastende Situationen für Crashs sorgen. Negative Gedanken und Gefühle können stressen, für Adrenalinschübe sorgen und damit regelrecht krankmachen. Daher ist es sinnvoll, diese zu kontrollieren und erst einmal wegzupacken, um sie später in kleinen Dosierungen zu verarbeiten. Hilfreich ist jedoch nicht, begründete Gedanken sowie Gefühle dauerhaft zu verdrängen oder gar abzuspalten. Auch wenn dies in manchen Brain Retraining-Programmen propagiert wird, kann ich davor nur warnen. Anfangs mag es von Nutzen sein, die negativ besetzten Gedanken und Gefühle durch Affirmationen zu ersetzen. Aber auf keinen Fall sollte man sie mit einem Satz wie „Es gibt Schlimmeres" im Keim ersticken, ohne sich mit ihnen auseinandergesetzt zu haben. Ein solches Vorgehen grenzt an toxischer Positivität und verdrängt ernstzunehmende Gefühle, anstatt ihnen den Raum zu geben, der ihnen gebührt. Auf Dauer kann sich das rächen.

Umso entscheidender ist es, zum richtigen Zeitpunkt den adäquaten Umgang mit den unterschiedlichsten Gedanken und Emotionen zu erlernen. Daher möchte ich Ihnen hier einige Methoden vorstellen, um negative Gedanken sowie – subjektiv kaum aushaltbare – Gefühle besser zu kontrollieren, wegzupacken und später zu bearbeiten.

Dabei können Sie sich dem Thema auch erst einmal spielerisch annähern. Eine Möglichkeit bietet der Pixar-Film „Alles steht Kopf". In diesem Film, der vor einigen Jahren im Kino lief, ändert sich das Leben eines kleinen Mädchens grundlegend durch einen Umzug in eine andere Stadt. Als Folge wird dieses von seinen Gefühlen überrollt. Die Emotionen werden als kleine Figuren dargestellt, die in dem Kopf des Mädchens diskutieren, streiten und sich einigen. Sie entwickeln langsam ein Eigenleben. Es ist unheimlich niedlich und gleichzeitig spannend, wie die Gefühle Wut, Ekel, Angst, Traurigkeit und Freude gemeinsam versuchen, das Leben des kleinen Mädchens wieder ins Gleichgewicht zu bringen. Der Regisseur, der auch für Monster AG oder Toy Story verantwortlich ist, wollte mit dem Film aufzeigen, wie es in unserem Unterbewusstsein aussehen kann. Es ist ein sehr schöner Film, der auch noch Spaß bringt und einen Einblick in die Gefühlswelt gibt. Inzwischen ist auch der 2. Teil erhältlich.

Wenn Sie sich grundsätzlich für Gefühle interessieren und sich dem Thema erst einmal theoretisch nähern wollen, bietet sich das „Das Buch der Gefühle" von Gabriele Frick-Baer und Udo Baer an. Es ist ein ausgezeichnetes Nachschlagewerk, das viele Anregungen beinhaltet.[184]

In den folgenden Unterkapiteln werden die schwierigsten Gefühle und die dazugehörigen Handlungsempfehlungen vorgestellt und erläutert. Zuvor möchte ich jedoch detailliert auf Grübelstopps eingehen.

# Grübelstopps[185]

Hilflosigkeit, Trauer, Schuldgefühle und Angst führen des Öfteren zu ergebnislosem Grübeln, das Betroffene davon abhält, sich in Ruhe zu entspannen und zu schlafen. Dabei sind Grübelgedanken und Grübelschleifen oft verbunden mit Selbstvorwürfen sowie Zweifeln („Warum habe ich das nur gemacht?"), Ängsten („Was ist, wenn ich weiterhin so wenig Kraft habe?") oder anderen negativen Gedanken und Gefühlen („Der Sch…Kerl hat mich heute wieder auf die Palme gebracht.", „Was denkt der jetzt von mir? "). Sie belasten, sind unproduktiv, nicht lösungsorientiert und stehlen Zeit. Indem sie sich zu riesigen Gedankenspiralen und Gedankenkreiseln entwickeln können, sind sie irgendwann kaum mehr zu stoppen. Daher ist es sinnvoll, einige Methoden und Taktiken zu kennen, um diese zu abzustellen und einzugrenzen.

Im Akutfall helfen u.a. folgende Strategien:

## LENKEN SIE SICH MIT SCHÖNEN FRAGEN AB

Sobald Sie grübeln, stellen Sie sich stattdessen Fragen, die Ihnen Freude bereiten. Das Ressourcen-ABC[XXXVIII] bietet sich hier z.B. hervorragend an. Aber auch die Frage, welche Glücksmomente Sie heute erlebt haben oder worauf Sie sich morgen freuen, reicht schon aus.

## IDENTIFIZIEREN UND VERÄNDERN SIE DAS GRÜBELGEFÜHL

- Nehmen Sie erst einmal ohne Bewertung wahr, dass Sie grübeln.
  Fühlen Sie nach, wie sich das Grübelgefühl körperlich anfühlt:
  Wo im Körper fühlen Sie es und wie fühlt es sich an?

- Im nächsten Schritt machen Sie sich ein Bild von dem Grübelgefühl:
  Welche Form, welche Farbe hat es? Wie groß ist es?
  Gibt es dazu noch andere Sinneseindrücke (Geschmack)?

- Versuchen Sie nun, das Gefühl zu verändern:
  Machen sie es kleiner, leichter, heller, süßer und
  verschieben es in Ihrem Körper dorthin, wo es weniger störend ist.

- Meist löst sich das Grübeln bereits während der Übung auf.

---

[XXXVIII] Siehe Kapitel „Ressourcenorientierung"

## NUTZEN SIE ETWAS UNLIEBSAMES POSITIV

Stellen Sie eine Liste mit Dingen oder Aktivitäten auf, die Sie wirklich hassen. Dann wählen Sie eine Tätigkeit aus, die Sie auch nachts ausüben können, ohne dass Sie jemanden stören (z.B. Bügeln, sofern das kräftemäßig in Ordnung ist). Wenn Sie dann grübeln, stehen Sie auf und widmen sich dieser Tätigkeit. Die Müdigkeit wird irgendwann gegen das Grübeln siegen. Und auf Dauer werden Sie das Grübeln automatisch vermeiden, weil Sie diese Aktivität so sehr hassen.

## NUTZEN SIE DEN GRÜBELSTOPP

Sobald ein Grübelgedanke auftaucht, stellen Sie sich ein großes Stopp-Schild vor Ihrem inneren Auge auf. Sagen Sie laut oder auch in Gedanken: „STOPP! Heute Nacht werde ich mich nicht mehr mit Dir beschäftigen. Morgen ist ein neuer Tag". Sie können auch ein STOPP-Schild als Verstärker malen.

Am nächsten Morgen können Sie sich dann in einem wachen und aktiven Zustand mit dem Problem beschäftigen und über Lösungen nachdenken.

## NUTZEN SIE IMAGINATIONEN

Nutzen Sie die Imaginationsübungen „Gepäck ablegen" oder „in den Tresor packen" vor dem Schlafengehen oder in Zeiten, in denen Sie grübeln.[XXXIX] Es geht u.a. darum, belastende Gedanken, Gefühle, Sorgen und Co. erst einmal beiseitezulegen, um sie zu einem späteren Zeitpunkt konstruktiv anzugehen.

## SORGENPÜPPCHEN, GEBETE
## ODER MEDITATIONEN

Nutzen Sie die Sorgenpüppchen.[XL] Wenn Sie gläubig sind, beten Sie. Nicht umsonst gibt es seit Jahrhunderten das Nachtgebet, in dem vor Gott über den Tag gesprochen wird. Ihm vertrauen Gläubige auf der ganzen Erde all ihre Gedanken und Sorgen an, die sie quälen.

## „ICH BIN MEHR ALS MEINE GEDANKEN"

Ihr Gehirn ist rund um die Uhr beschäftigt, die Erfahrungen des Tages einzuordnen und zu sortieren. Daher ist es völlig normal, dass es Gedanken und Gefühle am laufenden Band produziert, die kommen und gehen. Sie jedoch entscheiden, ob Sie diese als wichtig erachten und ihnen glauben wollen. Hier kann die „Innere Beobachter"-

---

[XXXIX] Diese Übungen finden Sie im Kapitel „Imaginationsübungen".
[XL] Die Beschreibung der Sorgenpüppchen finden Sie im Kapitel „Pacing/ Schlafen".

Übung[XLI] helfen und die notwendige Distanz zum Grübelthema herstellen. Beobachten Sie Ihre Gedanken ohne Wertung und lassen Sie diese vorbeiziehen.

Langfristig können folgende Maßnahmen gegen das Grübeln helfen:

## GRÜBEL- ODER SORGENTAGEBUCH

Führen Sie einige Tage ein Grübel- oder Sorgentagebuch und lernen Sie dadurch Ihre Grübelgedanken sowie Sorgen kennen. Schreiben Sie sich dabei auch auf, wann und wo Sie ins Grübeln kommen oder wann die Sorgen überhandnehmen. Dabei sollten Sie sich folgende Fragen beantworten:

- Wann grübeln Sie?
- Wo grübeln Sie?
- Worüber grübeln Sie?
- Welche Sorgen und Ängste kommen immer wieder auf?
- Kann ich diese Sorgen beeinflussen oder nicht?

## FESTE GRÜBELZEITEN ALS ROUTINE

Sinnvoll kann es zudem sein, dem Grübeln einen Raum zu geben und sich jeden Abend ca. 15 Minuten Zeit zu nehmen, um bewusst zu grübeln. Diese Zeit können Sie selbstverständlich auch dafür nutzen, das Sorgentagebuch zu schreiben. Dabei sollten

---

[XLI] Diese Übung finden Sie im Kapitel „Imaginationsübungen".

Sie nicht auf Grammatik oder Rechtschreibung achten. Schreiben Sie die Gedanken einfach „raus", so wie sie kommen. Hören Sie nach 15 Minuten auf.

Sie haben damit drei Vorteile:

- Sie lernen, Ihre Grübelgedanken zu unterbrechen und bekommen darin Routine.
- Sie schreiben sich die Sorgen und Ängste von der Seele, was entlastet.
- Sie erkennen nach einiger Zeit, welche Themen Sie am meisten beschäftigen.

## REALITÄTSCHECK

Wenn Sie grübeln, können Sie Ihren Gedanken auf den Grund gehen und diese zu Ende denken. Stellen Sie sich folgende Fragen:

- Sind meine Sorgen berechtigt?
- Was ist das konkrete Problem?
- Kann ich dieses aktuell beeinflussen?
- Wer kann mir hierzu einen Rat geben?

## WIR FÜHREN EIN PROBLEMLÖSERLEBEN

Wenn Sie feststellen, dass Ihre Sorgen und Grübeleien einen berechtigten Grund haben, dann sollten Sie sich im zweiten Schritt fragen, ob Sie das Problem beeinflussen können.

Nehmen Sie sich Zeit und notieren Sie alle beeinflussbaren Probleme auf einen Zettel, über die Sie in der letzten Zeit grübelten. Suchen Sie dann im nächsten Schritt Lösungswege. Anfangs können Sie Ihre Ideen völlig ungeordnet aufschreiben, um sie später zu priorisieren (Wichtig/ unwichtig, dringend/ hat Zeit). Stellen Sie sich danach einen Aktivitätsplan auf und legen Sie für sich fest, wann Sie welche Schritte gehen wollen.

---

## RADIKALE AKZEPTANZ DER REALITÄT

---

Auf einen anderen Zettel schreiben Sie alle Themen, über die Sie grübeln, die Sie aber nicht beeinflussen können. Hier hilft nur die radikale Akzeptanz der Realität und die Einsicht, dass all die Grübeleien zu keinem Ziel führen. Im Zweifelsfall führen Sie nochmals eine Innenkonferenz mit allen Anteilen durch, um ihnen zu erklären, warum es nichts bringt, über unveränderbare Dinge nachzudenken und zu grübeln.

*Eines Abends erzählte ein alter Indianer seinem Enkel vom Kampf, der in jedem Menschen tobt:*
*„In unserem Herzen leben zwei Wölfe. Sie kämpfen oft miteinander. Der eine Wolf ist der Wolf der Dunkelheit, der Ängste, des Misstrauens und der Verzweiflung. Er kämpft mit Zorn, Neid, Eifersucht, Sorgen, Schmerz, Gier, Selbstmitleid, Überheblichkeit, Lügen und falschem Stolz.*
*Der andere Wolf ist der Wolf des Lichts, des Vertrauens, der Hoffnung, der Freude und der Liebe. Er kämpft mit Gelassenheit, Heiterkeit, Güte, Wohlwollen, Zuneigung, Großzügigkeit, Aufrichtigkeit, Mitgefühl und Zuversicht!"*
*Der kleine Indianer dachte einige Zeit über die Worte seines Großvaters nach und fragte ihn dann: „Und welcher Wolf gewinnt?" Der alte Indianer antwortete: „Der, den du fütterst."*

*Verfasser unbekannt*

# Angst und Panik

Tiefgreifende Ängste sind bei einer schweren Erkrankung verständlich. Sie können den Alltag sowie das Wohlbefinden vieler Betroffenen stark beeinträchtigen. Meist äußern sie sich in einem diffusen Angstgefühl („Ich habe das Gefühl, dass gleich was Schlimmes passiert") oder zielgerichteten Phobien bis hin zu Panikanfällen („Ich kriege keine Luft mehr. Ich ersticke." oder „Ich habe einen Herzinfarkt."). Im schlimmsten Fall entsteht eine ausgeprägte Angststörung.

Dabei ist Angst erst einmal etwas Gutes. Sie ist „lebensschützend" [186] und entwicklungsgeschichtlich das älteste Gefühl.[187] Die Angst warnt in akuter Gefahr vor Bedrohung und löst im Körper ein Notfallprogramm aus. Das Herz schlägt schneller, der Blutdruck steigt, das Atmen fällt schwerer, die Muskeln spannen sich an. Auch Schwitzen oder Frieren sowie Übelkeit und Schwindel können entstehen. Damit setzt der Körper die bereits bekannten Überlebensstrategien „Fliehen, Kämpfen oder Erstarren und Kollabieren" in Kraft, obwohl die betroffene Person die Gefahr noch gar nicht bewusst wahrgenommen hat.[188] Dies haben Menschen mit den Tieren gemeinsam. Normalerweise beruhigt sich das autonome Nervensystem auch recht schnell, sobald die Gefahr gebannt ist.

Dieser Mechanismus kann bei ME/CFS und Co. jedoch versagen. Wir bleiben oft im Fluchtmodus oder in der Erstarrung hängen. Ängste können sich chronifizieren und verselbständigen, obwohl die Gefahr bereits vorüber ist.[189] Manche Betroffene wissen dann gar nicht mehr, warum sie überhaupt Angst in gewissen Situationen haben und versuchen, alle möglichen Angst-Auslöser im Innen und Außen zu vermeiden. Das Risiko, in dem Zuge Süchte, weitere körperliche Erkrankungen oder selbstverletzendes Verhalten zu entwickeln, ist groß.

Die folgenden Tipps können helfen, um die eigene Angst mit Hilfe von Skills und Co. zu kontrollieren und wieder handlungsfähig zu werden. Dabei ist es in erster Linie notwendig, die Hochspannung, die durch chronische Ängste ins Unermessliche steigen kann, über Selbstfürsorge sowie Skill- und Ressourcenorientierung zu reduzieren. Je besser Sie die einzelnen Situationen und Symptome kontrollieren können, desto weniger Angst werden Sie davor entwickeln. Versuchen Sie, die eigenen Körperreaktionen bei Angst zu erkennen und darauf zu achten. Je früher und genauer Sie Ihre körperlichen Frühwarnzeichen wahrnehmen können, umso schneller können Sie mit Skills und anderen Maßnahmen reagieren und damit starke Angst- oder gar Panikattacken vermeiden. In dem Zuge ist es sinnvoll, Ihren Notfallkoffer nochmals zu kontrollieren.[XLII] Klären Sie für sich, welche Skills Ihnen bei Ihrer Angst helfen. Berücksichtigen Sie, dass die einzelnen Skills unterschiedlich wirken können, je nachdem wie groß Ihre Angst ist.

Auch Medikamente können bei sehr starken Ängsten zeitweise von großer Hilfe sein. Die Medikation sollte grundsätzlich mit einem Psychiater abgesprochen werden und in Ihren Notfallkoffer gelegt werden.

## BEWEGUNG LÖST DIE ANGST AUF

Angst lähmt. Daher sollten Sie sich bewegen. Dabei können auch die kleinsten Bewegungen bei Bettlägerigkeit sinnvoll sein.

Wenn Sie das Gefühl haben, sich nicht mehr bewegen zu können,
a) beginnen Sie vorsichtig mit dem kleinen Finger.
b) Nehmen Sie danach den zweiten Finger dazu.
c) Dann den dritten und vierten… und schließlich die ganze Hand.
d) Machen Sie mit der anderen Hand und
e) mit den Zehen weiter.

All das kann helfen, bei sich zu bleiben und die Angst zu lindern.

---

[XLII] Siehe DBT-Trainings: Skills-Orientierung/ Notfallkoffer

## ATMEN SIE GEGEN DIE ANGST

Im Akutfall sollten Sie zudem auf Ihre Atmung achten:
a) Konzentrieren Sie sich auf die richtige Bauchatmung.
b) Nutzen Sie wohltuende Imaginationen, um den Atem zu beruhigen.
c) Denken Sie dabei immer daran, länger auszuatmen als einzuatmen.

Bei häufiger Hyperventilation bietet es sich an, eine Papiertüte in Ihrer Notfalltasche sowie ein Skill-Kärtchen mit obiger Anweisung mitzuführen.[190]

Wichtig bei Hyperventilation!
Wenn eine Hyperventilation auftritt, bleib' bitte ruhig. Denk' daran, Du bist mehr als Deine Angst. Wenn möglich, verlasse die angstmachende Situation. Setze Dich dann irgendwo bequem hin, notfalls auf den Boden. Atme langsam über den Bauch. Versuche länger aus- als einzuatmen. Konzentriere Dich auf Deine Atmung, und wiederhole die Bauchatmung mehrere Minuten. Dabei kannst Du auch die Papiertüte einsetzen, die aber immer über Mund und Nase reichen muss (notfalls reicht auch die gewölbte Hand vor Mund und Nase aus). Atme in die Papiertüte ein und aus. Mit der Zeit wird Dein Atem langsamer. Du beruhigst Dich.

## SETZEN SIE AUF BERUHIGUNG

Überlegen Sie sich, welche Skills für den Gebrauch nach einer Angstattacke sprechen. Denken Sie dabei an eine warme Decke, ein heißes Getränk, eine Wärmeflasche oder ein heißes Bad. Auch Entspannungsübungen können im Nachhinein sehr wertvoll sein.[191]

## GEHEN SIE IHRER ANGST AUF DEN GRUND

Wenn es Ihnen besser geht, können Sie die Situation analysieren: Fragen Sie sich, ob die Angst berechtigt oder unbegründet war. Falls es keinen berechtigten Anlass für die Angstreaktion gab, gab es vielleicht Parallelen zu einem früheren Ereignis? Wie ging es Ihnen in den vorherigen Tagen? Gab es spezielle Belastungen oder war alles wie sonst? Wie haben Sie sich in der Situation selbst verhalten? Und wie sind Sie wieder aus der Angst herausgekommen? Was hat Ihnen dabei geholfen?[192] Schreiben Sie sich alles auf.

Zudem sollten Sie sich überlegen, in welchen Situationen die Angst entsteht. Dabei geht es u.a. darum, die Trigger zu identifizieren und in einem nächsten Schritt den Grad der Angst zu benennen, die gefühlt wurde. Der Grad der Angst lässt sich mit einer Angst-Skala bemessen. Eine solche Skala reicht – wie die Schmerzskala – von 1 bis 10. 1 ist der geringste Grad. Bei 10 kann man von einem Panikanfall sprechen. So können Sie die einzelnen Angstsituationen besser einschätzen und nach Schwere einordnen.

Sobald Sie sich über die Trigger im Klaren sind, können Sie sich folgende Fragen stellen:
a) Ist es eine Situation oder ein Trigger, die/ den Sie ohne große Folgen für Ihr Leben und Ihren Alltag vermeiden können?
b) Oder sind lebens- oder alltagsnotwendige Anlässe angstbesetzt?

Im zweiten Fall sollten Sie an ein trauma-adaptiertes Angsttraining denken, in dem Sie lernen, sich in Mini-Schritten der angstmachenden Situation zu nähern und diese dadurch zu entschärfen. Wenn Sie eine Psychotherapie machen, arbeitet Ihr Therapeut in der Regel mit standardisierten Angstprotokollen, so dass Sie eine Möglichkeit haben, die einzelnen Erlebnisse später zu vergleichen.

Bei Ängsten, die aus der Vergangenheit rühren, kann es sinnvoll sein, sich mit seinen Innenanteilen zu beschäftigen. Auf die Frage, wer in Ihrem Innersten Angst hat, kann die Arbeit auf der inneren Bühne entscheidende Antworten liefern. Nicht immer hat die Erwachsene Angst. Es ist gut möglich, dass ein jüngerer Anteil von Ihnen die Angst spürt. Hier können Sie durch die innere-Kind-Arbeit etc. einiges erreichen und Ihre Ängste weiter verringern.

Weitere Tipps gegen die Angst finden Sie in dem sehr schönen Büchlein „Liebe Angst, halt doch die Klappe" von Klara Hanstein.

*Ich entwickle z.B. des Öfteren Ängste während eines Crashs oder während einer banalen Erkältung, da ich mir nie sicher sein kann, ob ich mich davon wieder erhole oder nicht. Das haben die Klarheit der Diagnose ME/CFS und der starke lang andauernde Rückfall 2019 mit sich gebracht. Früher war ich davon unbelastet. Es ist eine sehr erwachsene, klare und rationale Angst. Meine Skills, v.a. Gedanken- und Grübelstopps sowie Ablenkung helfen mir sehr, sie nicht übergroß werden zu lassen und jedes Mal aufs Neue zu hoffen, dass es gut geht.*

# Trauer

Trauer betrifft Menschen mit schweren Erkrankungen zu Recht in einem großen Maße. Vor allem mit der Krankheitsakzeptanz kann eine tiefe Traurigkeit entstehen. Wichtig ist, diese Trauer nicht zu verdrängen. Unterdrückte und ungelebte Trauer, die oft nicht gezeigt wird („Stell' Dich nicht so an", „So schlimm ist das doch nicht."), kann zur Erstarrung führen, was weitreichende seelische und körperliche Folgen wie z.B. Depressionen nach sich ziehen kann. Dann gilt es, die Erstarrung langsam zu lösen.

*Ich konnte lange nicht weinen. Als aber der Damm gebrochen war, konnte ich nicht mehr aufhören. Manchmal wusste ich gar nicht mehr, warum ich weine. Es gab so viel zu betrauern. Ich hatte das Gefühl, dass ich aus diesem tiefen Tal nie mehr herauskomme. Damals verglich meine Therapeutin meine ungeweinten Tränen mit einem See an Tränen, der ausgeweint werden muss. Sie wollte damit ausdrücken, dass auch meine Tränen und meine Trauer irgendwann ein Ende haben werden.*

Wir alle brauchen in unserer Trauer verständnisvolle und mitfühlende Menschen, die mit uns trauern und unser Leid bezeugen können. Wir benötigen liebevolle Menschen, die uns in den Arm nehmen und sagen „Ja, das ist wirklich sehr, sehr schlimm." Und wir können froh sein über Menschen an unserer Seite, die zuhören und die Trauer aushalten können. Denn „… das Hauptproblem beim Trauern ist zumeist nicht das Trauern, sondern dass Menschen damit allein bleiben."[193] Manchmal brauchen wir aber auch die praktische Hilfe unserer Freunde, weil wir in unserer abgrundtiefen Trauer den Alltag und unsere Selbstfürsorge vergessen oder Ablenkung benötigen. Trauen Sie sich, Ihre Freunde um Zeit oder Unterstützung zu bitten. Und nehmen Sie auch professionelle Hilfe in Anspruch. Diese ist besonders wichtig, wenn Sie befürchten müssen, in eine verzweifelte Trauer oder gar Depression zu rutschen.

## UNTERSTÜTZEN SIE IHREN TRAUERPROZESS

Im Trauerprozess selbst können Rituale unterstützen und ein wenig Frieden bringen. Wenn Sie etwas oder jemanden loslassen müssen, können Sie z.B. Briefe an eine betreffende Person, an ein Gefühl oder an eine Arbeitsstelle schreiben. Später haben Sie die Möglichkeit, diese entweder zu zerreißen, wie auf einer Beerdigung zu vergraben oder mit einem Streichholz oder in einem Lagerfeuer zu verbrennen.[194] Sie können die Briefe auch aufbewahren oder an eine Vertrauensperson weitergeben. Oder Sie schicken den Brief mit einem selbst gebastelten Schiffchen auf einem Bach oder Fluss in die Welt hinaus. Es erinnert ein wenig an die Allerseelenschiffchen oder das O-Bon-Fest in Japan. Dort schwimmen Laternen einen Fluss hinunter, der zum Meer fließt. Symbolisch werden so die Geister der Vorfahren in den Himmel geschickt. Denken Sie daran, dass all diese Handlungen auch imaginär möglich sind.

Manchen Menschen hilft es, in ihrer Trauer in die Kirche zu gehen und dort eine Kerze anzuzünden oder zu beten. Sollte Ihre Trauer festsitzen, sodass Sie nicht weinen können, kann Folgendes helfen: Gönnen Sie sich eine warme Decke, Schokolade und Taschentücher. Schauen Sie einen Film, bei dem Sie auf jeden Fall immer weinen müssen. Ich denke da z.B. an „Love Story", „Winnetou 3", „Hachiko", „Das Leben ist schön", „Green Mile", „Der König der Löwen" oder „Das Schicksal ist ein mieser Verräter". Der Film kann ein Ventil sein, das Sie gerade brauchen. Und nutzen Sie die Kunst. Malen oder musizieren Sie selbst, schreiben oder lesen Sie Gedichte. Hören Sie Ihre Lieblingssongs und andere Musik. Wie viele Künstler haben in ihren traurigsten Zeiten ihre wundervollsten Kunstwerke geschaffen. Wir können durch diese getragen werden, so dass wir in unserem Gram nicht zerfallen.

*Bitte*

*Wir werden eingetaucht*
*und mit den Wassern der Sintflut gewaschen*
*Wir werden durchnässt*
*bis auf die Herzhaut*

*Der Wunsch nach der Landschaft*
*diesseits der Traumgrenze*
*taugt nicht*
*der Wunsch den Blütenfrühling zu halten*
*der Wunsch verschont zu bleiben*
*taugt nicht*

*Es taugt die Bitte*
*dass bei Sonnenaufgang die Taube*
*den Zweig vom Ölbaum bringe*
*dass die Frucht so bunt wie die Blume sei*
*dass noch die Blätter der Rose am Boden*
*eine leuchtende Krone bilden*
*und dass wir aus der Flut*
*dass wir aus der Löwengrube*
*und dem feurigen Ofen*
*immer versehrter und immer heiler*
*stets von neuem*
*zu uns selbst*
*entlassen werden.*

*Hilde Domin*[195]

# Wut

Aggressionen, die sich in Wut, (Jäh-)zorn, Ärger oder gar Hass zeigen, können sehr destruktiv sein und zu Verletzungen, Gewalt und Vernichtung führen. Viele Betroffene lehnen diese Gefühle daher allein aus diesem Grund gänzlich ab. Gerade diese Aggressionen können jedoch lebensbejahende, verändernde und kräftigende Reaktionen auf ungute Situationen sein.

Angesichts der Erfahrungen, die Betroffene durch die Erkrankung in unserem Gesundheitssystem machen müssen, ist Wut mehr als berechtigt und sollte unbedingt beachtet und bearbeitet werden, da ansonsten negative Folgen auftreten können. Der richtige Umgang ist jedoch schwer. Vor allem Frauen richten ihre Wut oft unbewusst nach innen. Sie schlucken ihre Aggressionen herunter, was sich in Magenschmerzen, Verspannungen, Schmerzen oder gar Depressionen äußern kann. Oder sie haben noch nie bewusst ihre Wut gespürt, da sie diese Gefühle gänzlich abgespalten haben. Andere Betroffene werden gefühlsmäßig überflutet und können ihre Aggressionen dadurch nicht mehr kontrollieren. Sie sind überfordert, ständig gereizt und fahren regelrecht aus der Haut. Auch wenn sie nicht gewalttätig werden, kritisieren sie ihre Partner und Kinder meist auf verletzende Art und Weise. Im nächsten Moment fühlen sie sich dann schuldig. Andere verletzen sich selbst, um ihre Wut zu unterdrücken. Auch Alkohol- und Medikamentenabhängigkeit sowie Fressattacken kommen häufig vor, da der seelische und körperliche Druck einfach zu groß ist. Und nicht zuletzt gibt es Betroffene, die durch die kleinsten Anzeichen von Wut getriggert werden und in der Folge zusammenbrechen. Dabei ist es völlig egal, ob es sich um ihre eigene Wut oder die ihrer Mitmenschen handelt.

Und doch kann Wut so viel Positives bewirken, sofern sie konstruktiv ausgelebt wird. Haben Sie zum Beispiel schon einmal von gerechter Wut oder gerechtem Zorn gehört? Wut kann Veränderungen herbeirufen. Viele Frauen und Männer in der Geschichte kämpften gegen Ungerechtigkeit auf dieser Welt. Auf Basis ihrer Wut wurden sie laut und verlangten die Gleichberechtigung. Sie stellten sich gegen Diktatoren und ihre Peiniger. Und sie gingen auf die Straße, um Veränderungen zu erreichen – für sich selbst, für ihre Kinder und Kindeskinder. Heute engagieren sich viele Menschen weltweit für den Umwelt- und Tierschutz oder die Rechte der Frauen. Flüchtlingshelfer und Rassismusgegner nutzen ihre Wut, um gegen den Krieg und Rassismus zu protestieren und gleichzeitig zu helfen. Ohne die Wut gäbe es keinen Liegend- oder Rollstuhl-Demos, die auf die Not von ME/CFS und Long Covid-Erkrankten aufmerksam machen. Entscheidend dabei ist, dass die Wut auf gesunde und friedliche Art und Weise geäußert und keine Gewalt angewandt wird. Wut, Ärger und Aggression müssen also nicht destruktiv sein. Im Gegenteil: All diese Gefühle sind verantwortlich für vieles Gute auf dieser Welt. Sie geben Kraft und Energie. Außerdem verhelfen sie zu Selbstschutz, Konfliktfähigkeit und Durchsetzungskraft.[196]

## WUT WILL GELERNT SEIN

Wenn Sie bisher noch nie Kontakt mit Ihrer Wut hatten, sollten Sie diese anfangs nur in homöopathischen Dosen kennenlernen. Entscheidend ist, sich dabei nicht zu überfordern und auf emotionale sowie körperliche Grenzen zu achten. Idealerweise verlegen Sie die Annäherung an dieses Gefühl erst einmal in eine Therapiestunde. Anfangs wird Ihren Therapeuten die Zeit, in der Sie sich mit Ihrer Wut beschäftigen, kurzhalten. Später werden Sie Möglichkeiten finden, um die hochkommende Aggression in kleinen Dosen konstruktiv auszuleben. Auch wenn Sie Angst haben, sich oder jemanden während Ihrer Wutausbrüche zu verletzen, sollten Sie sich an einen Therapeuten wenden. Sprechen Sie es aus.

Bitte versuchen Sie jedoch nicht, mit diesem Gefühl allein zu arbeiten. Sie könnten sich selbst schaden oder triggern. Besonders vorsichtig sollten Sie sein, wenn Sie noch nie bewusst mit Wut zu tun hatten oder diese zu lange aufgestaut haben. Ein guter Therapeut wird sich mit Ihnen zusammen in kleinen Schritten Ihren Aggressionen nähern und Ihnen mehr über die positiven Seiten der Wut erzählen. Konstruktiv eingesetzt und ausagiert, kann diese Wut Grenzen setzen. Sie hilft Ihnen, für die eigenen Bedürfnisse einzustehen, Nein zu Sagen und einen gesunden Egoismus zu entwickeln.[197]

Achten Sie in einer Therapie unbedingt darauf, dass Sie nicht zu destruktiven und gefährlichen Verhaltensmustern wie z.B. zu unkontrollierter Wutarbeit aufgefordert werden. Nach wie vor kommt es vor, dass Klienten in der Therapie mit einem Stock oder Tennisschläger auf einen Schaumstoff-Ballen oder ein Kissen einschlagen sollen. Aber diese destruktiven, unkontrollierbaren Methoden sind zum einen veraltet und zum anderen völlig kontraproduktiv und stark triggernd. Inzwischen wird schonender vorgegangen und darauf geachtet, dass Betroffene ihre Wut auf konstruktive und gesunde Art und Weise ausdrücken. Dazu zählt z.B. auch, die eigenen Körpersignale in Hinblick auf Wut besser kennenzulernen. Typische Merkmale für Wut sind gesteigerte Anspannung, zusammengepresster Kiefer oder geballte Fäuste, schwerer Atem und hoher Puls. Darüber hinaus können Sie das Gefühl haben, von einer Hitze- oder Energiewelle erfasst zu werden.[198]

Wenn Sie im Alltag diese ersten körperlichen Anzeichen registrieren, haben Sie schon viel erreicht. Sie können dann in brenzligen Situationen versuchen, sich eine Auszeit nehmen, um einen Ausbruch zu vermeiden. Zählen Sie langsam bis zehn (oder vielleicht sogar auf 100). Atmen Sie tief durch. Trinken Sie einen Schluck Wasser. Und ganz wichtig: Sagen Sie oder tun Sie nichts, was Sie später bereuen könnten.[199]

Versuchen Sie stattdessen, ihre Wut auf gesunde Art und Weise auszudrücken. Dies geschieht, wenn Sie z.B. respektvoll über die eigene Wut sprechen oder sie schriftlich in Worte fassen. Später können Sie Ihre Wut symbolisieren und ein Bild malen. Oder schreiben Sie einen Brief.

# WUTSKILL-LISTEN

Sinnvoll ist es, eine Wut-Skill-Liste anzulegen. Denken Sie daran: Vieles ist imaginär in Visualisierungen möglich. Nutzen Sie die ausgewählten Skills idealerweise anfangs nur in der Therapie. Später, wenn Sie die Wut kontrollieren können, dürfen Sie die Skills auch allein zuhause anwenden. Begrenzen Sie jedoch die Zeit: Maximal 5-15 Minuten sollten Sie sich mit Ihrer Wut beschäftigen, selbst wenn Sie das Gefühl haben, dass diese nicht ausreichen. Es ist wichtig, wieder aufhören zu können. Dadurch lernen Sie, Ihre Wut selbst zu dosieren und sie damit auch zu kontrollieren. Die Skills helfen vor allem, wenn Sie das Gefühl haben, von Ihrer Wut überwältigt zu werden.

## Kurzfristige Wutskills[XLIII]

- Ein Bild über die Wut malen
- Einen Brief über oder an Ihre Wut schreiben
- Einen Brief an die Menschen schreiben, die Sie geärgert haben
- Die Wut gestalten, z.B. mit Ton
- Wut- oder Knautschbälle kneten
- Ein Handtuch wringen
- Zeitungen und Zeitschriften zerreißen
- In den Wald gehen und laut brüllen
- Laut singen
- (Tanzen und Stampfen bzw. sich bewegen)

---

[XLIII] Es gibt noch mehr Wut-Skills. Ich habe jedoch nur diese aufgeführt, die zumindest bei einer milden ME/CFS noch möglich sind – und die kontraindizierten Bewegungsmöglichkeiten wie Rennen, Boxen etc. nicht berücksichtigt. Auch einige weitere Skills sind kritisch in Hinblick auf die körperliche Belastbarkeit. Diese habe ich in Klammern gesetzt.

- Altpapier (Kartons sind gut!) und Altglas wegbringen
- (Fenster putzen)
- Entrümpeln

**Mittelfristige Ressourcen gegen die Wut**
- Gegen Ungerechtigkeit und Ausbeutung agieren
- Grenzen setzen und „Nein" sagen
- Rhetorik-Kurs; Seinen eigenen Standpunkt in Diskussionen klar vertreten
- Kunst: Malen, Schreiben, Dichten, Singen…
- (Selbstverteidigungskurs)
- Sich tatkräftig engagieren und anderen eine Stimme geben (Umweltschutz, Tierschutz, Amnesty International)

---

# TRIGGERSUCHE

---

Nach einem Wutanfall ist es sinnvoll, sich die Situation noch einmal vor Augen zu führen und zu reflektieren, ob die Wut angebracht war. So werden Sie mit der Zeit einige Wut-Trigger entlarven können. Idealerweise finden Sie in der Therapie den Raum, um zu überlegen, welche Trigger gerechtfertigt sind und wie Sie darauf eventuell besser reagieren. Andere Trigger können eher der Vergangenheit zugeordnet werden. Sie sind für die Gegenwart ungefährlich und sollten dann im nächsten Schritt entschärft werden.

Bei der Triggersuche sollten auch körperliche Ursachen mit einbezogen werden. Viele Betroffene sind z.B. sehr gereizt, wenn sie sich in einem Crash befinden und fahren dann wegen Kleinigkeiten aus der Haut. Frauen können im Rahmen ihres monatlichen Zyklus oder während der Wechseljahre aufgrund von Hormonschwankungen an Wutausbrüchen leiden. Aber auch eine Hormonersatztherapie kann zu Problemen führen. Und zu guter Letzt kann auch eine Übermethylierung oder ein Vitamin B-Mangel verantwortlich sein für die unbegründete Wut sein.[XLIV] Wenn eine körperliche Ursache festgestellt wurde, sollten Sie diese unbedingt behandeln. Denn diese Wut kostet Kraft, die Sie eigentlich nicht besitzen.

*Ich selbst hatte einmal aufgrund eines Gestagens, das mir verordnet wurde, jeden Abend heftigste Wutanfälle, die in Sui\*\*Gedanken endeten. Zum Glück war der Zusammenhang zu dem Hormonpräparat, das ich immer abends einnehmen sollte, so klar, dass ich nicht lange rätseln musste. Nachdem ich es abgesetzt hatte, war der Spuk auch schon wieder vorbei. Gleichzeitig weiß ich, dass ich bei Crashs grundsätzlich gereizter bin als im Normalzustand. Daher ist eine unbegründete Gereiztheit, die im buchstäblichen Sinn mit einer höheren Reizempfindlichkeit einhergeht, für mich immer ein Alarmsignal.*

*Letztens passierte mir das wieder. Mein Mann fürchtete schon die Abende, weil ich spätestens gegen 22 Uhr wütend wurde. Inzwischen stellte sich heraus, dass mein B6-Spiegel in den letzten Monaten in den Keller gerutscht war. Seitdem ich das aktive B6 wieder täglich substituiere, treten die Wutausbrüche kaum mehr auf.*

*Und zu guter Letzt kenne ich auch die Zeichen einer Übermethylierung. Da ich genetisch bedingt eher untermethyliert bin, arbeite ich mit Nahrungsergänzungsmitteln, die mir auch sehr helfen. Im letzten Jahr vermutete ich aufgrund einer höheren Gereiztheit jedoch eine Übermethylierung, was ich durch einen Bluttest dann auch bestätigt bekam. Nachdem ich ein gewisses NEM absetzte, ging es mir diesbezüglich wieder besser.*

Eventuell werden Sie aber auch feststellen, dass hinter dem Trigger für die – angstbesetzte und unerwünschte – Wut ein ganz anderes Gefühl wie z.B. Scham oder Schuld steckt. Dann gilt es, sich zuerst um dieses Gefühl zu kümmern.[200]

Und nicht zuletzt ergibt es Sinn, auf der inneren Bühne nachzuschauen, um herauszufinden, welcher Anteil Wut empfindet und welcher Anteil konstruktiv mit der Wut umgehen könnte.

---

[XLIV] Mehr Informationen zum Methylierungszyklus und seinem Einfluss auf das psychische sowie körperliche Wohlbefinden finden Sie u.a. auf https://www.intelligent-gesund.de/methylierung/ oder in dem Buch „Schmutzige Gene" von Dr. Ben Lynch

# Schuldgefühle

Aufgrund der Erkrankung können unangebrachte Schuldgefühle entstehen und existentielle Krisen auslösen. Die meisten Betroffenen beschuldigen sich dann selbst, obwohl sie erwiesenermaßen keine Schuld tragen. Sie haben die Erkrankung nicht durch ein Fehlverhalten verursacht. Indem sie die Schuld jedoch bei sich suchen, geben sie dem Geschehenen einen Sinn und vermeiden so die tiefe, unaushaltbare Ohnmacht, die sich ansonsten angesichts der schweren Erkrankung breit machen würde.

Darüber hinaus kommen Beschuldigungen von außen, die Betroffene von ihrem nächsten Umfeld zu hören bekommen. Typisch hierfür sind Sätze wie „Du bist selbst schuld", „Du hängst dem Staat auf der Tasche" oder „Du musst nur gesund werden wollen", „Wegen Dir muss ich zuhause bleiben" etc.

---

## WIE KANN ICH MEINE SCHULDGEFÜHLE SCHWÄCHEN?

---

Der wichtigste Tipp, den ich geben kann, ist: Suchen Sie sich Unterstützung bei Menschen, die verstehen und akzeptieren, dass ME/CFS eine schwerwiegende und meist unheilbare Erkrankung ist. Nutzen Sie den Kontakt zu Menschen, die nicht davor zurückschrecken, mit Ihnen über die Tragweite der Erkrankung zu sprechen, ohne zu beschönigen. Gehen Sie in die Offensive. Um besser mit Schuldgefühlen klarzukommen und diese im nächsten Schritt zu entlarven und abzubauen, bedarf es ein Gegenüber, mit dem Sie über Ihre Gefühle und deren Ursache reden können. Wenn Sie sich selbst nicht glauben können, brauchen Sie glaubwürdige Personen an Ihrer Seite, die Ihnen immer wieder – geduldig, mitfühlend und trotzdem sehr klar – erklären, dass Sie keine Schuld tragen. Sie brauchen Menschen, die Ihnen Ihre Unschuld bezeugen.

Daher sind Menschen, denen Sie sich anvertrauen können, so wichtig. Egal, ob sich diese Personen im professionellen oder im privaten Umfeld befinden, suchen Sie den

Kontakt zu Menschen, die es gut mit Ihnen meinen. Die Reaktionen von Helfern und Freunden können Ihnen helfen und Sie dabei unterstützen, Ihre Selbstvorwürfe und Schuldgefühle weiter zu überprüfen. Sie selbst haben die Möglichkeit, all die lieben und verständnisvollen Reaktionen in einem Tagebuch zu notieren. Lesen Sie sich diese Notizen dann immer wieder vor. Fragen Sie sich, was Sie einer Freundin sagen würden, wenn ihr etwas ähnliches zugestoßen wäre. Wie würden Sie reagieren, wenn diese Ihnen von ihren unerträglichen Schuldgefühlen erzählt? Was würden Sie zu ihr sagen?[201]

Nutzen Sie außerdem Affirmationen, mit denen Sie Ihre inneren Schuldvorwürfe entkräften. Schreiben Sie Ihre neuen Glaubenssätze auf kleine Kärtchen und schauen Sie sich diese immer wieder an. Oder malen Sie sich ein riesengroßes Plakat mit dem Spruch „Ich bin nicht schuld". Hängen Sie es sich an die Wand oder neben den Spiegel, so dass Sie die Botschaft immer wieder wahrnehmen können.

Vielleicht ergibt es auch Sinn, auf der inneren Bühne nachzuschauen, welcher Anteil für die Schuldgefühle verantwortlich ist. Es ist sinnvoll, mit diesem zu sprechen und mehr über seine Motivation zu erfahren.

*Mein Mann erfand irgendwann das „Schuldspiel". Er wollte mir mit dem Spiel vor Augen führen, wie abstrus manche meiner Schuldgefühle waren. Daher fragt er mich seitdem jedes Mal, wenn mein berühmter Satz „Ich bin schuld" fällt, wer sonst noch Schuld haben könne? Ich muss mir dann drei Alternativen ausdenken.*

Das Schuldspiel
Ich komme zu spät nach Hause. Mein Mann musste deswegen seine Arbeit unterbrechen und mit unserer Hündin rausgehen.
Ich: „Entschuldigung. Es tut mir so leid. Ich habe den Bus verpasst. Ich bin schuld."
Mein Mann: „Wer war in Wirklichkeit schuld?"
Ich nach einigen Minuten Nachdenken: „Der Busfahrer, der losfuhr, obwohl ich noch auf den Türknopf drückte. Die Frau, die den Fahrkarten-Automaten blockierte. Die Arztpraxis, in der ich so lange warten musste."

*Dieses Spiel kann je nach Situation sehr ernsthaft oder auch sehr lustig sein. Wir spielen es nun bereits seit über zehn Jahren. Es kommt immer dann zum Einsatz, wenn ich in meinen Schuldgefühlen gefangen bin. Inzwischen spielen wir es seltener, was ein gutes Zeichen ist. Da wir über die unterschiedlichen Lösungen immer wieder lachen können, bringt es auch noch Spaß. Versuchen Sie es doch mal.*

*Es gibt für mich noch eine andere Möglichkeit zur Realitätsprüfung, die ich nach wie vor nutze. Jedes Mal, wenn ich wieder Schuldgefühle verspüre, ersetze ich das Wort „Schuld" mit „Verantwortung". Wenn ich dann z.B. denke „Ich bin schuld, dass wir kein Mineralwasser im Haus haben.", frage ich mich, ob ich dafür wirklich die Verantwortung trage. Da der Getränke-Lieferant sich um einen Tag vertan hat, kann ich keine Schuld tragen.*

# Scham

Viele Betroffene werden aufgrund ihrer Belastungsintoleranz immer wieder mit schambesetzten Situationen konfrontiert. Wegen einer unaufgeräumten Wohnung trauen sich manche nicht mehr, Besuch zu empfangen. Durch die Erkrankung schaffen es viele nicht mehr, sich regelmäßig die Haare zu waschen, geschweige denn zum Friseur zu gehen. An Kosmetik und Co. ist kaum zu denken. Und nicht zuletzt benötigen viele Betroffene Unterstützung bei äußerst intimen Hygienemaßnahmen durch fremde Pfleger oder den Partner. Dabei kann es seelisch stark belastend und beschämend sein, sich gegenüber Fremden nackt zu zeigen oder sich von seinem Partner beim Toilettengang helfen lassen zu müssen. Diese Situationen können sowohl bei den Betroffenen als auch bei den Pflegenden zu Schamgefühlen führen.

**LERNEN SIE DIE ANZEICHEN IHRER SCHAM KENNEN**

Scham zeigt sich unterschiedlich. Jeder kennt sicherlich das typische Erröten, das verlegene Stottern oder Lächeln, das Wegschauen, das Luft anhalten oder das Gefühl, im Boden verschwinden bzw. weglaufen zu wollen. Aber auch hinter einer Wut- oder Angstattacke kann sich die Scham verbergen – genauso wie hinter Tränen, Schwindel oder Hitzewallungen.[202] Achten Sie auf diese Zeichen – bei sich und bei Außenstehenden.

## SPRECHEN SIE ÜBER IHRE SCHAM

In solchen Fällen hilft es, der Scham auf den Grund zu gehen und darüber zu sprechen. Gut geschulte Pfleger erkennen die Anzeichen für Ihre Scham und versuchen durch einfühlsame Gespräche, der Scham entgegenzuwirken. Manchmal ist es jedoch notwendig, dass Sie selbst die Initiative ergreifen und das Problem ansprechen. Oft hilft es schon, darüber zu reden und gemeinsam zu überlegen, wie man die schambesetzten Situationen entschärfen kann. Auch für die pflegenden Angehörigen können diese Gespräche hilfreich sein, um ihre eigene Scham – z.B. durch Überforderung – anzusprechen. Schamgrenzen sollten anerkannt werden. Klären Sie daher, von wem Sie am liebsten gepflegt werden möchten. Viele Frauen möchten z.B. nicht von einem Mann gewaschen werden. Für die Beziehung ist es manchmal besser, wenn Fremde die intimen Pflegeleistungen übernehmen.

## EXISTENTIELLE SCHAMGEFÜHLE

Manche Betroffene empfinden des Weiteren grundsätzlich sehr starke, existentielle Schamgefühle. Diese sind in der Regel eng mit Schuldgefühlen verbunden und beeinflussen das Verhalten und Denken stark.

Sehr heftige Schamgefühle entstehen oft bei Menschen, die in der Kindheit ständig beschimpft wurden. Wenn ein Kind regelmäßig Sätze wie z.B. „Du taugst nichts.", „Du bist ein Stück Dreck" zu hören bekommt, dann glaubt es das auch irgendwann. Mit diesen Beschimpfungen wird seine Existenzberechtigung in Frage gestellt. Das betroffene Kind ist überzeugt, dass es „... falsch ist" oder „... ein Nichts ist". Denn wenn es richtig wäre, dann würden seine Eltern es so nicht betiteln. Das Kind sucht damit die Schuld bei sich und schämt sich für sein So- und Dasein. Zu den existentiellen Schuldgefühlen gesellen sich existentielle Schamgefühle, die isolieren und zerstören.[203] Wohlbefinden, Selbstvertrauen und Beziehungsfähigkeit werden stark beschädigt. Oft werden diese Gefühle durch Leistung kompensiert. Fällt diese Kompensation durch Erkrankung weg, gewinnen die alten Schamgefühle wieder an Macht

## SCHAM IST UNANGEBRACHT

Wenn Sie persönlich starke Scham angesichts Ihrer Erkrankung empfinden, sollten Sie – idealerweise in einer Therapie – darüber sprechen, um zum ersten Mal die Schweigemauer zu durchbrechen. Im nächsten Schritt können Sie dann zusammen mit Ihrem Therapeuten erarbeiten, woher diese Schamgefühle kommen. Machen Sie einen Realitätscheck. Stellen Sie sich wieder die folgenden Fragen: Wie würden Sie Ihrer Freundin antworten, wenn sie Ihnen erzählt, dass sie sich angesichts der Erkrankung schämt?

Sinnvoll ist zudem, auf der inneren Bühne nachzuschauen, ob es noch dunkle Anteile gibt, die Sie in Ihrem Innersten beschämen. Wie auch bei der Schuld kann die Scham durch Täterintrojekte verinnerlicht werden.

Entkräften Sie die Glaubenssätze, die Ihnen durch diese Täterintrojekte eingeflüstert wurden, indem Sie Affirmationssätze formulieren. Schreiben Sie diese auf Affirmationskärtchen und legen Sie sie in Ihren Notfallkoffer. Hängen Sie sich die Sprüche als Poster an die Wand oder schicken Sie sich wöchentliche vorprogrammierte Nachrichten. Darüber hinaus können Sie nicht nur den Tätern, sondern auch Ihren Schamgefühlen einen Brief schreiben. Erklären Sie ihnen, was Sie über sie gelernt haben und weisen Sie sie darauf hin, dass sie nicht zu Ihnen hingehören.

Eine andere Möglichkeit, der Scham etwas entgegenzustellen, bietet der „Schamfresser" oder das „Schamfresserchen".[204] Um diesen oder dieses zu finden, benötigen Sie die „Innere Helfer"-Übung.[XLV] Nehmen Sie sich vor, einen mächtigen und starken Schamfresser oder ein niedliches, aber unheimlich hungriges Schamfresserchen zu imaginieren. Im nächsten Schritt können Sie sich dann vorstellen, dass dieser Helfer oder das Helferlein Ihre Schamgefühle aufisst. Es kann dies in kleinen Happen erledigen. Vielleicht hat es aber großen Appetit und frisst die Scham von jetzt auf gleich ratzeputz auf. Und wenn es noch hungrig ist, nimmt es sich eventuell gleich noch die Schuldgefühle vor. All das bleibt Ihrer Fantasie und Ihren inneren Bildern überlassen. Falls Sie danach das Verlangen haben, zu malen oder das Schamfresserchen zu gestalten bzw. zu basteln, dann tun Sie das. Vielleicht machen Sie das sogar mit Ihrem Partner zusammen.

Ein ähnliches Prinzip finden Sie in der Imaginations-Übung „Der Staubsaugbär – eine freundliche innere Helfer-Gestalt", die Michaela Huber in Ihrem Übungsbuch „Der geborgene Ort" beschreibt. Dieser kleine wunderbare Helfer saugt alles weg: Schmerzen, Nöte, Sorgen, Ängste und auch Scham- oder Schuldgefühle. Probieren Sie es aus.

# Suizidgedanken[205] - Achtung: Trigger!!!

Dies ist ein sehr heikles Thema. Daher habe ich lange überlegt, ob ich es in diesem Buch erwähnen soll oder nicht. Aber es darf kein Tabu sein. ME/CFS gehört zu den Krankheiten mit der niedrigsten Lebensqualität überhaupt – sie ist teilweise niedriger als bei Schlaganfall-, Herzinsuffizienz- oder Krebspatienten. Gerade bei schwerster und schwerer ME/CFS ist der Freitod und die Entscheidung für ein begleitendes Sterben in Würde eine ernstzunehmende Entscheidung, die akzeptiert werden muss. Sie bietet Erlösung für einem unaushaltbaren Zustand. Auch ich habe in meiner Patientenverfügung entsprechende Wünsche hinterlegt.

---

XLV Die Übung „Innere Helfer" finden Sie im Kapitel „Imaginationsübungen".

Gleichzeitig ist jeder Freitod einer zu viel. Und es ist erschreckend, wie viele Betroffene mit Suizidgedanken zu kämpfen haben. Da ich selbst schon davon betroffen war, kann ich dies gut nachvollziehen. Es gibt Phasen und Momente, in denen Betroffene keinen Ausweg mehr sehen. Schwere Depressionen können bewirken, dass alles sinnlos erscheint. Manche Symptome und Schmerzen scheinen unaushaltbar. Die Isolation macht mürbe. Durch zu wenig Schlaf gerät man in einen Ausnahmezustand. Angst, Verzweiflung oder Schuldgefühle nehmen überhand. Unumkehrbare Schädigungen machen das frühere Leben unmöglich. In diesen und vielen anderen Situationen können Gedanken auftauchen, dem eigenen Leben ein Ende zu setzen. Sui**-gedanken gehören damit zu den typischen Folgen einer schweren Erkrankung und können chronischer Natur sein. Oft treten sie jedoch nur phasenweise oder in Krisen auf.

## HANDELN SIE IN AKUTSITUATIONEN

Sollten Sie selbst davon betroffen sein, bitte ich Sie eindringlich, sich gut zu überlegen, inwieweit Sie diese Gedanken umsetzen wollen. Auch wenn Ihre Situation in diesem Moment unaushaltbar und unauflösbar erscheint, halten Sie sich bitte erst einmal zurück. Suchen Sie in akuten Gefahrensituationen Ihren Notfallkoffer und holen Sie sich Ihre Notfall-Telefonliste heraus. Und dann telefonieren Sie umgehend die dort stehenden Telefonnummern nacheinander ab und bitten um Hilfe. Inwieweit Sie sich im Zweifelsfall in die nächstgelegene Psychiatrie einweisen lassen wollen, sollte jedoch ganz allein von Ihrem Wunsch abhängen – und von der hiesigen Psychiatrie. Wenn diese mit ME/CFS nicht umgehen kann, wäre es eher eine Verschlechterung. Wichtig wäre auf jeden Fall, dass Sie sich im Notfall freiwillig einweisen lassen. Sie haben dann wesentlich mehr Mitbestimmungsrecht und können die Klinik auf eigene Verantwortung wieder verlassen.

Die Telefonseelsorge wäre eine weitere große Hilfe. Rufen Sie diese in einem solchen Notfall an. Entscheidend ist, dass Sie sich zu keiner Kurzschlusshandlung hinreißen lassen. Sagen Sie sich selbst, dass es nur Suizidgedanken sind und dass sie vorbeigehen werden. Nehmen Sie alle Kraft, die Sie noch haben und sagen Sie sich, dass Sie mehr sind als die aktuellen Gedanken und Gefühle. Lenken Sie sich ab und denken Sie an die schönen Momente in Ihrem Leben. Nehmen Sie Ihr Glückstagebuch und lesen Sie laut daraus vor. Schauen Sie – wenn möglich - einen schönen Film oder ein gutes Buch. Alles ist richtig, sofern es Sie von den zerstörerischen Gedanken abhält.

## DER UMGANG MIT CHRONISCHEN SUI\*\*-GEDANKEN

Über chronische oder phasenweise auftretende Sui\*\*\*-gedanken sollten Sie mit einer Person Ihres Vertrauens offen reden. Freunde und Familie können mit dem Thema sehr schnell überfordert sein, während Hausärzten und Seelsorgern die Fragestellung nicht fremd ist. Manchmal reicht es aus, die – für Sie so ausweglose – Situation zu thematisieren, um danach gemeinsam Lösungen zu finden. Ein ehrliches Gespräch kann erst einmal entlasten. Eine Psychotherapie kann zudem bei der Krankheitsbewältigung helfen. Bei Depressionen sollten Sie einen Psychiater aufsuchen. Mit ihm können Sie über die Basis- und die Notfallmedikation sprechen. Er kann Sie auch medikamentös besser einstellen, sodass die Sui\*\*\*-gedanken eventuell schon an Macht verlieren oder sogar verschwinden. Wenn Sie wollen, können Sie auch einen Selbstschutzvertrag mit der Person Ihres Vertrauens schließen. In diesem Vertrag vereinbaren Sie, dass Sie sich bei Sui\*\*\*-gedanken umgehend bei ihr oder in einer Psychiatrie melden oder dass Sie mit einer Entscheidung auf jeden Fall bis zur nächsten Sprechstunde warten und das Thema dort ansprechen etc. Legen Sie dann ein Exemplar des Vertrags in Ihren Notfallkoffer. In schweren Krisen können Sie ihn auch an eine Wand hängen, auf die Sie regelmäßig schauen. So dient der Vertrag als Erinnerung.

Gleichzeitig bitte ich eindringlich, **niemals** mit Selbstmord zu drohen, um Ihre Mitmenschen zu erpressen. Bitte sprechen Sie den Satz „Ich bringe mich um, wenn Du … nicht machst." nie aus. Es ist zum einen alles andere als fair gegenüber Ihrem Umfeld und kann Ihren Mitmenschen sehr schaden. Zum anderen können Sie damit langfristig wichtige Beziehungen zerstören, weil sich Ihre Freunde irgendwann von Ihnen abwenden werden. Menschen, die zu oft mit Sui\*\*\* drohen, werden in der Regel irgendwann nicht mehr ernst genommen. Sie würden in einem echten Notfall keine Unterstützung mehr bekommen.

*Aufgrund eigener Erfahrungen aus meiner Kindheit und Jugend weiß ich selbst, wie es ist, durch Sui\*\*\*-Drohungen verängstigt und manipuliert zu werden. Ich möchte aufgrund von starken Triggern hier darauf nicht weiter eingehen. Aber eines ist sicher: Mit einem solchen Verhalten schadet man sich selbst und seinen Mitmenschen. Niemand profitiert davon.*

*Weiterhin kenne ich selbst Sui\*\*\*-Gedanken aus schweren Krisen. Es gab und gibt immer wieder Situationen, in denen ich das Gefühl habe, nicht mehr mit meinen Erkrankungen und der Vielzahl an Schmerzen und Symptomen klarzukommen. Der Satz „Ich halte das nicht mehr aus!" fällt häufiger als mir lieb ist. Allzu oft denke ich, dass ich aufgrund meiner geringen Belastbarkeit und Erkrankung für meine Mitmenschen eine Zumutung bin. Lange Zeit machte ich diese Gedanken mit mir selbst aus. Ich traute mich nicht darüber zu sprechen, da ich überzeugt war, dass mich die Menschen abweisen würden. Zudem hatte ich Angst, sofort in die geschlossene Psychiatrie eingewiesen zu werden. Irgendwann ging es mir aber so schlecht, dass ich die Flucht nach vorn ergriff und davon erzählte. Damals war ich sehr froh über die mitfühlenden und achtsamen Reaktionen. Vor allem mein Hausarzt half mir sehr, indem er dem Thema weder auswich noch in Panik geriet. Im Gegenteil: Er wollte sehr konkret von mir wissen, wie ich einen Sui\*\*\* plane. Heute ist mir klar, dass er anhand meiner Schilderungen einschätzen konnte, wie weit ich in meinem Sui\*\*\*-Gedanken schon vorgedrungen war und wie schlimm die Situation wirklich war. Für ihn war das alles kein Tabu. So konnten wir ernsthaft darüber reden, was zu tun wäre, um mich in Sicherheit zu bringen. Wir haben seitdem die Vereinbarung, dass ich jederzeit vorbeikommen kann, wenn etwas sein sollte. Und ich weiß heute, dass ich bei ihm kein Redeverbot, sondern Unterstützung vorfinde, die sehr entlastend wirken kann.*

*Mein Mann wiederum half mir sehr, indem er mir in einer schweren Krise den Film „Ist das Leben nicht schön?" besorgte und mit mir anschaute. In diesem alten Film, der gern zu Weihnachten gezeigt wird, spielt James Stewart einen Mann, der schon immer seine Wünsche und Träume für seine Familie und Mitmenschen hintenangestellt hat. Dieser Mann heißt George. An einem Weihnachtsabend weiß George keinen Ausweg mehr, weil seine Bank, die vielen Menschen in seiner Stadt geholfen hat, ruiniert ist. Er will sich umbringen. Da schickt ihm der Himmel einen Engel zur Rettung. Anfangs ist dieser mit George stark überfordert, bis er auf die Idee kommt, George aufzuzeigen, wie das Leben ohne ihn und sein Wirken ausgesehen hätte. Der Film half mir sehr. Ich weinte noch stundenlang danach.*

275

*Aber ich hatte wieder Mut gefasst. Mein Mann und unsere Hunde hielten mich immer wieder im Leben fest. Es war gut, für die Hunde verantwortlich zu sein. Und mir war und ist klar, dass ich den Menschen, den ich am meisten liebe, nie allein lassen möchte.*

*Andere Dinge, die mir halfen und auch wieder helfen würden, sind z.B. meine Glückstage-bücher, das Lied von Rosenstolz „Wenn Du jetzt aufgibst" und Distanzierungsübungen wie z.B. die Tresor-Übung. Selbstverständlich nahm ich auch die professionelle Hilfe meiner anderen Behandler in Form von Telefonaten, E-Mails und kurzfristigen Terminen in An-spruch. Mir hilft es persönlich in Krisensituationen, zu duschen oder mich sofort auf mein Bett zu legen, in eine Decke einzuwickeln und zu versuchen, mich „wegzuschlafen". Inzwi-schen habe ich die Erfahrung gemacht, dass ich in einem wacheren und erholten Zustand einen besseren Überblick über gewisse Situationen habe. Ich kann dann die vorherige, angstmachende und scheinbar ausweglose Situation wieder nüchterner betrachten. Aber ich habe gleichzeitig vorgeplant. Für den Fall, dass ich jemals wieder auf Bell 10 bis 20 rutschte, habe ich in meiner Patientenverfügung notiert, welche Maßnahmen ich mir wün-sche – und ab wann für mich der Wunsch nach Sterbehilfe an erster Stelle steht. Mein Mann und mein Hausarzt wissen diesbezüglich Bescheid und respektieren diese Entscheidung.*

Sollten Sie persönlich nach reiflichem Überlegen zu der Entscheidung kommen, dass Sie diesem Leid wirklich ein Ende bereiten wollen, dann wünsche ich Ihnen von gan-zem Herzen, dass Sie die notwendige Unterstützung in Ihrem Umfeld bekommen, um das Vorhaben friedlich und würdig umsetzen zu können. Sprechen Sie das Thema dann in einem guten Augenblick in Ihrer Umgebung an und beschäftigen Sie sich mit Patientenverfügungen und Co. Mehr Informationen zu diesem Thema finden Sie u.a. bei der Deutschen Gesellschaft für Humanes Sterben (DGHS) e. V. (www.dghs.de).

*Manche Menschen wissen nicht,*
*wie wichtig es ist, dass sie einfach da sind.*
*Manche Menschen wissen nicht,*
*wie gut es tut, sie nur zu sehen.*

*Manche Menschen wissen nicht,*
*wie tröstlich ihr gütiges Lächeln wirkt.*

*Manche Menschen wissen nicht,*
*wie wohltuend ihre Nähe ist.*

*Manche Menschen wissen nicht,*
*wie viel ärmer wir ohne sie wären.*

*Manche Menschen wissen nicht,*
*dass sie ein Geschenk des Himmels sind.*

*Sie wüssten es,*
*würden wir es ihnen sagen.*

*Petrus Ceelen*[206]

# Ernährung und Darmgesundheit

In Hinblick auf eine gute Ernährung hätte es für manche Leser wohl ausgereicht, hier einige Faustregeln für eine gesunde Ernährung aufzulisten: „Nimm' drei Hauptmahlzeiten am Tag zu Dir; eventuell noch zwei weitere Zwischenmahlzeiten. Achte auf das richtige Verhältnis von Kohlenhydraten, Fett und Eiweiß. Kontrolliere Deine Vitamine und Mineralstoffe. Führ' Dir die Ernährungspyramide vor Augen. Iss' viel frisches Obst und Gemüse und nicht zu viel Zucker. Nimm genügend Omega 3-Fettsäurem zu Dir. Und kaufe Bio-Ware. Achte auf Schadstoffe – und bei Fleisch auf gute Tierhaltung. Trink' ca. 2 bis 3 Liter am Tag, am besten viel Wasser. Zum Schluss: Vergiss' den Genuss nicht."

Grundsätzlich sind dies wichtige Ratschläge, mit denen viele Menschen ein gutes Leben führen können. Gleichzeitig schwirrt mir der Kopf, wenn ich an manche Fakten denke: Bereits Kinder entwickeln Essstörungen wie Magersucht, Binge-Eating oder Bulimie. Lebensmittelskandale häufen sich. Schadstoffe werden im Essen gefunden. Selbst Reis und Meeresfisch aus dem Bioladen sind belastet von Arsen und Quecksilber. Lebensmittelrückrufe kommen immer häufiger vor. Unterschiedliche Überzeugungen treffen aufeinander, wenn sich Canivorier, Vegetarier, Lacto-Vegetarier, Ovo-Lacto-Vegetarier, Rohköstler, Pescetarier, Veganer, Frutarier, Flexitarier und Freetarier an einen Tisch setzen. Gleichzeitig sind zwei Drittel der Männer (67 %) und die Hälfte der Frauen (53 %) in Deutschland übergewichtig. Manche Menschen können nicht mehr kochen und ernähren sich hauptsächlich von Fastfood und Fertiggerichten, während andere sich ständig zwingen, gesund zu essen. Die Gefahr, dadurch in eine Orthorexie[XLVI] zu geraten, ist groß. Daher war es wahrscheinlich noch nie so kompliziert wie heute, für sich eine gute Entscheidung in Bezug auf die richtige Ernährungsweise zu treffen und damit gut für sich zu sorgen. Selbstfürsorge beim Essen scheint für viele Menschen sehr schwierig zu sein.

---

[XLVI] Orthorexie beschreibt ein zwanghaft gesundes Essverhalten.

278

Allgemeinplätze und Standardtipps sind jedoch fehl am Platz. Es gibt keine standardisierten Patentrezepte, auch wenn dies in vielen Büchern und selbsternannten Gurus gern behauptet wird. Gute Ernährung ist vor allem bei chronischen Erkrankungen wie ME/CFS und MCAS eine höchst individuelle Angelegenheit. Was dem einen guttut, kann dem anderen schaden. Sorgen Sie daher gut für sich!

# Nahrungsmittelunverträglichkeiten

Nahrungsmittelunverträglichkeiten sind bei ME/CFS leider nicht selten. Bei MCAS sind sie vorprogrammiert. Auf diese muss Rücksicht genommen werden, auch wenn es oft kompliziert ist. Daher sollten Betroffene nicht nur bei Verdauungsproblemen, sondern auch bei anderen körperlichen Beschwerden wie Migräne, Fibromyalgie, Depressionen und Co. Lebensmittelunverträglichkeiten in Betracht ziehen – und sich auf diese testen lassen, sofern die Kraft dafür ausreicht.

Die Kassenmedizin kennt sich inzwischen sehr gut mit folgenden Unverträglichkeiten aus, die alle durch einen Atemtest diagnostiziert werden:

## KH-UNVERTRÄGLICHKEITEN

- Laktoseintoleranz
- Sorbitintoleranz
- Fructoseintoleranz
- Wasserstoff-Dünndarmfehlbesiedlung/ SIBO

Diese Unverträglichkeiten werden über einen sogenannten H2-Atemtest gemessen. Dieser Test hat sich bewährt, um eine Unverträglichkeit gegen bestimmte Kohlenhydrate (KH) nachzuweisen. Bei KH-Unverträglichkeiten gelangt der jeweilige Zucker unverdaut aus dem Dünndarm in den Dickdarm, wo er dann von den Bakterien der

Darmflora zersetzt wird. In diesem Prozess entsteht unter anderem Wasserstoff (H2), wohingegen im normalen menschlichen Stoffwechsel kein H2 anfällt.

Bei einem solchen Test muss der Proband eine laktose-, fruktose-, glukose- oder sorbithaltige Lösung trinken. Parallel muss er in bestimmten Abständen in ein Röhrchen pusten. Die Atemluft wird danach gemessen. Wenn der Anteil an Wasserstoff in der Ausatemluft ansteigt, ist eine Unverträglichkeit vorhanden.

Wird eine Laktoseintoleranz festgestellt, sollte man auf laktosehaltige Milchprodukte verzichten. Inzwischen gibt es zum Glück in jedem Supermarkt laktosefreie Produkte im Angebot. Darüber hinaus können Sie z.B. im Restaurant oder Café auch Laktase-Enzyme nutzen, die in der Apotheke erhältlich sind.

Bei einer Fructoseintoleranz ist es etwas schwieriger. Fruchtzucker kommt nicht nur in Früchten vor, sondern auch in manchen Gemüsesorten. Darüber hinaus ist er in Honig, Haushaltszucker sowie als Zuckeraustauschstoff in diversen Fertigprodukten wie Süßwaren, Gebäck, Tütensuppen etc. zu finden.

Laut den Ernährungsdocs wird bei einer Fructoseintoleranz auch Sorbit nicht vertragen. Sorbit (E 420) ist ein sogenannter Zuckeralkohol, der v.a. in Kernobst wie Birnen, Äpfeln, Pflaumen, Pfirsichen und Aprikosen steckt. Auch wird er als Zuckeraustauschstoff oder Feuchthaltemittel in zahlreichen Fertigprodukten und als Trägerstoff in Arzneimitteln verwendet.[207] Spätestens hier kommen Sie nicht darum herum, beim Einkaufen die Zutatenlisten zu studieren und Detektiv zu spielen. Lebensmittel-Listen wie z.B. die Baliza App unterstützen Sie dabei. Auch die Lebensmitteldatenbank von Doris Pass, in der man die unterschiedlichen Unverträglichkeiten nach Stärke eingeben kann, kann vor allem anfangs von unschätzbarem Wert sein.[XLVII]

Bei erworbener Fructose- und Sorbitintoleranz kann zudem eine anfängliche Auslassdiät sinnvoll sein, um später wieder einige Lebensmittel einzuschleichen.

---

[XLVII] Diese kann unter https://www.dorispaas.de/lebensmittel-datenbank-info abonniert werden.

Mehr zur Fructose- und Sorbitintoleranz finden Sie u.a. unter diesem link: https://www.ndr.de/ratgeber/gesundheit/Fructoseintoleranz-Symptome-und-Behandlung,fruktoseintoleranz100.html

Sowohl die Fructose- und Sorbitintoleranz können durch eine Dünndarmfehlbesiedlung begünstigt sein. Bei einer Dünndarmfehlbesiedlung breiten sich Dickdarm-Bakterien wie Bifidobakterien, Klebsiella oder auch pathogene Erreger im Dünndarm aus. Dadurch kommt es zu einer Fehlgärung, bei der größere Mengen Wasserstoff oder auch Methan entstehen.

Eine Sonderrolle stellt die IMO (Intestinale Methanogenüberwucherung) dar, die sich durch zu hohe Methanbildner im Mikrobiom auszeichnet. Theoretisch kann eine solche mit einem Laktulose-Atemtest festgestellt werden, der in der Regel als Selbsttest durchgeführt werden muss. Inzwischen gibt es einige seriöse Anbieter bzw. Labore im Internet, die diesen anbieten. Es hat sich jedoch herausgestellt, dass dieser Test des Öfteren falsch positiv ausfällt. Eine Alternative bietet ein großer Mikrobiom-Test von medivere.de oder Dr. Kirkamm, in dem die Anzahl der Methanbildner festgestellt wird.

Zu guter Letzt gibt es noch die Schwefelwasserstoff-SIBO, die sich durch eine Unverträglichkeit von Schwefel auszeichnet. In Deutschland existiert bisher noch kein Atemtest zur Diagnostik. Aber ein großer Mikrobiom-Test, der auch die sulfatreduzierenden Bakterien abbildet, bringt diesbezüglich Klarheit.

Sollte eine Dünndarmfehlbesiedlung/ SIBO oder IMO vorliegen, gibt es unterschiedliche Behandlungsmethoden, die von der Gabe eines Antibiotikums bis hin zu Fasten reichen. Selbstverständlich sollte sein, auf Zucker zu verzichten und Kohlenhydrate einzuschränken. Leider werden diese Behandlungsmethoden allesamt nicht von der Kassenmedizin bezahlt, sondern müssen selbst getragen werden. Inwieweit welche Methode für den Einzelnen sinnvoll ist, sollte zusammen mit einem Spezialisten abgeklärt werden. Es kann gute Gründe dafür geben, die aggressiven Methoden zu vermeiden. Z.B. sollte man sich darüber im Klaren sein, dass die SIBO immer wieder aufkommt, wenn die Ursache dafür nicht bereinigt wird. Sie ist dann rezidivierend.

Detaillierte Informationen dazu finden Sie u.a. in der Facebook-Gruppe „Dünndarm-fehlbesiedlung/ SIBO Deutschland". Dort finden Sie in den Dateien eine Worddoc-Datei, die ausführlich über Entstehung, Diagnostik, Behandlung und Nachsorge informiert. Auch unter dem link https://www.dorispaas.de/duenndarmfehlbesiedelung erhalten Sie weiterführende Informationen, die jedoch nicht an die Worddoc-Datei heranreichen.

## HISTAMININTOLERANZ UND MCAS

Eine Histaminintoleranz ist etwas komplizierter. Zum einen ist sie nach wie vor bei vielen Schulärzten unbekannt. Zum anderen bieten die kundigeren Ärzte nur eine eingeschränkte Diagnostik an und beschränken sich auf die Messung der DAO-Aktivität im Blut. Wenn diese niedrig ist, heißt es: „Sie müssen histaminarm essen". Wenn die DAO jedoch trotz klarer Symptome im Rahmen ist, sind viele Ärzte überfragt.

Da die Histaminunverträglichkeit nicht nur durch eine niedrige DAO-Aktivität entsteht, sollte man hier unbedingt genauer hinschauen. Die Ursachen reichen von einer fehlerhaften Verdauung, Darmstörungen (Dysbiose, Fäulnisflora, Leaky Gut), unerkannten Allergien und genetischen Abbaustörungen (HNMT und DAO) über Hormonstörungen (Östrogenüberschuss) und Problemen mit der Zahngesundheit (NICOs und unverträgliche Zahnmaterialien) bis hin zu Schwermetall- und Schimmelbelastung, Entgiftungsstörungen sowie anderen Unverträglichkeiten wie Salicylat- oder orale Nickelintoleranz. Im schlimmsten Fall leidet der Betroffene unter einer Mastzellerkrankung (MCAS oder Mastozytose).

Einiges ist heilbar, anderes muss akzeptiert werden. Daher ist eine gründliche und umfassende Diagnostik unabdingbar. Wer sich mit diesem Thema eingehender beschäftigen möchte, dem rate ich zur Lektüre des Buches „Histamin-Irrtum" von Kyra Kauffmann und verweise auf einen Artikel „Histamin-Intoleranz: Ein Großteil der Patienten profitiert von vier Maßnahmen" im Medical Tribune.[208] Die hilfreichsten

Nährwerttabellen in Hinblick auf Histamingehalt und Histaminliberatoren finden Sie in der SIGHI-Liste[209] oder in der Baliza-App[210].

Die MCAS wurde bereits in einem Kapitel ausführlicher behandelt.[XLVIII]

## GLUTENINTOLERANZ/ ZÖLIAKIE

Eine Zöliakie ist eine ernstzunehmende Erkrankung und führt zu chronischen Darmentzündungen. Sie wird immer über eine Magen-/ Darmspiegelung und Dünndarmbiopsie abgeklärt. Die Diagnostik kann jedoch nur erfolgreich sein, wenn die Betroffenen einige Monate lang Gluten zu sich nehmen. Ansonsten kann es zu falsch negativen Ergebnissen kommen.

Eine Glutensensitivität sollte damit nicht verwechselt werden. Diese führt lediglich zu einer Überempfindlichkeitsreaktion wie Magen-Darm-Beschwerden, Abgeschlagenheit oder Kopfschmerzen. Sie kommt in unseren Breitengraden immer häufiger vor. U.a. hängt dies sicherlich mit der schlechten Qualität des Weizens, aber auch mit dem Überangebot an schlechten Backwaren zusammen.

## SALICYLATINTOLERANZ

Die Salicylatintoleranz ist leider noch recht unbekannt. HNO-Ärzten kennen sie als Aspirin-Allergie oder Samter-Trias, da viele Betroffene unter Polypen und Atemwegserkrankungen leiden. Die Symptome können wie bei der MCAS systemischer Natur sein und eine sekundäre Histaminintoleranz hervorrufen. Dabei gibt es eine Unzahl

---

[XLVIII] Siehe Kapitel „Das Mastzellaktivierungssyndrom (MCAS)" von Lebensmitteln und alltäglichen Gebrauchsstoffen, in denen Salicylate enthalten sind und die im Zweifelsfall Probleme bereiten können. Auch eine damit verbundene Duftstoffunverträglichkeit behindert die Betroffenen ungemein, da es in unserer Gesellschaft kaum duftstofffreie Gebäude oder Räume gibt.

Salicylate sind Pflanzenhormone und kommen in vielen Lebensmitteln vor (z.B. Gewürze/ Kräuter, Nüsse, Obst, Gemüse). Sie sind zudem in vielen Putz- und Waschmitteln, in der Körperpflege und Kosmetik zu finden. Bei einer Karenz sollten daher v.a. diese Mittel zuallererst ausgetauscht werden. Dabei sollte darauf geachtet werden, dass alle Putz- und Waschmittel weder Salicylate noch Benzoate enthalten sowie duftstofffrei sind. Im nächsten Schritt sollte dann auch die Körperpflege und Kosmetik auf den Prüfstand gestellt und ausgetauscht werden, bevor bei der Ernährung auf Salicylatbomben wie Kräuter, Tees und gewisse Gemüse- und Obstsorten verzichtet wird. Schwer Betroffene müssen für eine Zeitlang eine Auslassdiät ohne Gemüse und Obst machen, bevor sie dann schrittweise wieder salicylatarmes Gemüse und Obst einschleichen können.

Sollte die Salicylatintoleranz solitär bestehen, gibt es Behandlungsmethoden wie z.B. die Provokationstherapie. Bei gleichzeitiger MCAS sind diese Provokationen jedoch zu riskant.

Mehr Informationen zur Salicylatintoleranz finden Sie im Science Blog von histameany.de oder auf samter-trias.de. Unter dem letzten Link finden Sie auch hilfreiche Lebensmitteltabellen, die den Histamin- und Salicylatgehalt anzeigen. Michael Wältli, der selbst betroffen ist, stellt auf seiner Website salicylat-intoleranz.ch wertvolle Informationen zur Verfügung. Darüber hinaus ist das Buch „Salicylat-Intoleranz, Pseudo-Allergien, Mastozytose" von Prof. Dr. Bänkler und Prof. Dr. Moldrings im Buchhandel erhältlich.

In der Facebook-Gruppe „Salicylatintoleranz" können Sie sich mit Gleichgesinnten austauschen, während Sie in dem Buch „Ein Leben mit Salicylat-Intoleranz: Grundlagen für die tägliche Praxis" von Nina Braun auch Rezepte für Ernährung, Kosmetik und Putzmittel finden.

# WEITERE UNVERTRÄGLICHKEITEN

Natürlich gibt es noch weitere Unverträglichkeiten wie z.B. die Eiweiß-Unverträglichkeit, auf die ich aber hier im Detail nicht weiter eingehen kann. Der Vollständigkeit halber möchte ich noch auf die orale Nickelintoleranz hinweisen, die v.a. Nickelallergiker betrifft. Da Nickel in sehr vielen Lebensmitteln enthalten ist, muss hier wie bei Histamin auf eine nickelarme Ernährung geachtet werden. Hilfreiche Nährwerttabellen sind auf www.nickelfrei.de/no_cache/nickel-lexikon.html sowie weiterführende Informationen auf https://nickelarm-leben.de/orale-nickelallergie-symptome-diagnostik-therapie/zu finden.

Eine Sonderstellung stellt der genetische Bche-Mangel dar. Wenn Sie schon einmal Probleme mit Narkosen bzw. Betäubungen hatten und Nachtschattengewächse nicht vertragen, sollten Sie sich unbedingt auf einen genetischen Bche-Mangel testen lassen. Mehr zu diesem Thema finden Sie unter mycholinesterase.de.

# Verbesserung der Verdauung

Es reicht leider oft nicht aus, die Unverträglichkeiten festzustellen und Karenz zu üben. Der Schaden, den sowohl ME/CFS als auch MCAS anrichten, ist meist größer. Aufgrund der Fehlregulation des autonomen Nervensystems muss davon ausgegangen werden, dass die Funktion der einzelnen Verdauungsorgane teilweise stark in Mitleidenschaft geraten ist. Wenn dies der Fall ist, muss bei der Verdauung nachgeholfen werden: Die fehlende Magensäure kann durch Betain HCL oder Bitterstoffe ersetzt oder angeregt werden, während die schwächelnde Bauchspeicheldrüse mit Pankreas-Enzymen von außen unterstützt werden muss. Ihre Verdauungsleistung erkennen Sie mit Hilfe eines großen Mikrobiom-Befunds von medivere oder Dr. Kirkamm anhand der Verdauungsparameter sowie der exokrinen Pankreaselastase. Letztere können Sie bei Verdacht (breiiger Stuhl und Gewichtsabnahme trotz ausreichender Ernährung) auch über den Hausarzt mit Hilfe einer einfachen Stuhlprobe messen lassen.

Bei breiigem Stuhl oder Durchfall sollten Sie zudem ein Gallensäureverlustsyndrom über eine Stuhlprobe ausschließen lassen. Trotz eindeutiger Symptome denken viele Gastroenterologen nicht daran, obwohl es in der Regel mit Medikamenten und Ernährungsumstellung gut behandelbar ist.

Und nicht zuletzt sollten Sie sich immer wieder vergegenwärtigen, dass gute Verdauung mit Hilfe des Speichels bereits im Mund beginnt. Dafür können Sie einiges tun. Essen Sie immer langsam und bedacht, kauen Sie jeden Bissen gründlich durch. Ideal wäre 10 bis 30 Kauvorgänge pro Bissen, was nur bei klarer Konzentration auf das Essen gelingt. Achten Sie daher beim Essen auf eine ruhige, ablenkungsfreie Umgebung. Denken Sie bei jeder Mahlzeit an das Sprichwort „Gut gekaut ist halb verdaut." Konzentrieren Sie sich auf Ihr Essen, das vor Ihnen steht. Durch das Kauen zerkleinern Sie mit Hilfe Ihrer Zähne die Nahrung und machen diese breiig, weich und damit besser schluckbar. Parallel produzieren Sie enzymreichen Speichel. Die enthaltenen Enzyme zerlegen komplexe Kohlenhydrate in kleinere Bausteine bis hin zu einfachen Zuckermolekülen. Damit unterstützt das gründliche Kauen nicht nur die Verdauung, sondern sorgt auch dafür, dass die Nährstoffe besser aufgenommen werden.[211]

*Ich selbst muss zu jeder Mahlzeit Betain HCL einnehmen, um künstlich Magensäure zuzuführen. Da meine exokrine Pankreaselastase stark in Mitleidenschaft gezogen ist, benötige ich zusätzlich Pankreasenzyme zum Essen. Hier nehme ich Kreon und Nortase ein. Bitterkräuter würden mich aufgrund der Salicylatintoleranz leider in die Hölle führen. Ein langsames Kauen ist für mich gleichzeitig unabdingbar. Für die Galle mache ich die Gallenkur von Erik Mack, die mir mit meinen zahlreichen Gallensteinen zumindest eine Gallen-OP bisher erspart hat.*

# Leaky Gut und Dysbiose

Bei unzureichender Verdauung ist ein Leaky gut vorprogrammiert. Leaky gut bedeutet so viel wie „leckender Darm". Manchmal wird es auch mit löchrigem Darm übersetzt, was etwas übertrieben ist. Wenn sich tatsächlich ein Loch im Darm befände, wäre er durch eine Verletzung perforiert. Dann würde durch den Darminhalt, der in den Bauch gelangt, eine Peritonitis und damit eine lebensgefährliche Bauchfellentzündung entstehen.[212] So schlimm ist es bei Leaky Gut nicht. Leaky Gut ist eher eine Störung der Darmschleimhautintegrität, durch die mehr Nahrungsmittelbestandteile die Grenze zwischen Darm und Körperinneren durchdringen können. Folgen sind dann u.a. chronisch entzündliche und allergische Reaktionen des Körpers. Vor allem stille Entzündungen und Autoimmunerkrankungen sollen darauf zurückzuführen sein.

Diese Diagnose ist in der Schulmedizin noch nicht anerkannt und füllt zurzeit einen Graubereich. Daher kann die Frage, welche Labormarker für ein Leaky Gut sprechen, nach wie vor nicht endgültig beantwortet werden. Viele Behandler nutzen den Marker „Zonulin", der über Stuhl- oder Blutbefund überprüft wird, als einzigen Hinweis. Jedoch ist inzwischen bewiesen, dass v.a. der Zonulin-Wert bei chronischem Leaky Gut völlig unauffällig sein kann. Oft denken z.B. Betroffene, dass ihr Leaky Gut geheilt wird, weil der Zonulin-Wert gesunken ist. Aber in der Tat ist das Leaky Gut dann vielmehr nur in die chronische Phase übergegangen. Ergänzende Marker sind daher der I-FABP-Wert des Labors IMD Berlin oder das Alpha-1-Antitrypsin, das auch bei Darmentzündungen erhöht sein kann.[213] Beide Werte sollten immer in Kombination mit Zonulin erhoben werden.

Eine sehr viel strengere Auslegung des Leaky Gut wird in der Facebook-Gruppe „Leaky Gut Forum Deutschland" kommuniziert. Der Darmexperte Andreas Schneider ist überzeugt, dass ein Leaky Gut bereits dann besteht, wenn einer der Leitkeime wie z.B. Lactobakterien oder Bifidobakterien im Mikrobiom fehlt. Selbst wenn diese Interpretation des Leaky Gut einigen Behandlern zu weit geht, so müssen diese doch zugeben, dass eine Dysbiose starke gesundheitliche Probleme nach sich ziehen kann. Diese liegt vor, wenn sich das Mengenverhältnis der einzelnen Darmbakterien in der Darmflora zugunsten von pathogenen Keimen verschoben hat. Das Argument, dass 80 Prozent des Immunsystems im Darm sitzen, sollte als Grundlage für eine Darmsanierung ausreichen.

Eine seriöse Darmsanierung fußt dabei immer auf einer IST-Analyse. Anhand eines großen Mikrobiom-Befunds (z.B. über Dr. Kirkamm oder medivere) können Sie über einen Selbsttest feststellen, in welchem Zustand Ihr Mikrobiom ist. Daraus lassen sich Maßnahmen zur Darmsanierung ableiten. Leider ist dieses Thema sehr komplex. Es reicht in der Regel nicht aus, ein Leaky Gut mit Verzicht auf gewisse Lebensmittel wie Gluten und Milchprodukte zu therapieren oder L-Glutamin zusätzlich einzunehmen. Letzteres kann im Gegenteil bei einer gewissen Dysbiose sogar eher schädigen. Daher gilt es immer, die individuelle Situation genau zu betrachten und die Therapie darauf abzustimmen – vor allem wenn gleichzeitig schwere Unverträglichkeiten und Erkrankungen wie MCAS und Salicylatintoleranz vorliegen. Pflanzliche Wirkstoffe und histaminbildende Probiotika sind dann genauso schwierig wie fermentierte Nahrung, die für ein gesundes Mikrobiom normalerweise wichtig sind. Bei Fructoseintoleranz und chronisch-rezidivierender Dünndarmfehlbesiedlung fallen viele Präbiotika weg, da diese den Zustand nur verschlimmern würden.

Manche Behandler, die eine Darmsanierung anbieten, haben nur rudimentäre Kenntnisse in Hinblick auf Dysbiosen und verfügbare Produkte. Sie sind gerade mit MCAS und Co. sehr schnell überfordert, geben dies aber oft nicht zu. Stattdessen werden unverträgliche NEMs verordnet, die den Zustand der Patienten noch verschlimmern. Dies geschieht auch immer wieder in Selbsthilfegruppen, in denen nicht genügend auf die individuelle Situation des Einzelnen Rücksicht genommen wird. Daher bedarf es in der Regel achtsamer und gründlicher Recherche, um den eigenen Darm wieder in einen Idealzustand zu bringen – wobei fraglich ist, ob dies mit chronischen Erkrankungen überhaupt möglich ist. Man sollte sich aber auf jeden Fall auf den Weg der Heilung begeben und alles daransetzen, die Situation zu verbessern. Bei schweren Problemen hilft es, einen Darmexperten zu Rate zu ziehen, wobei man aber mit Enttäuschungen rechnen sollte. Zudem sollten Sie sich nur sehr achtsam auf Experimente einlassen. Das, was der/ dem einen schadet, kann der/ dem anderen enorm helfen. Denn jedes Mikrobiom ist individuell.

*Mit Darmexperten habe ich sehr zweischneidige Erfahrungen gemacht. Bisher hatte nur ein Experte Verständnis dafür, dass bei MCAS, chronischer SIBO und Salicylatintoleranz nur bestimmte Pro- und Präbiotika eingesetzt werden können. Alle anderen verordneten mir Mittel, bei denen ich schon im Voraus wusste, dass sie bei MCAS nicht eingenommen werden dürfen. Auf meinen Hinweis bekam ich in der Regel zwei Antworten. Entweder hieß es „Etwas anderes kenne ich nicht" oder „Die Firma sagt, dass ihre Produkte nicht histaminbildend sind." In der Tat behaupten manche Hersteller, dass ihre Produkte auch bei Histaminintoleranz geeignet sind, obwohl dies de facto nicht der Fall ist. Aber von einem Darmexperten erwarte ich, dass er diese Marketingbotschaften entlarvt – vor allem wenn er behauptet, dass er MCAS-Patienten behandeln kann.*

*Zwei weitere Darmexpertinnen, darunter auch eine Ärztin einer deutschlandweit bekannten Ernährungspraxis, haben meinen Mikrobiom-Befund falsch interpretiert. Meine Enttäuschung und Resignation angesichts dieser Erfahrungen sind hoffentlich nachvollziehbar. Ich für meinen Teil habe mich inzwischen entschieden, auf eigene Faust zu agieren und auf das Schwarmwissen sowie meinen eigenen kritischen Geist zu vertrauen. Die Facebook-Selbsthilfeforen sind in dieser Beziehung Gold wert. Die Entwicklung meiner Mikrobiom-Befunde, die sich in kleinen Schritten, aber stetig bessern, gibt mir Recht.*

Bei einem hartnäckigen Leaky Gut ist es zudem unabdingbar, die Zahngesundheit auf den Prüfstand zu stellen.

# Zahngesundheit

Die Verdauung beginnt im Mund. Daher ist Ihre Zahngesundheit wichtiger, als Sie vielleicht denken. Selbst wenn Ihr Zahnarzt überzeugt ist, dass Ihre Zähne gesund sind, sollten Sie einen Gegencheck machen. Denn unverträgliche Zahnersatzmaterialien, zu hohe Metallbelastung durch Zahnersatz sowie Kieferosteonekrosen (NICOs) können ein Leaky Gut aufrechterhalten und für große gesundheitliche Probleme wie Allergien, MCAS, Unverträglichkeiten, Elektrosensibilität und Co. sorgen. Daher bietet es sich an, über ein Labor Ihrer Wahl (z.B. IMD Berlin oder auch das Medizinische Labor Bremen) die enthaltenen Zahnmetalle auf Unverträglichkeit zu überprüfen und die Metallbelastung in Ihrem Speichel zu testen.

*Ich war aufgrund der Aussagen meines früheren Zahnarztes überzeugt, dass mein Zahnstatus in Ordnung ist. Da mein Rantes-Wert im Blut$^{XLIX}$ zudem sehr niedrig war, sah auch mein ganzheitlicher Arzt keine Notwendigkeit, weitere Untersuchungen zu veranlassen. Erst eine Heilpraktikerin brachte mich auf die Idee, das genauer zu überprüfen. Die Ergebnisse eines Tests auf die Metallbelastung im Speichel waren erschreckend. Ich hatte zwar keine Unverträglichkeiten, dafür aber eine 2000-fache Goldbelastung im Mund. Das Palladium war 300-fach erhöht. Auch weitere Metalle waren weit über der Norm. Damit war meine damalige Elektrosensibilität leicht erklärlich. Ich war mit meinen drei Goldkronen, die wahrscheinlich nicht mehr ganz dicht waren, eine wandelnde Batterie. Daher musste ich mir einen neuen Zahnarzt suchen, der ganzheitlich arbeitet. Mit seiner Hilfe wurden alle Goldkronen entfernt. Dabei wurde unter einer Goldkrone noch eine Amalgamfüllung entdeckt, die ein früherer Zahnarzt trotz Zusage damals nicht entnommen hat.*

Rund 85 Prozent aller Erwachsenen haben die eine oder andere Zahnfüllung, wobei nach wie vor 40 Prozent aller Zahnfüllungen in Deutschland aus Amalgam bestehen.[214] Es war über 200 Jahre beliebt, da es haltbar und gleichzeitig kostengünstig war. Die gesundheitsgefährdende Wirkung des Amalgams ist nach wie vor umstritten. Aber klar ist, dass vor allem beim Setzen und beim Herausnehmen giftige Quecksilberdämpfe entstehen, die für Patienten und Zahnarztpersonal hochgefährlich sind. Entsprechend vorsichtig muss vorgegangen werden, wenn Amalgam-Füllungen entnommen werden, was nach wie vor nicht allen Zahnärzten bewusst ist. Während der Füllstoff in anderen europäischen Ländern schon längst tabu ist, wird Amalgam in Deutschland erst ab 2025 verboten.[215] Für viele Betroffene, die unter einer hohen Quecksilberbelastung im Körper leiden, ist dies zu spät.

Wenn Sie sich Gedanken um Ihre Zahngesundheit machen, können Sie im ersten Schritt den Rantes-Wert im Blut testen lassen. Erhöhte RANTES-Spiegel im Blut kommen bei zahlreichen systemischen Entzündungserkrankungen vor wie z.B. bei Rheuma, Allergien, Asthma, Multiple Sklerose und auch einigen Tumorerkrankungen. Zudem kann ein hoher Wert auf eine oder mehrere NICOs hinweisen. Aber auch bei niedrigen, also völlig normalen Rantes-Werten können NICOs vorliegen. NICOs oder auch FDOKs sind chronische Kieferknochenentzündungen und damit entzündliche

---

XLIX Siehe weiter unten

und fettig-degenerative Prozesse im Kieferknochen. Meist bilden sich diese, wenn beim Ziehen der Weisheitszähne nicht auf eine ausreichende Nährstoffversorgung geachtet wird. Darüber hinaus können NICOs auch an wurzelbehandelten Zähnen entstehen. Ihre Existenz ist in der Schulmedizin umstritten, in der Umweltzahnmedizin jedoch als gesundheitliches Problem anerkannt, das v.a. im mittleren oder höheren Alter eine große Rolle spielt. Festzustellen sind solche NICOs durch 3 D-Röntgen oder ein Dental-CT. Beides wird nicht von der Krankenkasse bezahlt, sondern muss auf eigene Kosten übernommen werden.

*Das Dental-CT zeigte ein Bild des Schreckens. Bei mir wurden sechs NICOS gefunden. Zudem lief ich anscheinend schon seit über 20 Jahren mit einer gespaltenen Wurzel durch die Gegend, die durch eine misslungene Wurzelbehandlung entstanden war. Vor mir lagen damit sechs NICO-Entfernungen. In diesem Zuge mussten drei Zähne gezogen werden, die nicht mehr zu retten waren. Angesichts dieser Lage war ich sehr froh, einen Zahnarzt meines Vertrauens gefunden zu haben. Aufgrund meiner ME/CFS und MCAS war klar, dass ich diesen Kraftakt nur in Etappen und mit vielen Pausen schaffen konnte. Daher wurde ein Quadrant nach dem anderen geplant. Da nur Betäubungsmittel ohne Adrenalin genutzt wurden, musste wiederholt nachgespritzt werden. Insgesamt sollten 18 Monate ins Land gehen, bis ich alle NICOS entfernt hatte. Wie viele Toxine in einer einzigen NICO stecken konnte, erfuhr ich nach den letzten beiden Sitzungen am eigenen Leib. Nach beiden Eingriffen hatte ich eine schwere Entgiftungsblockade. Der Körper kam mit den freigesetzten Toxinen nur schwer zurecht. Hätte ich alle sechs NICOS auf einmal entfernen lassen, wäre ich wohl zusammengebrochen.*

*Aber es hat sich gelohnt. Meine I-FABP-Werte in Hinblick auf Leaky Gut sind zum ersten Mal im grünen Bereich. Auch mein Knochenstoffwechsel hat sich erholt. Zum ersten Mal seit Messungen hatte ich keinen funktionellen Vitamin K2-Mangel mehr, der vorher trotz hoher Substitution immer vorhanden war.*

Mehr Informationen zu diesem Thema finden Sie u.a. hier:
imd-berlin.de/spezielle-kompetenzen/zahnmedizin/allergien-und-unvertraeglichkeiten
imd-berlin.de/spezielle-kompetenzen/zahnmedizin/belastung-mit-metallen
https://www.deguz.de/de/fuer-fachkreise/nico/

# Mikronährstofftherapie

Vitamine, Mineralstoffe und Spurenelemente sind wichtig für den menschlichen Körper. Und man sollte meinen, dass ein Mensch durch eine ausgewogene Ernährung in der Lage ist, diese ausreichend aufzunehmen. Bei chronischen Erkrankungen, genetischen Störungen, Darmproblemen und Co. ist dies jedoch nicht der Fall. Bei vielen Erkrankungen, in der Schwangerschaft, im Alter, bei Schwermetallbelastung, genetischen Entgiftungsstörungen und bei Stress sowie Verdauungsproblemen ist der Nährstoffbedarf um ein Vielfaches höher als bei jungen, gesunden Menschen. Auch Raucher und Menschen, die regelmäßig Medikamente einnehmen, haben zum Teil sehr viel höhere Bedarfe. Darüber hinaus hat die Qualität unserer Nahrung im Laufe der Zeit stark abgenommen. Aufgrund Lagerung, Transport, Reifung nach der Ernte und Züchtung haben die Lebensmittel an Nährstoffgehalt verloren. Dies hat zur Folge, dass viele Menschen die erforderlichen Vitalstoffe nicht mehr allein durch ihre Ernährung aufnehmen können.[216]

Die Kassenmedizin beschäftigt sich mit Nährstoffmängeln bisher nur auf einem sehr oberflächlichen Niveau. Da viele Vitamine und Mineralien von der Kasse nicht bezahlt werden und daher von den Ärzten gar nicht überprüft werden, bleiben Nährstoffmängel unerkannt. Hier setzt die Mikronährstoffmedizin (Orthomolekularmedizin) an.

Dies sind im Einzelnen:

1. Vitamine: fettlösliche Vitamine (A, E und K) und wasserlösliche Vitamine (B1, B2, B3, B5, B6, Biotin, Folsäure, B12 und C)
2. Mineralstoffe: Kalzium, Chlor/Chlorid, Kalium, Natrium, Magnesium und Phosphat
3. Spurenelemente: Bor, Chrom, Cobalt, Eisen, Fluor, Jod, Kupfer, Mangan, Molybdän, Selen und Zink
4. Vitaminoide: Coenzym Q10, L-Carnitin, Cholin und Alphaliponsäure
5. Fettsäuren: gesättigte, einfach ungesättigte und mehrfach ungesättigte Fettsäuren (z. B. Omega-3-Fettsäuren)

6. Aminosäuren: essenzielle und nicht essenzielle Aminosäuren
7. Hormone: Vitamin D, Amino- oder Peptidhormone (z. B. Geschlechtshormone)
8. Enzyme sowie
9. sekundäre Pflanzenstoffe, u.a. Carotinoide, Polyphenole und Phytoöstrogene[217]

Gerade bei ME/CFS und MCAS sollten wirklich alle Mikronährstoffe regelmäßig überprüft werden. Bei vorhandenen Mängeln werden die einzelnen Nährstoffe in Form von Nahrungsergänzungsmitteln oder Infusionen eingesetzt. Dabei ist die primäre Zielsetzung eine ideale Versorgung von Makro- und Mikronährstoffen. Sekundär zielt die Mikronährstofftherapie darauf ab, Krankheiten und Störungen zu behandeln und so die Lebensqualität zu verbessern.

Diese Therapie wird nur von Privatmedizinern angeboten, wobei die Beratung kostenmäßig weniger ins Gewicht fällt als die regelmäßigen Labordiagnosen. Es ist aber grundsätzlich ratsam, immer eine Analyse zu machen, bevor man regelmäßig Nährstoffe supplementiert. Zu hohe Nährstoffspiegel können nämlich teilweise negative und krankmachende Folgen haben. Dies ist z.B. bei Vitamin A, Vitamin D, Vitamin B6, Molybdän, Chrom, Selen der Fall.

*Bei den ersten Messungen waren meine Nährstoffwerte eine Katastrophe. Ich hatte in der Tat überall – teilweise gravierende – Mängel, die ich schrittweise beseitigen musste. Dies hing u.a. mit einer anderen Erkrankung, der HPU/ KPU[L], zusammen. Anfangs fand ich es sehr schwierig, die geeigneten Nahrungsergänzungsmittel zu finden, da ich auf unverträgliche Zusatzstoffe und Verbindungen verzichten musste. Aber mein Behandler war mir hier eine große Hilfe. In Detailfragen wandte ich mich zudem an die Selbsthilfeforen. Die Nahrungsergänzungsmittel musste ich dann einzeln einschleichen, was eine geraume Zeit dauerte. Heute – drei Jahre später – bin ich sehr gut aufgestellt und habe nur noch vereinzelt Mängel. Aber nach wie vor muss ich einige Mikronährstoffe täglich substituieren, da die Ernährung nicht ausreicht.*

---

[L] Siehe späteres Kapitel „Weitere Therapiemöglichkeiten/ HPU"

# Weitere Therapiemöglichkeiten

Neben den bereits vorgestellten Maßnahmen können unterschiedliche medikamentöse sowie naturheilkundliche Therapien den Krankheitsverlauf positiv beeinflussen sowie die Symptome lindern. Dabei sollte der Ursachensuche ein großer Stellenwert eingeräumt werden. Leider werden die Kosten für die meisten der vorgestellten Therapien nicht von den gesetzlichen Krankenkassen getragen. Für viele Betroffene sind die Behandlungen daher mit einem hohen finanziellen Aufwand verbunden.

## Medikamentöse Offlabel-Therapien

Bei der Behandlung von ME/CFS werden seit geraumer Zeit einige Medikamente sehr erfolgreich als Offlabel-Therapie eingesetzt:

---

### LOW DOSE NALTREXONE

---

Die reguläre Dosis von Naltrexon beträgt mind. 50 mg und wird normalerweise bei Alkoholentzug verwendet. Low Dose-Naltrexon (LDN) wiederum wird in einem Hundertstel der Dosierung von 0,5 bis 4,5 mg eingenommen und wirkt antientzündlich. Die Wirkdauer an den Rezeptoren wird dadurch deutlich verkürzt, so dass die körpereigene Produktion von Endorphinen gesteigert wird. Entsprechend gut ist die positive Wirkung auf Schmerz, Müdigkeit und Immunsystem.[218] LDN wird bisher bei Fibromyalgie und Muskelschmerzen sowie zur Behandlung von ME/CFS bei ca. 50% der Betroffenen erfolgreich eingesetzt. Daher kann es auch bei Post Covid sinnvoll sein.[219] Außerdem wirkt es als Prokinetikum bei 2 mg gegen Durchfall, ab 4 mg gegen Verstopfung. Die Alternativmedizin setzt es sogar bei Krebserkrankungen ein.

Das Medikament ist als Dauermedikation gedacht und wird von den Ärzten offlabel verschrieben. Das heißt, dass die Patienten das Risiko und die Kosten selbst tragen müssen. Wenn Sie Fragen zu einem Rezept haben, ist u.a. die City Apotheke in Göttingen ein guter Ansprechpartner. Die Apotheke ist als LDN-Apotheke bekannt und stellt die Produkte in Kapseln oder Flüssigkeiten her.

Wichtig für den Gebrauch ist, das Medikament vorsichtig einzuschleichen. Die meisten Menschen nehmen es abends gegen 21 h ein. Grundsätzlich ist auch gegen eine morgendliche Einnahme nichts einzuwenden. Zu beachten ist, dass eine Woche vor und während LDN-Einnahme keine Opiate eingenommen werden dürfen. Zudem sollten sich Betroffene darüber im Klaren sein, dass das LDN über den gesteigerten Endorphinspiegel das Immunsystem stark beeinflussen kann (bis 5 mg immunsteigernd, ab 5 mg immunschwächend). Daher sollte eine zusätzliche Einnahme anderer Immunsuppressiva oder -stimulantien vorab gut überprüft werden.[220]

Mehr Informationen zu LDN finden Sie u.a. hier:
https://www.schmerztherapie-hochrhein.de/schmerzpraxis/komplementaere-verfahren/low-dose-naltrexon-ldn/
https://www.klinik-st-georg.de/low-dose-naltrexon-ldn/
https://ldnresearchtrust.org/

In der Facebook-Gruppe „LDN Low-Dose Naltrexone (Deutschland)" finden Sie Gleichgesinnte.

*Ich selbst nehme LDN in der Dosierung von 4,5 mg seit drei Jahren. Sicherlich ist der Rückgang meiner starken Fibromyalgie- und Muskelschmerzen v.a. auf dieses Medikament zurückzuführen.*

## LOW DOSE ABILIFY

Das Medikament Aripiprazol mit Handelsnamen Abilify wird in der Psychiatrie normalerweise bei Schizophrenie sowie bei schweren Depressionen zusätzlich zu anderen Antidepressiva eingesetzt. Bei ME/CFS werden sehr niedrige Dosierungen (0,25 mg bis zu max. 2,5 mg/Tag) verwendet. Das Medikament wird in der Regel von Neurologen auf Privatrezept verschrieben. Da es grundsätzlich in Tropfenform erhältlich ist, ist es leicht dosierbar. Wie bei LDN sollte mit einer sehr niedrigen Dosis begonnen werden, die dann langsam gesteigert wird. Patienten berichten v.a. von Verbesserungen hinsichtlich ihrer kognitiven Fähigkeiten.[221] Die Nebenwirkungen sind nicht zu unterschätzen, wobei diese abhängig von der Dosis sind. Daher ist eine vorherige gründliche Abklärung durch einen Neurologen unabdingbar.

Mehr Informationen finden Sie u.a. in der Facebook-Gruppe „ME CFS & low dose Abilify / Aripiprazol"

## MESTINON

Mestinon wird als Offlabel-Therapie bei POTS und Muskelschwäche eingesetzt.[222] Auch dieses Medikament muss nach vorheriger gründlicher Abklärung von einem Neurologen auf Privatrezept verschrieben werden.

# Chronische Infektionen

Der Großteil aller ME/CFS-Betroffenen erkrankt nach einer viralen oder bakteriellen Infektion. Vor allem Herpesviren wie das Epstein-Barr-Virus, Dengue- und Influenza-Viren sowie das Corona-Virus spielen dabei eine herausragende Rolle.

Viele der Viren verbleiben im Körper und können gerade bei einem geschwächten Immunsystem chronische Erkrankungen bzw. Reaktivierungen auslösen. Aber auch die chronische Borreliose wird des Öfteren als Ursache für die Erschöpfung genannt. Zudem gibt es weitere Erreger wie z.B. Rickettsien, die in Deutschland z.T. noch eher unbekannt sind. Diese werden mit dem Klimawandel auch bei uns eine größere Rolle spielen.

Daher ist es sinnvoll, sich bei einer ME/CFS-Diagnose auf chronischen Erreger testen zu lassen, um im nächsten Schritt über geeignete Therapiemöglichkeiten nachzudenken. Dabei sollte darauf geachtet werden, dass die Diagnostik so umfassend wie möglich durchgeführt wird und auch Co-Infektionen mit eher unbekannten Erregern in Betracht zieht. Leider ist die Schulmedizin auf diesem Gebiet sehr schlecht aufgestellt, was dazu führt, dass viele chronische bzw. reaktivierte Infektionserkrankungen unerkannt bleiben.

Aus diesem Grund bleibt oft nur der Weg über Privatärzte die sich mit den einzelnen Erregern wirklich gut auskennen und die Laborergebnisse richtig deuten können. Diese sind in Deutschland nach wie vor rar. Entscheidend für die Diagnostik sind zudem seriöse und akkreditierte Labore wie z.B. arminlabs oder biovis, die sensitive Testmethoden anbieten. Beide Komponenten sind von unschätzbarem Wert. Auch ist die fachliche Kompetenz der Behandler entscheidend, da auch Laborwerte falsch gedeutet werden können, was viele unterschätzen. U.a. kann ein reaktivierter EBV-Virus z.B. für falsch positive Borrelienwerte sorgen. Und zu guter Letzt sollte man sich darüber im Klaren sein, dass Laborwerte nur eine Diagnostiksäule darstellen. Das klinische Bild sowie weitere (Blut-)Untersuchungen und eine genaue Diagnostik hinsichtlich des Immunsystems sind notwendig, um einen Verdacht zu erhärten.

Mehr Informationen dazu hören Sie in dem Podcast von Johannes in einem Interview mit Dr. Kacik: https://www.fasynation.de/me-cfs-diagnostik-bei-virus-infekten-und-borreliose-verdacht/. Bei der Parasiten-Testung sollte man sich zudem nicht allein auf Stuhltests verlassen, sondern – wenn möglich – eine Bluttestung am Tropeninstitut durchführen.

Aufgrund der Vielfalt der Viren, Bakterien und Parasiten ist es in diesem Buch nicht möglich, ein umfassendes Bild wiederzugeben. Als Beispiele möchte ich zum einen das EBV-Virus und zum anderen die Borreliose vorstellen.

## EBV-VIRUS

Das Epstein-Barr Virus ist ein weit verbreitetes Virus, das zur Familie der Herpesviren gehört. Mehr als 90 Prozent aller Deutschen hatten bereits Kontakt mit diesem Virus. Bei den meisten Menschen bereitet es keine Probleme. Manchmal kann es jedoch schwerwiegende und langfristige Folgen haben, was mit einem bereits geschwächten Immunsystem, Schwermetallbelastung und Co. zusammenhängt. Das EBV-Virus wird u.a. mit ME/CFS, Long Covid sowie mit einzelnen Krebsarten und Autoimmuner-krankungen in Verbindung gebracht.

Leider gibt es nach wie vor kaum Medikamente, die bei EBV helfen. Therapieversuche mit Virostatika wie Aciclovir oder Valaciclovir, die gegen Herpesviren wirken, haben nur mäßigem Erfolg. Der Rat der Schulmedizin ist daher stets, sich zu schonen und das Virus quasi auszusitzen. Das reicht bei einem chronischen Verlauf und bei Reakti-vierungen nicht aus. Vertreter der Alternativmedizin setzen daher auf eine ganzheitli-che Behandlung. Diese beinhaltet in der Regel Entgiftungsmaßnahmen, Mikronähr-stofftherapie und Darmsanierung. Wichtig ist eine Stärkung des Immunsystems sowie der Mitochondrien. Eine **Mikroimmuntherapie** kann einen wertvollen Beitrag leisten, wobei diese jedoch nur unter bestimmten Voraussetzungen erfolgversprechend ist.

Diese sollten von einem ausgebildeten Mikroimmuntherapeuten abgeklärt werden.[223] Naturheilkundler therapieren u.a. mit Kräutern, aber auch mit **Sanum-Präparaten**.[224]

Eine EBV-Therapie benötigt viel Geduld. Dabei sollten sich Betroffene im Klaren darüber sein, dass sie EBV nicht ausmerzen können. Die Viren werden immer latent in unserem Körper bleiben. Daher geht es darum, die Symptome und die Werte in den Griff zu bekommen.

Weitere hilfreiche Informationen finden Sie u.a. hier: https://www.mueller-burzler.de/artikel/die-chronische-epstein-barr-virusinfektion/ https://www.praxis-widmann.de/chronische-erregerinfektionen sowie in dem Buch „Das unterschätzte Epstein Barr-Virus" von Sigrid Nesterenko.

## BORRELIOSE

Borreliose bzw. Lyme-Borreliose ist eine Infektionskrankheit, die durch Bakterien mit dem Namen Borrelia entsteht. Sie wird hauptsächlich durch Zeckenbisse, aber auch durch Mückenstiche oder Flohbisse auf den Menschen übertragen. Die Erkrankung kann in verschiedenen Schweregraden und Stadien auftreten. Dabei sind die Symptome oft unspezifisch und vielfältig, was dazu führt, dass die akute Infektion oft unerkannt bleibt. Die typische Wanderröte, mit der viele die Borreliose verbinden, kann nämlich ausbleiben.

Panik ist jedoch kein guter Ratgeber! Nicht jeder Zeckenbiss führt zwangsläufig zu einer Borreliose. Auch ist nicht jeder Tierhalter per se von Borrelien, Parasiten etc. durchseucht, wie in manchen Foren gern behauptet wird. Vor Borreliose schützen Sie sich am besten, indem Sie in den warmen Monaten Vorsichtsmaßnahmen walten lassen (lange Kleidung, Strümpfe über die Hosenbeine etc.), Zecken korrekt entfernen (nicht mit den Fingern zerquetschen) und wachsam bei Symptomen bleiben.

Bei einer akuten Borreliose sind die Behandlungsmöglichkeiten mit ausgewählten Antibiotika eher gut. Wichtig ist, die Antibiotika lang genug einzunehmen, damit das Risiko auf Spätfolgen möglichst gering bleibt.

Wenn im Rahmen der ME/CFS-Diagnostik eine chronische Borreliose festgestellt wurde, ist die Behandlung weitaus schwieriger und v.a. langwieriger. Aufgrund der gefürchteten Herxheimer Reaktionen kann die Therapie zudem z.T. starke Nebenwirkungen haben. Sie sollten sich daher unbedingt an einen guten Borreliose-Spezialisten wenden.

Mehr Informationen zu dem Thema „Borreliose" finden Sie u.a. in dem Blog und Podcast fasynation.de. Der bekannte Borreliose-Spezialist Dr. Rawls, der selbst betroffen war, stellt des Weiteren auf seiner Website eine Übersicht der unterschiedlichen Behandlungsmöglichkeiten vor, die er in den Kategorien „Wirksamkeit", „Sicherheit" und „Kosten" bewertet.[LI]

# Hormontherapie

Bei ME/CFS ist die Hormonachse stark betroffen und daher im Ungleichgewicht. Dies lässt sich leicht erklären: Bei akutem Stress produzieren die Hormondrüsen der Nebennieren neben Adrenalin und Noradrenalin (Nebennierenmark) auch Cortisol (Nebennierenrinde). Bei ME/CFS befindet sich der Körper in einem chronischen Stresszustand. Daher lässt mit der Zeit die Produktion der Stresshormone (v.a. Cortisol) und Sexualhormone (v.a. DHEA) nach. Zudem wird die Produktion von anderen Sexualhormonen (z.B. Progesteron) gedrosselt, weil die Nebennieren durch die ständige Überlastung erschöpft sind. Progesteron-Mangel führt häufig zu (Autoimmun-)Erkrankungen der Schilddrüse.[225] Bei Frauen ergibt sich zudem eine Östrogendominanz. Diese wiederum kann die Mastzellen stark triggern.

---

[LI] Sie finden die Auflistung unter folgendem link:
https://rawlsmd.com/treatment-guide

Daher ist eine endokrinologische Diagnostik bei ME/CFS unabdingbar. Sinnvoll ist es, zusätzlich einen Cortisol-Speicheltest auf eigene Faust durchzuführen, um herauszufinden, wie stark die Nebennieren bereits geschwächt sind. Eine Nebennierenschwäche wird in der Schulmedizin bisher noch nicht diagnostiziert. Sie schlägt erst bei einer Nebenniereninsuffizienz (Morbus Addison) Alarm. Letztere muss medikamentös, erstere naturheilkundlich behandelt werden. Darüber hinaus sollten Betroffene ihren Alltag umgestalten. U.a. wird einer angepassten Ernährung ein großer Stellenwert zugeschrieben.

In Hinblick auf Schilddrüsenerkrankungen ergibt es Sinn, neben der Kontrolle der Blutwerte auch auf einen Ultraschall zu bestehen sowie die Antikörper bestimmen zu lassen, um eine Hashimoto-Erkrankung ausschließen zu können. Für manche Betroffene sind bei einer Unterfunktion und Konversionsstörung natürliche Schilddrüsenhormone verträglicher.

Bei den Sexualhormonen sollten Sie über eine Hormonersatztherapie mit bioidentischen Hormonen nachdenken (Rimkus, Cremes, Kapseln etc.). Hier muss beachtet werden, dass bei einer gleichzeitig bestehenden MCAS bioidentische Hormone die Mastzellen stark triggern können. Prof. Dr. Moldrings empfiehlt daher in seinem Buch „Die systemische Mastzellerkrankung" auf die Gabe von Estradiol und Gestagenen, zu denen auch Progesteron gehört, zu verzichten. Trotzdem kenne ich Betroffene (u.a. auch mich), die mit niedrigen Gaben/ Schmieren klarkommen. Daher ist wie immer eine individuelle Betrachtung der Situation und oft auch das Testen an der eigenen Person unerlässlich.

Einige Behandler empfehlen bei ME/CFS die kontinuierliche Einnahme von Pregnenolon in Höhe von 50 bis 100 mg, v.a. bei zu niedrigen Spiegeln. Das „Großmutterhormon"[226] wird aus Cholesterin gebildet und ist der Ausgangsstoff für zahlreiche wichtige körpereigene Hormone. U.a. kann es in folgende Hormone umgewandelt werden, was seine Wichtigkeit nochmals betont: Progesteron, Cortisol, Aldosteron, DHEA und Androstendion, Testosteron und Östrogene.

Durch Studien ist bewiesen, dass eine niedrige Tagesdosis von 50 mg Pregnenolon gegen Ermüdung und Stress wirken kann. Auch soll es bei rheumatischen Beschwerden, Depressionen, Angstzuständen und Schlafstörungen helfen.[227] Zudem wird es inzwischen hochdosiert bei Autoimmunerkrankungen eingesetzt.[228]

Mehr Informationen zu diesen Themen finden Sie u.a. hier:

Nebennierenschwäche
a) Evelyn Wurster: „Nebennierenschwäche Wissen für Therapeuten: Ursache, Diagnose und naturheilkundliche Therapie"
b) https://www.paracelsus.de/magazin/ausgabe/201702/therapie-der-nebennierenschwaeche-adrenal-fatigue

Schilddrüsenerkrankungen/ natürliche Hormone
a) Irene Gronegger: „Schilddrüsen-Unterfunktion, Hashimoto und Hormone. Der Schritt-für-Schritt-Ratgeber zur besseren Behandlung: Grundlagenbuch zur Schilddrüse"
b) Anja Hecht: „Hashimoto Fibel: Zwischen Ignoranz und Modeerscheinung". Sie bietet auch individuelle Beratungen an unter hashimotobalance.de
c) Weitere Informationen zur Umstellung von L-Thyroxin auf natürliche Schilddrüsenhormone: https://natuerliche-therapie.de/umstellung/

Sexualhormone
a) https://www.frauenaerzte-im-netz.de/koerper-sexualitaet/wechseljahre-klimakterium/hormonersatztherapie-hrt/
b) https://www.hormon-netzwerk.de/bioidentische-hormone-rimkus-methode-erfahrungen-nebenwirkungen-kosten/

Pregnenolon
a) https://www.klinik-st-georg.de/pregnenolon-das-grossmutterhormon/
b) https://www.hormonzentrum-an-der-oper.de/files/ratgeber/Pregnenolon-Hormonzentrum-an-der-Oper.pdf

# Entgiftungsstörungen und Schadstoffbelastung

Wir nehmen tagtäglich diverse Schadstoffe durch unsere Umwelt auf. Egal, wie sehr wir aufpassen: Vor Schwermetallen, Weichmachern, Formaldehyd oder künstlichen Aromen sind wir in unserer Zeit nicht mehr gefeit. Und auch Medikamente, Impfungen und Drogen können unseren Körper stark belasten. Gerade für „schlechte Entgifter" kann dies sehr gefährlich sein. Schadstoffe setzen sich im Bindegewebe sowie in Organen fest und verursachen mittel- bis langfristig unerklärliche Symptome und Folgeerkrankungen. Auch bei ME/CFS müssen wir davon ausgehen, dass wir in der einen oder anderen Weise „vergiftet" sind.[229]

Daher sollten sich ME/CFS-Betroffene an einem gewissen Punkt auch mit dem Thema „Entgiftung" beschäftigen. Umweltmediziner sind die erste Anlaufstelle, um herauszufinden, wie die grundlegende körpereigene Entgiftung aufgestellt ist. Ergänzend ist ein umfassender Gentest sinnvoll, z.B. über selfdecode.com oder MTHFR.com. Im nächsten Schritt geht es dann darum, die einzelnen Entgiftungsmechanismen und -phasen durch Nahrungsergänzungsmittel zu optimieren und damit den Körper in die Lage zu versetzen, richtig zu entgiften. Des Weiteren muss überprüft werden, ob die Entgiftungsorgane Niere, Leber, Galle, Darm und Lymphsystem optimal aufgestellt sind. Gerade bei latenten oder reaktivierten Erregern wie EBV oder Borrelien kann die Leber stark belastet sein. Und spätestens an diesem Punkt kommt die Darmsanierung und v.a. Leaky Gut wieder ins Spiel. Insgesamt kann dieser Prozess daher sehr lange dauern und muss mit sehr viel Geduld und Ideenreichtum begleitet werden. Denn für Menschen mit MCAS und Salicylatintoleranz ist manches teilweise sehr schwer umzusetzen, da u.a. pflanzliche Mittel nicht einsetzbar sind. Leider haben gerade Naturheilpraktiker und -mediziner dafür kaum Verständnis, da sie sich mit der Salicylatintoleranz häufig nicht auskennen. Auch kann eine forcierte Entgiftung bei MCAS für heftige Mastzellschübe sorgen. Für Betroffene, die noch Amalgamfüllungen im Mund haben, sind manche Entgiftungsmaßnahmen wie z.B. die Einnahme von Alpha-Liponsäure sehr riskant. Die Füllungen müssen dann zuerst vorsichtig von einem kundigen Zahnarzt entfernt werden, bevor das weitere Vorgehen geplant werden kann.

Eine akute Schadstoff- bzw. Schwermetallbelastung lässt sich über Blut- oder Urinproben feststellen. Wenn Sie herausbekommen wollen, wie stark Ihr Körper grundsätzlich belastet ist, müssten Sie sich an eine Chelatierung wagen, die v.a. bei MCAS und Co. nicht risikolos ist.

Ausleitungen von Schadstoffen über Chelatierung oder Blutwäschen sind ein weiterer Schritt, der gut überlegt werden sollte. Gerade bei MCAS und Salicylatintoleranz wird in der Regel davon abgeraten, da diese Maßnahmen starke Crashs und Mastzellaktivierungen verursachen können. Dies trifft auch auf Entgiftungsinfusionen zu, die gern von Heilpraktikern beworben werden. Mir sind einige MCAS-Fälle bekannt, denen es danach sehr viel schlechter ging. Wenn man sich bewusst macht, dass bei MCAS alles in Miniportionen eingeschlichen werden muss, wird einem klar, warum eine reichhaltige Entgiftungsinfusion oft nach hinten losgeht. Das ist sehr schade. Es wäre ein Segen, die Schadstoffe auf einen Schlag zu entfernen. Aber der kranke Körper ist damit oft überfordert. Die Organe können die durch die Ausleitung freigesetzten Giftstoffe nicht adäquat entgiften, was zu einer Umverteilung im Körper und einer weiteren Vergiftung führen kann. Verschlimmerungen des Zustands wären die Folge. Daher ist bei MCAS und Co. normalerweise in der Tat weniger mehr. Bei einer reinen ME/CFS könnten diese weiterführenden Maßnahmen hilfreich sein.

Bitte denken Sie auch daran, dass eine gute Entgiftung mit der Verringerung der aktuellen Schadstoffbelastung beginnt. Essen Sie so wenig Fertigprodukte wie möglich. Unbehandelte Nahrungsmittel sind die bessere Alternative. Lassen Sie Ihr Trinkwasser testen. Machen Sie viele Waldspaziergänge und gehen Sie, wenn möglich, in die Sauna. Auch Epson Salz-Fußbäder oder Wannenbäder können helfen.

Grundsätzlich sollte eine optimierte Entgiftung immer mit einem Entgiftungsspezialisten abgesprochen werden, der die Gesamtsituation und -konstitution der einzelnen Betroffenen mitberücksichtigt. Bitte achten Sie hier gut auf sich. Denn es gibt genügend Behandler, die mit der Hammermethode agieren und Risiken negieren.

Mehr Informationen zu diesem Thema finden Sie u.a. in dem Buch „Silent Inflammation - Chronisch Krank: Basistherapie durch Unterstützung der körpereigenen Entgiftung" von Frau Dr.Theuerkauff.[LII]

# HPU-Therapie

Die Hämopyrrollaktamurie (HPU) oder Kryptopyrrolurie (KPU) ist eine sehr häufige, aber oft unerkannte oder falsch diagnostizierte Stoffwechsel- und Entgiftungsstörung. Sie ist meist genetisch bedingt, kann aber auch durch bestimmte Ursachen erworben werden. Betroffen sind schätzungsweise 15 Prozent der Bevölkerung, darunter viele Frauen.

Bei HPU/KPU produziert der Körper übermäßig Abbauprodukte des roten Blutfarbstoffs Hämoglobin, die Pyrrole genannt werden. Bei gesunden Menschen werden diese in geringen Mengen über den Urin ausgeschieden und verursachen keine Probleme. Bei Personen mit HPU/KPU binden sich diese Pyrrole jedoch an wichtige Nährstoffe wie P5P (aktives Vitamin B6), Zink und Mangan und entfernen sie aus dem Körper. Dies führt zu chronischen Mängeln und in der Folge zu gesundheitlichen Problemen. Darüber hinaus wird die Hämproduktion stark beeinträchtigt, die für den Energiestoffwechsel, Entgiftung und auch die Sauerstoffversorgung der Muskulatur entscheidend ist. Bei HPU/ KPU wird eine schädliche Form von Häm produziert, das wichtige Nährstoffe bindet und über den Urin ausscheidet. Dadurch entstehen große Mängel, durch die die körpereigene Entgiftung stark beeinträchtigt wird. Mit der Zeit sammeln sich die Schadstoffe und Schwermetalle im Gewebe und den Organen an und belasten den Körper erheblich. Schwerwiegende Symptome sind die Folge.[230]

---

[LII] Ein guter Artikel von Frau Dr. Theuerkauff ist zudem unter folgendem link zu finden: https://mcs-rosenheim.de/wp-content/uploads/Sto%CC%88rungen-der-ko%CC%88rpereigenen-Entgiftung_Artikel_Dr_Theuerkauf.pdf

Diagnostiziert wird die HPU über einen 24-h-Urintest. Das bekannteste Labor für die HPU-Diagnostik ist KEAC, das sich in den Niederlanden befindet. Auf dessen Website finden Sie auch einen Fragebogen zur ersten Einschätzung.[LIII] Aber auch über medivere ist ein Test möglich.

Therapiert wird die HPU mit Hilfe der Mikronährstofftherapie. Dabei geht es darum, die Mängel zu beseitigen, die durch die HPU entstehen. Betroffene sollten sich zudem mit den Folgen der HPU auf den Alltag konkret beschäftigen. Ich kann diesbezüglich den Ratgeber „Stoffwechselstörung HPU: Diagnose, Vitalstoffe und Entgiftung bei Hämopyrrollaktamurie Für Patienten und Therapeuten" von Tina Ritter und Liutgard Baumeister-Jesch wärmstens empfehlen. Online finden Sie weitere Informationen auf der Website hpuandyou.de. Dort werden auch Schulungen zu bestimmten Themen rund um die HPU angeboten.

Eine Liste der spezialisierten HPU-Therapeuten finden Sie auch auf der Website von KEAC.

*Nach der Diagnostik musste ich eine Reihe von Nahrungsergänzungsmitteln einzeln einschleichen. Mein HPU-Mediziner, der zum Glück sehr achtsam und vorsichtig ist, begleitete mich auf diesem Weg. Inzwischen, nach drei Jahren, habe ich kaum mehr Mängel. Aber nach wie vor muss ich einige Nährstoffe supplementieren, da ich ansonsten sofort wieder in ein Minus rutsche.*

*Zudem muss ich davon ausgehen, dass die HPU bei mir bereits gravierende Schäden verursacht hat, da sie erst in meinen 50ern entdeckt wurde. Die Schwermetallbelastung in meinem Körper dürfte sehr hoch sein. Aufgrund meiner MCAS und Salicylatintoleranz wäre eine Chelatierung und Ausleitung der Schwermetalle zu riskant. Daher kann ich nur dafür sorgen, durch eine optimierte Entgiftung die aktuelle Belastung so niedrig wie möglich zu halten. Des Weiteren versuche ich, die einzelnen Entgiftungsorgane und genetisch beeinträchtigten Entgiftungswege wie z.B. MTHFR durch Nahrungsergänzungsmittel und Übungen zu unterstützen.*

---

[LIII] https://www.keac.nl/hpu/fragebogen/?lang=de.

# Blutwäschen

Bei der Behandlung von ME/CFS-Betroffenen gibt es unterschiedliche Formen der Blutwäsche, die offlabel eingesetzt werden. Bei einer Blutwäsche wird Blut aus dem Körper durch einen Filter und zurück in den Körper gepumpt. Die bekannteste Form der Blutwäsche in Deutschland ist die Dialyse, die bei Nierenkranken eingesetzt wird.

An Bekanntheit zugenommen hat zudem die Help-Apherese, die durch die Ärztin Beate Jäger und ihre erfolgreiche Long Covid-Therapie u.a. in einer Sendung von Dr. Hirschhausen für Aufmerksamkeit gesorgt hat. Bei der Help-Apherese werden Gerinnungsfaktoren und Cholesterin aus der Blutbahn entfernt, so dass die Mikrozirkulation wieder intakt ist. Bei den meisten ihrer Probanden nahmen die Long Covid-Symptome nach mehreren Sitzungen ab. Jedoch gab es auch Patienten, die nach den Anwendungen gecrasht sind, wobei die Ursachen dafür noch nicht klar sind. Genauso unklar ist die Studien- und Datenlage.

Eine weitere Form der Blutwäsche ist die Immunadsorption. Diese Therapie wäre ideal für Patienten mit hohen Neurotransmitter-Autoantikörpern, da diese aus dem Blut gefiltert werden. Diese Therapie muss jedoch regelmäßig wiederholt werden, da die positive Wirkung zeitlich begrenzt ist. Auch hier steht die Forschung noch ganz am Anfang.

Die dritte Methode der Blutwäsche, die bei ME/CFS-Patienten des Öfteren in Einsatz kommt, ist die Inuspherese, die vor allem von Umweltmedizinern angeboten wird. Bei dieser werden Umweltgifte, Schadstoffe und Schwermetalle aus dem Blut gefiltert. Anbieter sprechen auch davon, dass Viruspartikel und Autoantikörper gefiltert werden können. Die Datenlage für die sehr teuren Behandlungen ist nach wie vor unklar.

Bitte beachten Sie, dass die Krankenkassen für alle drei Behandlungen in der Regel keine Kostenübernahme erteilen.

Prof. Dr. Moldrings warnt bei MCAS vor den Risiken der Blutwäschen. In seinem Buch „Die systemische Mastzellerkrankung" weist er explizit auf die Gefahren hin. Ich selbst kenne aus Selbsthilfeforen genügend Patienten, die trotz ihrer MCAS diese Therapien ausprobiert haben und meistens eine Verschlechterung erlebten. Seien Sie daher vorsichtig, falls Sie sich trotz MCAS dafür entscheiden sollten.[LIV]

# Schimmelbelastung

Eine Sonderrolle spielt die Schimmelbelastung. Viele Menschen denken bei Schimmelbelastung sofort an die eigenen vier Wände sowie die Arbeitsumgebung. Laut dem Labor arminlabs sind immer noch bis zu 60-80 % der Lebensmittelkulturen mit Mykotoxinen kontaminiert.[231] Daher ergibt es Sinn, bei unerklärlichen Symptomen und Erkrankungen eine Schimmeldiagnostik durchführen zu lassen. In den USA gilt die Schimmelbelastung als eine der Hauptursachen für MCAS.

Die Diagnostik reicht von Bluttests bei arminlabs über Urintests bei Mosaic Diagnostics bis hin zum Besuch eines Schimmelexperten, der idealerweise einen Schimmelspürhund mitbringt. Nachdem Sie herausgefunden haben, welche Mykotoxine in Ihrem Körper sitzen, kann die Therapie beginnen. Diese muss auf die einzelnen Schimmelpilzarten zugeschnitten sein, da je nach Pilz unterschiedliche Bindemittel wie Zeolith, Sacc. Boulardi, Calcium-D-Glucarat oder auch Propolmannan bzw. Glucomannan eingesetzt werden. Darüber hinaus ist unabdingbar, das autonome Nervensystem sowie die Mastzellen zu unterstützen, für einen regelmäßigen Stuhlgang zu sorgen sowie viel Wasser zu trinken.

Mehr Informationen finden Sie u.a. hier:
https://annicscholer.com/schimmeltoxizitaet/
https://mosaicdx.com/test/mycotox-profile/
https://arminlabs.com/de/tests/toxiplex
https://vibrant-wellness.com/test/MycotoxinsTest

---

[LIV] Einen sehr hilfreichen Artikel mit dem Titel „Arten der Apherese und welche Art für welchen Zweck geeignet ist" finden Sie unter dem link https://de.apheresiscenter.eu/f/types-of-apheresis-and-which-type-is-suitable-for-which-purpose.

Über folgende Behandler ist es laut des Labors mosaicdx möglich, den Toxiplex-Test von Mosaicdx zu erhalten:

Dr. Hans Peter Gabel. Borreliosezentrum Wolfenbuettel: borreliosezentrum.de
Tobias Duven, Heilpraktiker, Duesseldorf: www.naturheilpraxis-duven.de/
Dr. Susanne Segebrecht, Berlin: hausarzt-lichtenberg.de/
Armin labs: arminlabs.com/en

Der Heilpraktiker Ralf Menge wiederum stellt die Tests von Vibrant zur Verfügung.

# Mitochondrientherapie

Eine funktionierende Entgiftung ist eine der Voraussetzungen für eine intakte Mitochondrien-Funktion. Die Mitochondrien gelten als Kraftwerke der menschlichen Zellen. Sie beeinflussen u.a. das Immunsystem positiv, sind für den Energiehaushalt unseres Körpers verantwortlich und beugen chronischen Erkrankungen vor.

Aber bisweilen ist die Mitochondrien-Funktion geschädigt, was weitreichende Folgen hat. Bekannt ist die angeborene und vererbte Schädigung, die sich bereits im Kindes- oder Jugendalter zeigt und dann den Ausfall einzelner Enzyme der Mitochondrien betrifft. Nach neuen Erkenntnissen können die Mitochondrien aber auch im Verlauf eines Lebens geschwächt werden, was in der Schulmedizin bisher unbekannt ist.

Als Auslöser für eine erworbene Mitochondrienstörung sowie unterschwellige Dauerentzündungen, gelten u.a.:

a) Umweltbelastungen und Chemikalienexpositionen (Schwermetalle im Zahnmaterial, Lösungsmittel u. A.)
b) mechanische Traumata (v.a. Halswirbelsäule)
c) multifaktorielle Überlastungen der körperlichen Entgiftungsfunktionen[232]

In der Mitochondrienmedizin wird versucht, die Mitochondrienfunktion wieder zu verbessern und damit den Energiehaushalt unseres Körpers zu optimieren. Dies geschieht u.a. durch die Einnahme von Nährstoffen, die für eine optimale mitochondriale Funktion erforderlich sind. Dazu gehören u.a. Coenzym Q10, Phosphatycholin, L-Carnitin und verschiedene Vitamine und Mineralstoffe. Des Weiteren gibt es unterschiedliche Möglichkeiten, die Mitochondrienfunktion positiv zu beeinflussen wie z.B. über Methylenblau, Wasserstoffwasser und Co. . Bestandteile eines Mitochondrien-Trainings sind beispielsweise regelmäßige Bewegung, Stressmanagement, Atemübungen, ausreichend Schlaf und gesunde Ernährung. Aber auch Darmsanierung und Entgiftungsoptimierung gehören dazu.

Manche Behandler bieten zudem das IHHT (Intervall-Hypoxie-Hyperoxie-Training) an. Dabei handelt es sich um ein Sauerstofftraining, das den ganzen Körper in Schwung bringt und schon in kurzer Zeit viel Energie freisetzt. Hier ist Vorsicht angesagt: Die Betroffenen müssen für dieses Training bereits auf einem stabilen Niveau sein. Ansonsten kann es zu Crashs und Verschlechterungen führen. Es ist daher unabdingbar, vorab die Mitochondrien-Funktion und den Energiehaushalt zu überprüfen, um auf Basis der Ergebnisse eine Entscheidung zu treffen.

Ähnlich vorsichtig sollten Betroffene auch mit Kältetraining, Hyperthermie und Co. sein. Gerade bei MCAS können diese Maßnahmen eher nachteilig wirken. Aber wenn reine ME/CFSler sich auf einem stabilen Niveau befinden, kann es eine große Chance sein, den Zustand zu verbessern.

# Coimbra-Protokoll

Bei dieser Therapie, die von Dr. Coimbra entwickelt wurde, wird ultrahochdosiertes Vitamin D bei Autoimmunerkrankungen und v.a. bei MS sehr erfolgreich eingesetzt. Da Experten inzwischen von einer autoimmunen Komponente bei ME/CFS ausgehen, setzt das Coimbra-Protokoll genau dort an. Die Behandlungsmethode wird ärztlich engmaschig überwacht und durch weitere Nahrungsergänzungsmittel und Stressprävention ergänzt. Wichtig ist dabei, die Calcium-Zufuhr stark zu beschränken, viel zu trinken sowie sich regelmäßig zu bewegen. Damit dürfte das Protokoll eher für moderat für leicht Erkrankte sinnvoll sein. Ziel ist es, die bei Autoimmunerkrankungen genetische Vitamin-D-Verwertungsstörung zu überwinden und ein stressbedingtes Überschießen des Immunsystems zu minimieren.

Laut Dr. Coimbra treffen bei einer Autoimmunerkrankung drei Faktoren zusammen:
- eine genetisch bedingte Verwertungsstörung von Vitamin D
- ein daraus resultierender Vitamin-D-Mangel
- Stress bzw. emotional belastende Faktoren[233]

Daher ist er überzeugt, dass individuell ausreichend hohe Vitamin-D-Gaben Autoimmunerkrankungen stoppen können.

Diese Therapie ist bei Schulmedizinern umstritten und wird des Öfteren kritisiert. Sie ist jedoch völlig ungefährlich, solange die Betroffenen die Anleitungen eines Coimbra-Protokoll-Arztes befolgen und die engmaschigen Kontrolluntersuchungen einhalten.

Leider werden die Kosten nicht von der Krankenkasse übernommen. Die Patienten müssen für Laboruntersuchungen und Nahrungsergänzungsmittel selbst aufkommen. Bei gleichzeitiger MCAS muss sehr vorsichtig vorgegangen werden. In der Regel sind dann keine ultrahohen Dosen, sondern nur Hochdosen sinnvoll.

Weitere Informationen zum Coimbra-Protokoll finden Sie hier:
https://coimbraprotokoll.de/coimbra/

Coimbra-Protokoll-Ärzte im deutschsprachigen Raum sind unter diesem link zu finden:
https://coimbraprotokoll.de/coimbraprotokoll_aerzte/

*Ich selbst bin seit drei Jahren bei einem Coimbra-Protokoll-Arzt in Behandlung und nehme hochdosiert Vitamin D zu mir. Durch die MCAS sind die Gaben jedoch auf max. 12 000 Einheiten begrenzt, denen ich mich langsam angenähert habe. Regelmäßige Kontrollen durch ein großes Blutbild sind selbstverständlich wie ein tägliches Bewegungspensum.*

*Zudem werden das Parathormon, meine Nährstoffsituation sowie die Nierenfunktion (24 h Urin, Blut) gemessen. Zwischendurch habe ich bereits zweimal den Versuch gemacht, die Dosen zu verringern. Aber ich habe jedes Mal gemerkt, dass meine Vitalität sowie einige Blutwerte darunter leiden.*

# Nikotinpflaster-Therapie bei Long Covid

Der Arzt Dr. Marko Leitzke brachte 2023 durch einen Artikel die These auf, dass Long Covid durch die Anwendung von Nikotinpflastern geheilt werden kann. U.a. behauptet er, dass das Nikotin die Spikes von den nAcetylcholin-Rezeptoren bei Long Covid verdrängt. Vier Patienten, darunter eine Frau und drei Männer, konnten so von ihm geheilt werden. Seitdem laufen in verschieden Facebook-Gruppen und auf Twitter zahlreiche Selbstexperimente. Manche Betroffene melden große Erfolge, während andere aufgrund von gesundheitlichen Problemen das Experiment abbrechen müssen.

Der Vorteil liegt sicherlich in der leichten Handhabung und in den geringen Kosten, während der Nachteil in den fehlenden Informationen zu Kontraindikationen und Risiken zu sehen ist. Zudem wird langsam klar, dass die Nikotinpflaster-Therapie eher langfristig gesehen werden muss und bei den meisten Probanden nur ein Puzzlestück im Rahmen einer erfolgreichen Therapie sind. Internationale Forscher sehen die Selbstversuche bisher kritisch, wie in dem kürzlich erschienen, sehr differenzierten Artikel „Nicotine patches and long COVID? Why some are trying it out" von Naomi Barghiel auf Global News deutlich wird.[234] Wer sich damit im Detail auseinandersetzen möchte, dem empfehle ich u.a. den Artikel von Dr. Leitzke sowie eine der einschlägigen Facebook-Gruppen im Netz, die sich bisher v.a. auf die Klebe-Anleitungen konzentrieren. Auf jeden Fall sollten Sie immer mit einem Arzt Ihres Vertrauens Rücksprache halten, falls Sie über einen Versuch nachdenken. In Bezug auf Klarheit werden noch Studien benötigt. Die Zeit wird zeigen, inwieweit dieses Experiment langfristig tragbar ist.

Den Artikel von Dr. Leitzke finden Sie unter folgendem link:
https://bioelecmed.biomedcentral.com/articles/10.1186/s42234-023-00104-7

# Low Dose Lithium

In einem klinischen Versuch wird in den USA zurzeit Lithium in niedriger Dosierung zur Behandlung von Long Covid getestet. Im Vorfeld konnten bereits einige Personen mit Low Dose Lithium erfolgreich behandelt werden.[235]

Die Studie basiert auf der Hypothese, dass
a) Long Covid auf chronische Entzündungen zurückzuführen ist und
b) Lithium bekannte entzündungshemmende und neuroprotektive Wirkungen hat.[236]

In Deutschland ist der freie Medizinwissenschaftler Michael Nehls einer der großen Verfechter für eine grundsätzliche Low Dose Lithium-Therapie. U.a. begründet er die Notwendigkeit einer Lithiumgabe mit Mängeln innerhalb der Bevölkerung, die bisher kaum wahrgenommen werden. Auch er weist auf das Potenzial von Low Dose Lithium bei Long Covid und Co. hin und erläutert in einem Artikel und Videobeiträgen ausführlich die Vorgehensweise.[237]

Sinnvoll ist auf jeden Fall, vor einer möglichen Einnahme das Lithium als Spurenelement messen zu lassen, wobei nur wenige Labore diese Messung beherrschen. Die übliche – für die Medikamentenspiegel-Analyse verwendete – Lithiummessung im Serum ist aufgrund ihrer geringen Sensitivität nicht geeignet. Das Labor IMD Berlin bietet z.B. eine Sondermessung an.

Sollten Ihre Lithiumspiegel im Blut (zu) niedrig an, bietet sich ein Versuch mit einer Dosis von 5 mg reinem Lithium (in Form von Lithium-Ororat) an, wobei sie dies auch langsam einschleichen können. Positiv ist, dass Sie mit den geringen Mengen kein Risiko eingehen – und der Test somit unbedenklich ist.

Aufgrund der Reinheitsfrage sollten Sie sich bei der Produktwahl ausschließlich an Apotheken wenden. Die Klösterl-Apotheke in München (https://www.kloesterl-shop.de/lithium-5-orotat-60st-80008004) wirbt u.a. dafür, dass sie Lithium-Ororat in individuellen Mischungen auf Rezept herstellt.

Mehr Informationen finden Sie u.a. hier:
https://michael-nehls.de/infos/lithium/

# Schmerztherapien

Bei ME/CFS und MCAS leiden viele Betroffene unter starken Schmerzen, die unterschiedlicher nicht sein können: Fibromyalgie, Small Fiber Neuropathie, EDS, Endometriose, Kopfschmerzen und Migräne sind Begleiterkrankungen, die zermürben. Aus diesem Grund ergibt es Sinn, sich an spezialisierte Schmerzmediziner zu wenden, die mit ihrem Knowhow weiterhelfen können. Da viele ME/CFSler sehr sensibel auf Medikamente reagieren, können nicht-medikamentöse Therapien wie Akupunktur, TENS-Geräte und Co. eine hilfreiche Alternative sein. Auch sollten Sie bei chronischen Schmerzen Ihren Schmerzmediziner auf die Offlabel-Therapie mit LDN ansprechen.

Für eine gewisse Zielgruppe können auch Cannabinoide (CBD, THC oder CBG) sinnvoll sein. Sowohl CBD-Öl als auch CBG sind nicht berauschend und sollen entspannend sowie gegen manche Schmerzen wirken. Oft wird auch über eine stimmungsaufhellende Wirkung berichtet. Beide Substanzen sind inzwischen ohne Rezept erhältlich.

Im Gegensatz darf das THC mit seiner berauschenden Wirkung nur in Ausnahmefällen für schwerstkranke Menschen auf Rezept verschrieben werden. Dafür muss der verschreibende Arzt beweisen, dass die Betroffenen vorher alle anderen Optionen der Schmerztherapie ohne Erfolg getestet haben. Mit der Legalisierung von Cannabis am 1. April 2024 wurden die Rahmenbedingungen stark gelockert, so dass dies kein Problem mehr darstellen sollte.

Aus der Schmerztherapie bzw. Psychiatrie stammen zwei weitere Therapie-Maßnahmen, die inzwischen auch für ME/CFS- bzw. Long Covid-Patienten mit teilweise guten Erfolgen angeboten werden:

# Stellatum-Blockade

Bei dieser Behandlung wird das Nervengeflecht im Bereich des unteren Halses (Ganglion stellatum) für eine kurze Zeit lokal betäubt. Dadurch werden u.a. schmerzleitende Impulse unterbrochen. Auch der Halssympathicus wird für eine begrenzte Dauer ausgeschaltet. In der Regel wird dafür Procain verwendet, das sich aufgrund der kurzen Halbwertszeit dafür eignet. Bei anderen Mitteln wie Mepivacain, Meaverin und Co. ist die Halbwertzeit im Vergleich sehr viel länger, was bei einer möglichen unerwünschten Reaktion nicht so leicht zu behandeln ist und mehr Risiken birgt. Trotzdem ist es gerade bei MCAS sinnvoll, auf diese anderen Mittel zu setzen.

Bis vor Kurzem war die Stellatum-Blockade v.a. in der Schmerztherapie bekannt und kam nur für Patienten mit einem komplexen regionale Schmerzsyndrom (CRPS), einem Raynaud-Syndrom, einer Trigeminusneuralgie oder einer Post-Zoster-Neuralgie in Frage. Inzwischen sprechen die ersten Studien und Versuche dafür, dass diese Blockade auch bei Long Covid und ME/CFS helfen kann.[238] Es wird davon ausgegangen, dass die kurzfristige Blockade des Sternganglions das lokale autonome Nervensystem zu einer Art „Neustart" animiert, die mit einem Rückgang der Symptome verbunden ist.

Angeboten wird diese Art der Therapie bisher nur von wenigen Schmerzmedizinern sowie Neurochirurgen und Neurologen. Aufgrund der Risiken sollten Sie sich an einen kundigen Mediziner wenden, der idealerweise Ultraschall nutzt, um die Spritze exakt justieren zu können.

# Ketamin-Infusionen

In der Allgemeinbevölkerung ist Ketamin aufgrund der psychotropen Wirkung bekannt als Party-Droge, während das Mittel in der Medizin als Narkosemedikament bei Operationen v.a. bei Kindern sowie in der chirurgischen Ambulanz und im Rettungsdienst verwendet wird.

Ketamin wird in geringerer Menge seit einiger Zeit auch zur Behandlung von behandlungsresistenten und schweren Depressionen[239] sowie von Schmerzen (u.a. postoperative Schmerzen, Neuropathie und Fibromyalgie)[240] verwendet. Seit Neuestem bieten nun einige Behandler Ketamin-Infusionen auch bei ME/CFS und Long Covid an.[241]

Von Selbstversuchen und Dauergebrauch ist aufgrund der starken Nebenwirkungen (Flashbacks, Halluzinationen, Dysphorien, Angst, Schlaflosigkeit und Desorientierung) sowie des hohen Suchtrisikos[242] nachdrücklich abzuraten.

# Instabile Halswirbelsäule

Eine instabile Halswirbelsäule (HWS) wird u.a. als Ursache für ME/CFS benannt. Einer der bekanntesten Ärzte, die sich diesem Thema gewidmet haben, ist Dr. Bodo Kuklinski. Dieser hat inzwischen seine Praxis aus Altersgründen aufgegeben. Seine Erkenntnisse bleiben u.a. in Büchern bestehen.[243]

Von einer Instabilität der HWS wird gesprochen, wenn
- die gesamte HWS (globale Instabilität) oder ein Teilbereich (lokale Instabilität) eine erhöhte Beweglichkeit aufweist
- und die HWS gleichzeitig von den Muskeln nicht ausreichend gehalten bzw. kontrolliert werden kann.[244]

## URSACHEN

Frühere Unfälle und zu häufige chiropraktische Manipulationen in der Vergangenheit gelten als typische Ursachen für die Problematik. Aber auch ein Ehler-Danlos-Syndrom (EDS) kann für eine instabile HWS verantwortlich sein. Noch relativ unbekannt sind die Auswirkungen der Botox-Therapie, die von Neurologen als Prophylaxe zu starker Migräne angeboten wird. Diese kann die Nackenmuskeln stark in Mitleidenschaft ziehen. Als Folge sind die Haltebänder der oberen Halswirbel so stark überlastet

316

und gedehnt worden, dass sie ihre natürliche Haltefunktion nicht mehr zu 100% erfüllen können. Durch die Überbeweglichkeit kann es zu einem direkten Kontakt bzw. einer Einengung und Reizung von Nerven und Blutgefäßen kommen, was eine Kaskade an Reaktionen hervorrufen kann.[245]

Darüber können folgende Umstände zu einer Verschlechterung führen:

- Steife benachbarte Gelenke (Brustwirbelsäule, Rippengelenke)
- Ungünstige Haltung bei der Arbeit bzw. langanhaltende Arbeitspositionen
- Funktionelle Instabilität vom Schulterblatt
- reduzierte Sehfähigkeit
- Ungünstige Schlafposition
- Generelles Haltungsdefizit

---

## SYMPTOME UND FOLGEN[246]

---

- Gefühl von Müdigkeit im Nacken, Kopf fühlt sich schwer an
- Diffuse Schmerzen im Nacken, die teilweise bis in Rumpf und Arme ausstrahlen
- Häufige Knackgeräusche möglich
- Wiederkehrende Spannungskopfschmerzen
- Intoleranz gegenüber Erschütterungen (bei manchen reicht eine längere Autofahrt bereits aus)

Die Symptome sind meist abends stärker und treten vor allem auf bei:

- Lang gehaltenen Positionen, vor allem im Sitzen
- sportlicher Inaktivität
- starker muskulärer Belastung (Arbeit / Sport)

Die Folgen der HWS-Überbeweglichkeit und -Instabilität gehen weit über das orthopädische Problem hinaus:

1. Sympathikusaktivierungen
2. C-Nervenfaseraktivierungen und neurogene Entzündungen
3. Funktionsstörungen der Hirnnerven
4. Histaminerhöhungen und damit Histamintoleranz sowie MCAS
5. Schädigung von Hirn- und Hirnschrankenzellen
6. Nitrosativer Stress
7. Höhere Nährwertbedarfe
8. Sekundäre Mitochondrienstörungen
9. ME/CFS

## DIAGNOSTIK

Die Diagnostik ist in Deutschland nach wie vor sehr schwierig, da die Problematik nicht durch einfache Röntgen- oder MRT-Verfahren erkannt wird. Ein Upright-Röntgen oder Funktions-MRT (Funktions-CT), das notwendig wäre, wird von den gesetzlichen Krankenkassen kaum bezahlt. Daher bietet es sich an, sich an einen kundigen HWS-Spezialisten zu wenden. Dies sind in der Regel Physiotherapeuten oder Osteopathen.

## THERAPIEMÖGLICHKEITEN

1. Erschütterungen und weitere Überdehnung vermeiden
2. Osteopathie
3. Gezielte Stabilisierung und Muskelaufbau durch HWS-Spezialisten
4. Mikronährstofftherapie

5. Behandlung der CMD (Craniomandibuläre Dysfunktion) durch Aufbiss-Schiene, Übungen, Entspannung sowie zahnärztliche oder kieferorthopädische Korrektur-maßnahmen
6. In schweren Fällen sind Operationen notwendig.

*Ich selbst leide seit geraumer Zeit unter einer instabilen HWS. Begonnen haben meine Schmerzen nach einem Schleudertrauma. Da mein früherer Orthopäde mich bei Blockaden grundsätzlich chiropraktisch behandelte, verschlimmerte sich das Problem. Eine Botoxthe-rapie aufgrund meiner starken Migräne brachte das Fass dann vor einigen Jahren zum Überlaufen. Ich hatte in der Tat das Gefühl, dass mein Hals aufgrund meines schweren Kopfes „durchbricht". Daher kenne ich all die genannten Symptome sehr gut. Seit einigen Jahren versuche ich, durch vorsichtige Kräftigungs- und Dehnungsübungen die HWS zu stabilisieren sowie meinen gesamten Haltungsapparat zu kräftigen, sofern das bei ME/CFS möglich ist. Denn oft rühren die Schmerzen im Nacken von meiner Schulterschwäche. Dar-über hinaus lasse ich mich regelmäßig physiotherapeutisch und osteopathisch behandeln.*

*Bei Arbeiten am Schreibtisch mache ich Pausen, um meinen Nacken zu entspannen. Des Weiteren muss ich Schuhen mit stoßdämpfenden Sohlen und Einlagen tragen, die ich die Erschütterungen nicht mehr ertrage. Auch Autofahren ist selbst als Beifahrerin manchmal sehr schwierig. Mein Mann achtet sehr darauf, nicht abrupt zu bremsen.*

*Da ich stark mit den Zähnen knirsche, habe ich zudem von meinem Zahnarzt eine Aufbiss-Schiene verordnet bekommen. Eine umfassende Sanierung des Gebisses ist unabdingbar, da ich einen viel zu tiefen Biss habe, der das Problem der instabilen HWS noch verstärkt. Da ich nach den NICO-OPS unter einem starken Ungleichgewicht im Gebiss leide, steht mir hier noch einiges bevor. Aber ich merke gerade in den letzten Monaten, dass meine Kopf- und Nackenschmerzen wieder zugenommen haben. Ich muss mich dem Thema „Gebiss-aufbau" weiter widmen.*

# Meine Erfahrungen

## Wie es anfing (2002 bis 2004)

Bevor mich die ME/CFS aus dem Leben riss, arbeitete ich als Marketing- und Kommunikationsleiterin in einem Internet-Startup. Die Arbeit machte mir sehr viel Spaß. Aber der regelmäßige Ärger mit meinem narzisstischen und cholerischen Chef zermürbte mich zusehends. Oft geriet ich in meiner Sandwichposition zwischen Vorstand und Mitarbeitern in unmögliche Stresssituationen. Mein Pflichtgefühl, das mir in Kindheit und Jugend anerzogen wurde, war sehr groß. Und so machte ich weiterhin Überstunden und sorgte dafür, dass alles glatt lief. Aber ich wusste, dass ich kürzertreten und mehr an mich denken musste.

Gesundheitliche Themen wie starke wiederkehrende Migräne, Eisenmangel, Schilddrüsenunterfunktion, Gastritis und Co. kannte ich bereits seit meiner Jugend. Nach einem Auffahrunfall litt ich zunehmend unter starken Nackenverspannungen und -blockaden, die ich regelmäßig vom Chiropraktiker behandeln ließ. Mir war klar, dass ich zu viel arbeitete und dadurch kompensierte. U.a. lagen die Gründe für meine Neigung, zu viel zu arbeiten, in einer traumatischen Vergangenheit. Diese hatte ich lange Zeit verdrängt. Meine frühere Magersucht aus der Jugend war zudem noch latent vorhanden. Nach außen war sie kein Thema mehr, in meinem Innersten hatte ich die Angst vor einer zu starken Gewichtszunahme nie wirklich besiegt. Es wurde Zeit, mich mit meiner Vergangenheit auseinanderzusetzen.

## RETRAUMATISIERUNG

Daher entschied ich mich für eine Verhaltenstherapie, durch die sehr viele Traumata aus Kindheit und Jugend an die Oberfläche kamen. Bis zu einem gewissen Grad kam ich gut damit klar. Aber als der Verhaltenstherapeut dann ohne vorherige grundlegende Stabilisierungsmaßnahmen mit der Trauma-Konfrontation anfing, geriet ich in psychische Ausnahmezustände, die sich v.a. in Albträumen, Schlafschwierigkeiten, starker Schreckhaftigkeit und Angst vor lautem Gebrüll deutlich machten. Er riet mir in dem Zuge zur Skan-Körpertherapie, die sehr stark aufdeckend wirkt. Diese verschlimmert die Situation nachhaltig. Heute weiß ich, dass mein damaliger Verhaltenstherapeut und auch die Skan-Therapeutin nicht professionell genug waren, um die Trauma-Konfrontation adäquat vorzubereiten und die Komplexität im Auge zu behalten. Sie brachten mich damit in Teufels Küche. Ich tat alles, um die Erinnerungen an die Gewalt von früher abzuwehren. Aber ich schlief und aß immer weniger. Parallel arbeitete ich noch mehr.

## GRIPPESCHUTZIMPFUNG

So befand ich mich bereits in einen gewissen Ausnahmezustand, als ich von meinem Hausarzt Ende 2002 eine Grippeschutzimpfung bekam. Einen Tag nach der Impfung hatte ich Fieber, zwei Tage später musste ich mich krankschreiben lassen. Insgesamt blieb ich drei Wochen zuhause. Diesen Infekt wurde ich gefühlt nie wieder los. Ich erinnere mich noch gut daran, dass ich meinem Hausarzt berichtete, kräftemäßig nicht mehr auf die Beine zu kommen. Meine Blutwerte waren jedoch bis auf niedrige Eisenspiegel alle in Ordnung. Damit war für mich klar, dass ich mich einfach wieder auftrainieren muss. Ich arbeitete weiter, ging regelmäßig zum Schwimmen und versuchte mein Leben mit meinem Freund so gut wie möglich zu gestalten. Aber immer öfters kamen Zusammenbrüche, die sich in hartnäckigen Migräne-Anfällen, Stirnhöhlenentzündungen sowie einem stark erniedrigten Blutdruck etc. zeigten. Ich wurde immer blasser und dünner. Teilweise fuhr ich mit dem Taxi zur Arbeit, weil ich es mit dem ÖPNV nicht mehr schaffte. Mitte 2003 wurde deutlich, dass ich eine Reha-Maßnahme benötige, wobei die Ursache für meine Beschwerden zu 100 Prozent in meinen Traumafolgestörungen gesehen wurden, die durch die Verhaltenstherapie und die dortige Retraumatisierung ans Tageslicht kamen. Da sich in der Firma zudem wegen Streitigkeiten im Vorstand die Stimmung stark verschlechterte, war ich selbst überzeugt, dass die Situation am Arbeitsplatz meine Gesundheit stark beeinträchtigt.

Mein erster Reha-Antrag wurde abgelehnt, da ich trotz all meiner Beschwerden in den letzten drei Jahren nur drei Wochen krankgeschrieben war. Nach einem Widerspruch wurde ich zu einem Gutachter geschickt, der mir dann bestätigte, dass ich auf Kosten meiner Gesundheit arbeitete.

## REHAMASSNAHMEN UND ARBEITSUNFÄHIGKEIT

Ich entschied mich damals für die Klinik Heiligenfeld, u.a. aufgrund der interessanten Therapiemaßnahmen und des intensiven Programms. Denn ich hatte große Angst vor Leerlauf.

Bevor ich die Reha-Maßnahme antreten konnte, spitzte sich die Situation auf der Arbeit nochmals zu. Die Trauma-Erinnerungen ließen sich kaum mehr deckeln. Ein Zusammenbruch war vorprogrammiert. Einige Wochen vor der Reha musste ich mich krankschreiben lassen. Meine Ärzte forcierten damals die Aufnahme in die Klinik. Dort angekommen durfte ich erleben, wie die Behandler meinen Panzer durchbrachen, was zur Folge hatte, dass die schwere komplexe Posttraumatische Belastungsstörung in ihrer Gänze zu Tage kam. Letztlich weinte ich tagelang und rutschte von einem Ausnahmezustand in den anderen. Mein stark geschwächter körperlicher Zustand wurde allein auf diese Traumata und meine Probleme mit dem Essen reduziert und damit als sekundär betrachtet. Stabilisiert wurde ich nicht. Die Therapien vor Ort, die v.a. in Gruppen stattfanden, waren zu aufwühlend. Einzig und allein die Rhythmusgymnastik

Taketina gab mir ein wenig Halt. Sechs Wochen später wurde ich mit der Empfehlung für eine sechsmonatige Arbeitsunfähigkeit und Wiedereingliederung entlassen. Darüber hinaus wurde mir angeboten, eine Intervalltherapie zu machen. Ich selbst war anfangs mit der Empfehlung überfordert und zu Boden zerstört. Denn eigentlich hatte ich gedacht, nach sechs Wochen wieder zu „funktionieren".

Der Empfang zuhause war sehr gemischt. Während mein Lebensgefährte sich rührend um mich kümmerte, wurde ich in der Firma von meinem Chef sehr eisig begrüßt. Der Streit eskalierte. Durch die Reha war mir bewusst, dass das Verhalten meines Chefs den Begriff Bossing verdiente. Daher konnte ich das Wiedereingliederungs-Programm nur sechs Wochen durchziehen, bevor ich mich wieder aus Selbstschutz krankschreiben ließ. Aber ich hatte an Klarheit gewonnen und machte dem neuen Arbeitgeber klar, dass ich erst wieder komme, wenn mein Chef nicht mehr in der Firma tätig ist.

Dank meines sehr verständnisvollen Hausarztes und meines Lebensgefährten, der meine Pläne unterstützte, konnte ich mich dann erst einmal nur auf meine Erholung konzentrieren, was bitter nötig war.

Aus den sechs Monaten Arbeitsunfähigkeit und Wiedereingliederung sollten letztlich zwölf Monate werden. In diesen suchte ich mir eine neue Psychotherapeutin, die gleichzeitig als Trauma-Fachberaterin bei Michaela Huber gelernt hatte. Mir war nach der Reha klar, dass ich bei meinem bisherigen Therapeuten keine Möglichkeit haben werde, wieder stabiler zu werden. Zudem ging ich nochmals für neun Wochen in dieselbe Klinik. Beim zweiten Aufenthalt wurde nochmals deutlich, wie stark aufdeckend in dieser Klinik gearbeitet wurde – und wie wieder einmal die Stabilisierung und v. a. auch meine körperliche Erschöpfung unterschätzt wurde. Nicht nur einmal geriet ich in Diskussionen mit einem sehr jungen Psychologen, der nicht verstand, warum ich Therapien ausfallen lassen möchte. Das Verständnis für meine Situation war nur bedingt vorhanden. Aktivierung war täglich angesagt. Vorgesehen war, mich regelmäßig zu provozieren, damit ich „an meine Wut" komme. U.a. musste ich in der Gruppentherapie mit einem Stock auf einen Stoffballen einschlagen, was schwere Sui*-gedanken zur Folge hatte. Daher ist es kein Wunder, dass damals bereits die ersten Krampfanfälle auftraten, die im Entlassbericht aber nicht erwähnt wurden.

# HEILUNG?

Zuhause wurde ich zum Glück von meiner Therapeutin aufgefangen. Mir war klar, dass ich all die Erinnerungen, die in den letzten Jahren und auch in der letzten Reha hochgekommen waren, erst einmal bearbeiten musste, bevor ich mich an Neues wagen konnte.

Gleichzeitig war ich körperlich gestärkt. Ich hatte etwas zugenommen und war bereit, wieder in die Arbeit einzusteigen. Das Unternehmen war in der Zwischenzeit an einen großen Internetanbieter verkauft worden. Mein früherer Chef war nicht mehr dort tätig. So konnte ich in einer neuen Position wieder neu anknüpfen. Da das Unternehmen jedoch örtlich verlegt wurde und ich meinen Wohnort nicht langfristig verlassen wollte, wurde mir schnell klar, dass ich mich anderweitig umschauen muss. Relativ schnell fand ich eine neue, gleichwertige Stelle und konnte optimistisch in die Zukunft sehen.

Parallel entschieden mein Freund und ich zu heiraten. Es war für mich ein sehr wichtiger Schritt, mich auch mit den Erfahrungen der Schwäche anzuvertrauen. Gleichzeitig war ich in der Tat überzeugt, dass ich wieder genesen war. So feierten wir im April 2005 unsere Hochzeit mit vielen Freunden und Verwandten. Ich fühlte mich wie Phönix, der aus der Asche wiederauferstanden ist, und war optimistisch. Wenn man mich damals gefragt hätte, ob ich geheilt bin, hätte ich eindeutig „Ja" gesagt. Das war ein fataler Irrtum, was sich bald herausstellen sollte.

# Vor den Trümmern meiner Existenz (2007)

18 Monate später sollte ich vor einem Desaster stehen, da ich einige Monate nach der Hochzeit starke Muskelbeschwerden entwickelte, die als Fibromyalgie diagnostiziert wurden. Ein halbes Jahr später kamen die ersten heftigen Krampfanfälle hinzu, deren Häufigkeit und Dauer stark zunehmen sollten. Diese Anfälle bereiteten mir unfassbare Schmerzen, nahmen mir jegliche Kontrolle und ließen mich zutiefst beschämt zurück. Nicht nur einmal landete ich damit in der Notaufnahme, wurde aber am nächsten Morgen wieder entlassen. Diagnostiziert wurden diese Anfälle damals als dissoziative Krampfanfälle.[LV] Trotzdem arbeitete ich weiter, auch wenn ich mich nach einem Jahr entschied, nur noch eine Halbtagsstelle wahrzunehmen. Mein neuer Arbeitgeber hatte diesbezüglich zum Glück sehr viel Verständnis. Ich hoffte, dass sich mein Gesundheitszustand dadurch wieder verbessern könnte. Aber es funktionierte nicht mehr. Ich war bereits zu geschwächt. Nach weiteren sechs Monaten musste ich mich erneut krankschreiben lassen. Damals war ich an einem Tiefpunkt angelangt und wusste einfach nicht mehr weiter. Es gab einige Momente, in denen ich darüber nachdachte, aufzugeben. Mein so unerschütterlicher Kampfgeist, der mich über Jahrzehnte aufrecht gehalten hatte, war erloschen. Ohne meinen Mann hätte ich meine Gedanken wahrscheinlich in die Tat umgesetzt.

Aber dank ihm und meiner Behandler bewarb ich mich bei einer Traumafachklinik, die sich auch mit dissoziativen Krampfanfällen auskannte. Obwohl diese nach einem Vorgespräch bereit war, mich aufzunehmen, stellte sich die Krankenkasse quer. Nur mit viel Geduld und mit Hilfe meiner Behandler sowie einem Anwalt schaffte ich es, die Genehmigung für einen Aufenthalt zu bekommen. Wie viel Kraft mich das alles kostete und wie instabil ich seelisch und körperlich war, merkte ich spätestens in der Klinik selbst. Aber diese Klinik hat mir im Nachhinein das Leben gerettet. 2007 verbrachte ich dort zwölf Wochen. Zwölf Wochen, in denen ich lernte, mit all meinen Sympto-

---

[LV] Heute weiß ich, dass die Krampfanfälle u.a. auf die regelmäßigen Crashs, die Mastzellaktivierung sowie auf die Nebenwirkung eines Antidepressivums zurückzuführen waren. Seitdem ich das Antidepressivum ausgeschlichen habe, hatte ich keinen einzigen Krampfanfall mehr.

men umzugehen, mich selbst zu stabilisieren und erste Selbstfürsorgemaßnahmen umzusetzen. Darüber hinaus lernte ich neue Qi Gong-Übungen kennen und lieben. Vor allem aber wurde mir klar, dass ich mein Leben grundlegend ändern muss, wenn ich weiterleben möchte. Noch von der Klinik aus hatte ich einen Termin bei der Rentenversicherung, wo ich meinen Rentenantrag einreichte. Begründet wurde dieser mit meinen schweren Traumafolgestörungen. Die körperlichen Probleme wurden als rein psychosomatisch gedeutet, was ich damals selbst glaubte. Mein Mann und ich entschieden uns trotzdem, in eine ruhigere Wohngegend und v.a. in eine Erdgeschosswohnung umzuziehen, damit ich keine Treppen mehr steigen musste.

Der Kampf um die Rente sollte sich jedoch nochmals zuspitzen, nachdem ein Gutachter mich wieder eine stationäre Reha schicken wollte, obwohl alle meine Behandler dafür plädierten, dass ich in meinem Zustand nicht mehr rehatauglich sei. Auch die Krankenkasse bestand auf eine nochmalige Reha. Der Gutachtertermin verlief damals katastrophal. U.a. wurde ich mit einem Krampfanfall allein im Behandlungszimmer liegen gelassen. Zum Glück hatte ich damals auf eine Begleiterin bestanden, so dass ich eine Zeugin hatte. Zusammen erstellten wir ein Gedächtnisprotokoll und schickten sofort an die Rentenversicherung. Der VdK war mir in diesem Fall jedoch keine große Hilfe. Wieder musste ich von meiner Seite einen Anwalt einschalten. Dank ihm konnte diese Angelegenheit zu meinen Gunsten entschieden werden. Die Rentenversicherung übernahm damals sogar die Kosten für die anwaltliche Beratung, da sie den Fehler einsah. Zudem bewilligte sie mir eine befristete EM-Rente für drei Jahre. Einerseits begrüßte ich die Entscheidung mit Erleichterung. Andererseits brauchte ich sehr lange, um mit diesem Schritt emotional klarzukommen und diesen auch gutheißen zu können.

# Mein Leben als EM-Renterin (2008 bis 2018)

## MEIN UMFELD

Seit Ende 2007 war ich nun rückwirkend berentet und „vogelfrei", wie ich es gern bezeichnete. Es war ein merkwürdiges Gefühl, plötzlich ohne jegliche Verpflichtungen in den Tag hineinzuleben. Anfangs fiel mir das immens schwer, da ich sehr gern gearbeitet habe. Schwierig wurde es teilweise auch im Kontakt mit Bekannten, da ich auf die Frage „Was machst Du gerade?" eine Antwort gab, mit der Leute mit Mitte 30 in der Regel kaum umgehen konnten. Parties, auf denen ich mich nicht mehr wohlfühlte, erinnerten mich an einen Spießrutenlauf. In dieser Zeit wurde deutlich, auf wen ich in meinem Bekannten- und Freundeskreis wirklich zählen konnte – und auf wen nicht. Hier sollte ich mich in einigen Menschen sowohl in die positive als auch in die negative Richtung getäuscht haben. Emotional war diese Phase allein dadurch schon eine Berg- und Talfahrt. Auch familiär wurde es sehr schwierig, da ich aufgrund der Trauma-Erinnerungen zum Schwarzen Schaf wurde, das nicht mehr bereit war, alte Geheimnisse zu verschweigen. Ich stieß damit weniger auf Verständnis, als ich mir erhofft hatte. Einige Familienmitglieder reagierten zum Teil sehr ungläubig, zum Teil auch mit Vorwürfen. Mit meiner Erkrankung konnten die wenigsten umgehen. Daher musste ich mich schützen. Mir blieb bei einigen nur der Schritt zur Kontaktpause bzw. zum endgültigen Kontaktabbruch. Dies alles war für mich emotional sehr belastend, da ich meine Familie trotz allem über alles liebe. Professionelle Unterstützung hatte ich in der Zeit von meinem Hausarzt, meiner Therapeutin sowie meinem Seelsorger.

Durch unseren Umzug in einen anderen, sehr viel ruhigeren, Stadtteil konnte ich neu anfangen. Wir erfüllten uns einen großen Wunsch, indem wir einen Hund aus dem Tierschutz übernahmen. Dieser gab mir sehr viel Halt und Struktur, auch wenn er anfangs eine Resozialisierung benötigte. Aber durch den Hund und die vielen langen Spaziergänge baute ich mir auch einen neuen Bekanntenkreis auf, der mich in erster Linie als „Frauchen von Coco" sah – und nicht nachfragte, was ich beruflich mache.

Dies entlastete sehr. Darüber hinaus hatte ich weiterhin meine Freunde, die mir zur Seite standen und mich auch nach dem Rentenbeginn nicht im Stich ließen. Das war für mich enorm wichtig. Am allerwichtigsten war mein Mann, der mich in all meinen Vorhaben unterstützte und mit darauf achtete, dass ich meine neuen Grenzen einhielt. So vereinbarten wir z.B., dass wir bei Treffen mit Freunden nach 2,5 Stunden langsam Schluss machen. Auch wenn mir damals das Adrenalin oft noch vorgaukelte, dass ich längere Termine schaffen kann, machte mein Mann jedes Mal die notwendige Ansage.

## TRAUMATHERAPIE UND SELBSTFÜRSORGE

Parallel führte ich meine intensive Traumatherapie fort. Anfangs ging es hauptsächlich um die Selbstfürsorge und die weitere Stabilisierung. Manche Maßnahmen fielen mir schwerer, als ich dachte. Denn in meinem Innersten gab es noch viele Widerstände, mich mehr zu „verwöhnen". Aber Schritt für Schritt schaffte ich es, ein Gleichgewicht in den Alltag zu bekommen. Trotzdem hatte ich nach wie vor Krampfanfälle, die vor allem dann auftraten, wenn ich mich überfordert oder zu wenig gegessen hatte. Die Traumatherapeutinnen waren überzeugt, dass mein „Inneres Kind" durch die Krampf- anfälle spricht. Daher suchte ich in der Traumatherapie weiter nach den emotionalen Triggern, anstatt mir deutlich zu machen, dass v.a. die körperliche Überforderung ver- antwortlich für meine körperlichen Ausnahmezustände sind.

2009 war ich nochmals für neun Wochen in der Traumafachklinik, die ich für meine innere Anteilen eingeplant hatte. U.a. schaffte ich es, auch die boykottierenden Anteile zu einer Mithilfe bei meinen Selbstfürsorgemaßnahmen zu überzeugen. Gleichzeitig wurde deutlich, dass ich einerseits emotional sehr viel stabiler war als noch während des ersten Aufenthalts. Anderseits zeigte sich eine deutlich gesteigerte körperliche Er- schöpfung. Z.B. ertrug ich es nicht mehr lange, mit den anderen Patienten im Gemein- schaftsraum zu sitzen. Sie waren mir viel zu laut. Gleichzeitig musste ich mehr Thera- pien absagen, da die Schwäche und die Krampfanfälle mir einen Strich durch die Rechnung machten. Daher zog ich mich sehr zurück, was nicht ungesehen blieb. Aber auch hier wurde von keinem einzigen Behandler daran gedacht, dass es eventuell auch eine körperliche Ursache für die Erschöpfung geben könnte.

Wieder zuhause führte ich weiterhin meinen kleinen, feinen Alltag fort. Ich lebte mit meinem Mann ein ruhiges Leben und machte meine Spaziergänge mit dem Hund. Um etwas zu dieser Gesellschaft beitragen und helfen zu können, gründete ich mit einem ehemaligen Kollegen einen Blog, in dem ich zu Sozialthemen geschrieben und Menschen beraten habe. Da ich meine Selbstfürsorgemaßnahmen weiter stark ausbaute, ging es mir auch körperlich etwas besser. In dem Zuge verlor ich nochmals zwei sehr gute Freunde, weil diese einfach nicht verstehen konnten, warum ich nicht mehr stundenlang telefonieren konnte. Sie warfen mir Egoismus vor, obwohl ich mehrfache Versuche machte, zu erläutern, was mich an Telefonaten so anstrengt. Beide Vorfälle beschäftigten mich sehr. Dank meiner Therapie konnte ich jedoch darüber reden und diese Enttäuschung verarbeiten.

Emotional ging es mir damit immer besser. Aber körperlich kamen immer mehr unerklärliche Symptome. Vor allem ein inneres Vibrieren in meinem Kopf war für mich teilweise unerträglich. Eine Erklärung wurde nicht gefunden. 2010 wurde meine EM-Rente um weitere drei Jahre verlängert, bis sie 2013 auf Lebenszeit bewilligt wurde. Der letzte Gutachter attestierte mir eine Neurasthenie[LVI].

## ÜBERFORDERUNG RÄCHT SICH

Die Zeit verging. Ich hatte mich an das kleine, feine Leben und meine Erkrankungen gewöhnt. Da unser erster Hund älter wurde, wurden unsere Spaziergänge kürzer und gemütlicher. Dies führte dazu, dass ich wieder etwas mehr Kraft hatte und einen wöchentlichen Qi Gong-Kurs beginnen konnte, was ich sehr genoss. Darüber hinaus

---

[LVI] Als Neurasthenie bezeichnet man eine vermehrte geistige Ermüdbarkeit bzw. Erschöpfung nach geringer körperlicher Anstrengung. Heutzutage wird diese Diagnose kaum mehr gestellt.

traute ich mich, vorerst mit der Traumatherapie aufzuhören und dafür ehrenamtlich in der Flüchtlingshilfe anzufangen. Anfangs tat mir das sehr gut. Ich freute mich vor allen Dingen darüber, neue Menschen kennenzulernen und ein wenig helfen zu können. Mit der Zeit nahm ich immer mehr Aufgaben an. Parallel pflegte ich unseren alten Hund, der nachts immer öfters rausmusste. Im Nachhinein hätte ich damals das Ehrenamt stoppen müssen, um mir tagsüber genügend Ruhe zu gönnen. Da ich kurz vorher einen Bürgerpreis für mein Engagement erhielt, traute ich mich jedoch nicht, damit aufzuhören. Es fühlte sich an wie Verrat gegenüber den Schutzbefohlenen, die ich sehr liebgewonnen hatte. Die Quittung bekam ich, nachdem unser erster Hund starb und wir uns eine neue Hündin aus dem Tierschutz holten, die sehr früh schwerkrank wurde. Wieder pflegte ich ein Tier, wieder schlief ich kaum. Die Anzahl meiner Migräne-Attacken nahm zu. Selbst eine Botox-Therapie, die von einer Neurologin angeboten wurden, half nicht mehr. Mir war klar, dass ich die Flüchtlingshilfe aufgeben muss. Mein Pflichtbewusstsein war aber nach wie vor sehr stark. Daher entschied ich mich, erneut eine Verhaltenstherapie zu machen, um mit emotionaler Unterstützung den Absprung aus der Flüchtlingshilfe zu schaffen.

# Krise und Verwirrung (2019)

Leider verselbständigte sich jedoch der Prozess. Ende 2018 hatte ich starke Schmerzen in der rechten Leiste, die mich zweimal in die Notaufnahme führten. Anfang 2019 wurde ich operiert, da die Ärzte der Meinung waren, dass ich eine Eileiter-Zyste habe. Im Nachhinein war es eine Fehldiagnose, die mich einen Eileiter kostete. Sie hatten den bevorstehenden Eisprung im CT mit einer Zyste verwechselt.

Aus der Narkose wachte ich zitternd und zähneklappernd auf. Laut Pflegepersonal im Aufwachraum litt ich unter einem postoperativen Shivering Syndrom. Später entwickelte ich noch eine starke Migräne-Attacke. Aber die Krankenpfleger durften mir keine Medikamente geben und fanden keinen ansprechbereiten Arzt zur Absprache. Mein Gepäck, in dem sich meine Bedarfsmedikation befand, war nicht mehr auffindbar. Das Zimmer, in dem ich lag, war zudem verdreckt. Es war ein Fiasko – und ich war heilfroh, am nächsten Tag entlassen zu werden.

Meine starken Leistenschmerzen blieben mir erhalten. Ich entwickelte Gehprobleme. Während ich anfangs zeitweise humpelte, brauchte ich einige Wochen später Gehstützen. Gleichzeitig kamen große Schmerzen im Sprunggelenk und in der Wade hinzu. Taubheitsgefühle im rechten Fuß traten sporadisch auf. Zudem konnte ich aufgrund der starken Schmerzen in der Leiste kaum mehr aufrecht auf einem Stuhl sitzen. Die veranlassten MRTs waren mehr oder weniger ohne Befund. Ich selbst geriet zunehmend in Panik und bemühte mich um Termine bei Fachärzten. Im Krankenhaus spritzte man mir örtliche Betäubungsmittel in die Nervenbahnen der Leiste, was nur zeitweise half. Eine Orthopädin gab mir Opiat-Infusionen. Bei einem Neurologen wurde ein S1-Syndrom festgestellt. Zudem zeigte die Nervenleitmessung an der Wade kein Signal auf. Aber keiner wusste, was wirklich los war. Bei einem Leistenexperten stellte sich dann heraus, dass ich unter einer Reizung der inguinalen Nerven leide. Aber auch dieser konnte mir nicht sagen, was dagegen zu tun ist.

## DESASTRÖSE STATIONÄRE SCHMERZTHERAPIE

Mein Hausarzt entschloss sich, mich ins Krankenhaus einzuweisen, wo ich auf der Neurologie-Station und in der stationären Schmerztherapie landete. Diese war im Nachhinein ein Desaster. Anfangs hoffe ich darauf, dass eine weiterführende Diagnostik betrieben wird, was jedoch Fehlanzeige war. Stattdessen stellten die dortigen Ärzte die Diagnosen der niedergelassenen Ärzte in Frage und führten die Schmerzen auf die OP und somit auf das Schmerzgedächtnis zurück. Damit vernachlässigten sie völlig, dass ich bereits vorher schon Leistenschmerzen hatte, derentwegen ich ja operiert wurde. Sie warfen mir vor, dass ich nicht mit Schmerzen umgehen könne und zu viele Schmerzmedikamente einnehme, was mich fassungslos machte. Denn ich kannte seit Jahrzehnten keinen Tag mehr ohne Schmerzen und hielt oft genug ohne Medikamente durch. Immerhin wurde mir Gabapentin verordnet, das ich während des Aufenthalts einschlich. Meine Gehunfähigkeit wurde als somatoforme Störung diagnostiziert, was dazu führte, dass ich angehalten wurde, trotz Gehstützen Treppen zu steigen, anstatt den Fahrstuhl zu nutzen. Zudem wurde mir erklärt, ich solle weiter Traumatherapie machen und von weiteren Arztbesuchen absehen. Meine Selbstfürsorgemaßnahmen, die ich mühsam über Jahre erlernte und eingeschlichen habe, wurden ad absurdum geführt. Auch wurde mein Körpergefühl in Frage gestellt. Leider war ich damals noch nicht stark genug, um Widerspruch zu leisten, sondern rutschte wieder in die nette Frau, die allen gefallen will. In der stationären Schmerztherapie überforderte ich mich daher ständig, was zu mehreren Crashs und Krampfanfällen an den Wochenenden führte. Dieser Umstand wurde im Entlassungsbericht noch nicht einmal erwähnt. Nach den zwei Wochen Aufenthalt war ich emotional und körperlich völlig am Boden.

# Die Suche nach Klarheit – eine Odyssee (2019 bis 23)

Zum Glück hatte ich bereits vor dem Aufenthalt einen Termin bei einem Neurochirurgen vereinbart, den ich noch einhalten wollte. Dieser stellte eine eindeutige starke Reizung der inguinalen Nerven fest, die darauf zurückzuführen war, dass in der Lendenwirbelsäule gewisse Nerven eingeengt waren. Er schlug mir eine PRT-Therapie vor und riet mir gleichzeitig zu einer längeren Physiotherapie.

## PHYSIOTHERAPIE UND PACING

Diese Physiotherapie war meine Rettung. Meine Physiotherapeutin zeigte mir Übungen, um die neuropathische Reizung zu lindern. Gleichzeitig wurde u.a. festgestellt, dass meine Muskeln auf der rechten Seite in hohem Maße verspannt waren. Während diese Verspannungen schrittweise behandelt wurden, vereinbarten wir klare Grenzen beim Sitzen, Stehen und Gehen, die ich nicht überschreiten durfte. Zum ersten Mal in meinem Leben arbeitete ich mit einem Schrittzähler. Es fiel mir sehr schwer, die Grenzen einzuhalten, da ich mich mit meiner alten Hündin und Gehstützen maximal bis zum nächsten Kiosk schleppen konnte. Dort trank ich einen Kaffee, um dann langsam wieder nach Hause zu gehen, wo ich vor allen Dingen viel lag. Nur in kleinen Schritten konnte ich meine Beweglichkeit verbessern, was für mich v.a. emotional sehr schwierig war. Im Nachhinein rutschte ich in eine handfeste Depression, da ich kaum mehr rauskam und zu Hause die Wände anstarrte.

## EIN NEUER PSYCHIATER

Genau zu der Zeit musste ich mir auch noch einen neuen Psychiater suchen, da meine frühere Psychiaterin in Rente gegangen war. Ich hatte Glück im Unglück. Im Gegensatz zu der früheren Behandlerin, die mir bei jedem Besuch dieselben Fragen stellte und in Hinblick auf Traumafolgestörungen wenig Ahnung hatte, fand ich einen Psychiater, der zuhörte und sich v.a. merkte, was man erzählte. So entstand sehr schnell eine vertrauensvolle Patienten-Arzt-Beziehung. Er war in der Tat der erste Arzt, der von sich aus die Möglichkeit ansprach, dass ich an ME/CFS erkrankt bin – und in seinen Augen keine psychischen Probleme habe. Darüber hinaus zeigte er mir später deutlich auf, dass die Antidepressiva, die ich schon seit 18 Jahren verschrieben bekam, in seinen Augen für mich eher hinderlich waren. Sie haben meinen Antrieb, der grundsätzlich hoch ist, noch gesteigert und mich so bei den Pacing-Versuchen, die mir sowieso schon schwerfielen, gehindert. Für mich war das eine völlig neue Erkenntnis. Ich entschied mich mit ihm zusammen, das Antidepressivum langsam auszuschleichen. Wer sich einmal mit dem Thema beschäftigt hat, weiß, wie schwierig das nach so langem Gebrauch werden kann. Letztlich brauchte ich dafür ein ganzes Jahr, wobei die letzten 5 mg am schwersten waren. Aber ich habe es geschafft. Bemerkenswert ist, dass ich nach dem Ausschleichen der Antidepressiva nie mehr einen Krampfanfall hatte. Damit war im Nachhinein klar, dass die Krampfanfälle u.a. auf eine Nebenwirkung der Antidepressiva zurückzuführen waren. Mich machte diese Erkenntnis fassungslos. 18 Jahre lang litt ich fast täglich unter diesen zermürbenden, schmerzhaften und behindernden Krampfanfällen – nur weil ich das falsche Medikament verschrieben bekam, dessen Dosierung aufgrund der Krampfanfälle auch noch verdoppelt wurde. Diese Erfahrung zeigte mir auf, dass ich in der Vergangenheit den Ärzten zu viel vertraut hatte. Ich nahm mir vor, ab sofort jegliche Medikation kritisch zu hinterfragen und mich selbst eingehender damit zu beschäftigen.

# ERGO- UND KÖRPERTHERAPIE

Meine Verhaltenstherapeutin war mir keine große Hilfe. Sie konnte absolut nicht verstehen, warum mich der Aufenthalt während der stationären Schmerztherapie traumatisiert hatte. Im Gegenteil vertrat sie die Meinung der dortigen Ärzte und wies mich darauf hin, dass alles psychosomatisch sein müsse. Ich selbst kannte mich jedoch gut genug, um zu wissen, dass dies nicht stimmte. Bei aller Selbstkritik war ich überzeugt, dass meine Probleme körperlicher Natur waren. Auch meine frühere Traumatherapeutin war dieser Meinung. Sie hatte sich inzwischen aber beruflich anderweitig orientiert. Eine neue Traumatherapeutin war auf die Schnelle schwer zu finden. Aber ich bekam einen Platz in einer traumatherapeutisch orientierten Ergotherapie, in der ich um einiges besser klarkam. Ich malte viel, um mit meinen Gefühlen klarzukommen und wehrte mich. U.a. schrieb ich an die Patientenbeschwerdestelle im Krankenhaus, was nur eine lapidare, beschönigende Antwort nach sich zog. Aber für meinen Gefühlshaushalt war es enorm wichtig gewesen, nochmals klarzustellen, was alles schiefgelaufen war. Da ungefähr zu selben Zeit unsere zweite Hündin nach schwerer Erkrankung starb, hatte ich einen großen Verlust zu beklagen. Gleichzeitig konnte ich mich nun jedoch voll auf meine Gesundheit konzentrieren. Meine Physiotherapeutin stellte in dem Zuge fest, wie stark mein autonomes Nervensystem angegriffen ist. Sie brachte mir Nervus Vagus-Übungen bei und vermittelte mich an einen Osteopathen, der meine instabile Halswirbelsäule achtsam und sanft bearbeitete.

Ungefähr zur selben Zeit entschied ich mich dann auch, die Verhaltenstherapie abzubrechen. Durch die Ergotherapeutin, die sehr viel zugewandter und verständnisvoller war, wurde mir klar, dass ich mich auch in der Psychotherapie umorientieren muss. Daher ging ich auf die Suche, machte einige probatorische Sitzungen und entschied mich letztlich für eine Körper- und Traumatherapeutin, um an meiner Krankheitsbewältigung und an meinem autonomen Nervensystem zu arbeiten. Dieser Schritt war enorm wichtig in Richtung Genesung. Dank der neuen Therapeutin lernte ich, mir wieder mehr zu vertrauen, meine Körpersignale ernster zu nehmen und klare Grenzen zu setzen.

# SCHMERZLINDERUNG

In kleinen Schritten ging es voran. Langsam baute ich auch einzelne Dehnungsübungen ein, die ich im Liegen durchführte. Dank einer PRT-Therapie wurden die Leistenschmerzen geringer. In dem Zuge konnte ich das Gabapentin verringern. Darüber hinaus entdeckte ich, dass v.a. grobe Hosenstoffe die Nervenschmerzen verschlimmerten. Ich besorgte mir einige Viskose-Hosen, die eine Wohltat waren. Auf Jeans und Baumwollhosen muss ich jedoch seitdem verzichten.

Schließlich konnte ich mich nach langer Wartezeit an eine Schmerzmedizinerin wenden, die durch Akupunktur weitere Schmerzlinderung erzielte. Sie war die erste Person, die mir anhand eines Unverträglichkeitstests aufzeigte, dass mein Verdauungssystem völlig kaputt ist. Die Probiotika, die sie mir empfahl, führten bei mir jedoch zu heftigen Symptomen. Mir ging es wieder schlechter. Dabei fiel mir auf, dass viele Lebensmittel und Gerichte, die ich früher gern aß, plötzlich alle wie Seife schmeckten. Obwohl ich wegen meiner schon länger diagnostizierten Laktose- und Fructose-Intoleranz bereits eine gewisse Karenz einhielt, vertrug ich immer weniger. Nach dem Essen hatte ich zunehmend starke Hitzewallungen, die ich anfangs jedoch auf die Wechseljahre schob. Aber mir wurde dadurch klar, dass ich weitere körperliche Probleme habe, die ich angehen muss.

Eine TCM-Therapeutin, die mit Lifewave-Pflaster therapierte, half mir diesbezüglich nur bedingt weiter. Aber mit Hilfe der Lifewave-Pflaster erkannte ich, wie gut ich gehen konnte, wenn ich nur genügend Energie hatte. Es war für mich ein großes Aha-Erlebnis, als ich mit den Energy-Pflastern die Gehstöcke quasi wegwerfen konnte. Plötzlich wurde mir klar, was mit mir los ist: Mir fehlte einfach „nur" die körperliche Energie, um mich aufrecht zu halten. Daher wandte ich mich an eine Privatärztin für Stoffwechselstörungen, die mir empfohlen wurde. Diese legte mir erschütternde Resultate ihrer Messungen vor, versicherte mir gleichzeitig, dass meinen Mitochondrien nur Fett fehlt – und dass es mir dann bald besser gehen würde. Wie gern hätte ich das geglaubt. Aber ich stellte sehr schnell fest, dass dies nicht der Wahrheit entsprach.

# ERSTE SCHRITTE IN DER INTEGRATIVEN MEDIZIN

So suchte ich weiter und wandte mich Anfang 2020 an einen Privatarzt für integrative Medizin, der mich heute noch unterstützt. Als ich endlich einen Termin bei ihm bekam, ging ich immerhin schon an Nordic Walking-Stöcken und konnte wieder 8000 Schritte am Tag gehen. Auch die täglichen Dehnungsübungen hatte ich etwas ausgebaut. Die Gehstützen waren Vergangenheit.

Gemeinsam mit diesem Arzt machte ich mich auf die Suche nach den Ursachen für meine körperliche Schwäche. Dafür musste ich einige Tests machen. Der HPU-Test war genauso positiv wie ein Atemtest auf Dünndarmfehlbesiedlung. Die Blutwerte zeigten u.a. erschreckende Nährstoffmängel, eine Mitochondriopathie, hohe Histaminpegel, eine Nebennierenerschöpfung und ein Leaky Gut.

Der erste Behandlungsplan sah dann folgendermaßen aus:
1. Auffüllung der Mikronährstoffe, wobei ich diese langsam einzeln einschleichen musste,
2. Verzicht auf Gluten, Zucker sowie Milchprodukte und viele andere unverträgliche Lebensmittel sowie Fructose und Histamin,
3. Verbesserung der Verdauung durch Betain HCL,
4. Rifaximin-Therapie wegen der Dünndarmfehlbesiedlung,
5. Vitamin D-Hochdosis-Protokoll,
6. Natürliche Schilddrüsenhormone statt L-Thyroxin,
7. Verschreibung von LDN (anfangs wegen der Fibromyalgie und als Prokinetikum),
8. Atemübungen, Wechselduschen, Bewegung etc.

Zu diesem Zeitpunkt fing ich an, in bestimmten Facebook-Gruppen Unterstützung zu suchen, da ich mit all den Gesundheitsthemen überfordert war. Die Therapien beanspruchten meinen Alltag zusehends. Alles war Neuland für mich. Leider schwächten mich die Rifaximin-Therapie und der Kohlenhydratverzicht zudem stark. Ich nahm einige Kilogramm ab, obwohl ich sowieso schon sehr schlank war. Aber ich hielt es durch. Danach hatte ich die Dünndarmfehlbesiedlung besiegt. Mein Mikrobiom glich jedoch einem Schlachtfeld, und meine exokrine Pankreaselastase hatte den Geist aufgegeben. Ab sofort musste ich zu jeder Mahlzeit zusätzlich zu dem Betain HCL Pankreasenzyme einnehmen, damit mein Körper die Nahrung überhaupt richtig verdauen konnte.

All das war eine Sache von Monaten, in denen ich meine Schrittzahl und meine Spaziergänge langsam ausbauen konnte. Ich ging zwar noch an Nordic Walking-Stöcken, aber es war befreiend, wieder in die Natur gehen und fotografieren zu können. Auch konnte ich länger sitzen sowie mich besser konzentrieren. Gleichzeitig baute ich in meine täglichen Übungen einige leichte Muskelaufbauübungen ein, die ich vor allem im Liegen durchführte.

Diese Verbesserungen führten dazu, dass wir uns ernsthaft über einen neuen Hund Gedanken machten. Ich hatte sehr viel Respekt vor einer neuen Herausforderung, da ich noch keine weiten Strecken gehen konnte. Aber da mein Mann durch Corona von zuhause arbeitete, hatte ich Unterstützung. Gesagt, getan. Im Herbst 2020 zog eine neue Hündin ein, mit der ich langsam neue Wege ging.

## HORMONGESUNDHEIT

Ungefähr zu dieser Zeit ließ ich nochmals bei einer Endokrinologin meine Hormonwerte testen und die Schilddrüse schallen. Zum Glück hatte ich trotz der langjährigen Schilddrüsenunterfunktion noch keine Autoimmunerkrankung der Schilddrüse entwickelt, sodass ich hier beruhigt sein konnte. In Hinblick auf meine Sexualhormone sah es trostlos aus: Progesteron und Estradiol waren im absoluten Minus, was kein Wunder war. Durch die Entfernung des rechten Eileiters Anfang 2019 blieb meine Regel schlagartig aus. Ich rutschte von jetzt auf gleich in die Postmenopause. Aber auch Testosteron war kaum mehr vorhanden, was auf meinen starken Muskelverlust durch die Gehunfähigkeit zurückzuführen war. Kein Wunder, dass bei einer Osteoporose-Messung alarmierende Werte zum Vorschein kamen. Also versuchte ich es mit einer

Hormonersatztherapie. Dafür wurden von einer speziellen Apotheke Hormoncremes zur äußerlichen Anwendung angefertigt. Meine Werte stiegen jedoch nicht wirklich an. Folglich probierte ich später zusammen mit meinem ganzheitlichen Arzt die Rimkus-Therapie aus. Diese musste ich nach einem halben Jahr aufgrund starker Hautekzeme abbrechen und wieder auf die äußerliche Anwendung umsteigen. Inzwischen nehme ich zusätzlich Pregnenolon ein.

## MCAS UND SALICYLATINTOLERANZ

Aufgrund meiner vielfachen Unverträglichkeiten brachte mein integrativer Arzt 2021 zum ersten Mal das Thema „MCAS" ins Spiel. Er selbst kannte sich mit der Diagnostik zwar nicht gut aus, war aber überzeugt, dass alle Symptome darauf hindeuten. Da es in Norddeutschland kaum Anlaufstellen für MCAS-Erkrankte gab, wandte ich mich Ende 2021 an einen Ernährungsmediziner, der sich zumindest mit der MCAS-Diagnostik auskannte. Die Wartezeit betrug damals schon sechs Monate. Allein für einen Honorarvertrag musste ich bereits 300,- EUR bezahlen, obwohl ich den Arzt noch nie gesehen hatte. Aber mir blieb nichts anderes übrig. Blut- und Urinuntersuchungen zeigten einen ersten Hinweis auf MCAS, der sich dann durch eine Magen-/ Darmspiegelung mit Schichtbiopsie und Auszählung der Mastzellen erhärten sollte. Bingo! Der Ernährungsmediziner war jedoch nicht bereit, mir die Basismedikation zu verschreiben, sondern schwörte stattdessen auf Vitamin C-Infusionen. Diese verschafften mir keine Erleichterung, sondern verschlechterten meinen Zustand. Frei verkäufliche Antihistaminika vertrug ich nicht. Nach der ersten Corona-Schutzimpfung reagierte ich plötzlich auf Gemüse, Obst und Duftstoffe. Masken konnte ich keine mehr tragen, ohne Hautausschlag zu bekommen. Ich wusste nicht mehr, was ich überhaupt noch essen konnte.

An diesem Punkt wandte ich mich an eine bundesweit bekannte Praxis für Ernährungsmedizin, was sich als eine Riesenenttäuschung herausstellte. Ich hatte in der vorbereitenden Mail bereits dringend darum gebeten, dass das Anamnesegespräch, das man selbst bezahlen musste, von einem MCAS-kundigen Arzt geführt wird. Vor Ort musste ich erkennen, dass die Dame, die mir gegenübersaß, sich weder mit MCAS noch mit Salicylatintoleranz auskannte. Meine umfangreichen Unterlagen, die ich vorab zugeschickt hatte, waren nicht mehr auffindbar. Der Termin, der über 100,- EUR kostete, war damit für die Katz'. Die Ernährungsberaterin war sehr nett und konnte mich in meinem Vorgehen bestätigen, da ich Nahrungsmittel-Tabellen wie die SIGHI-Liste, Baliza-App oder samter-trias.de bereits auswendig kannte. Hier brauchte ich keine Hilfe. Mein Wunsch, dass jemand mit mir einmal ausrechnet, wie ich auf meine Nährstoffe etc. pro Tag komme, wurde wiederum nicht erfüllt.

Bei einem zweiten Arzttermin, den ich nochmals wagen wollte, geriet ich an eine junge Ärztin, die mir erst einmal eröffnete, dass die Anzahl meiner Befunde eine Frechheit sei. Ich selbst konterte damals nur mit „Willkommen in meiner Welt". Sie hielt dann eine 35minütige Rede, die ich nicht unterbrechen durfte. U.a. ging sie davon aus, dass ich kein MCAS habe, interpretierte meinen Mikrobiom-Befund falsch und empfahl mir Darmpräparate, die bei Histaminintoleranz und MCAS völlig unverträglich sind. Als ich endlich reden durfte und ihr entgegnete, dass die MCAS-Diagnostik von einem anerkannten Arzt, der ihr auch bekannt war, gestellt wurde und dass die E-Colis im Mikrobiom bei mir nicht hoch, sondern eher zu niedrig seien, wurde sie still. Von einer Schwefelwasserstoff-SIBO hatte sie noch nie etwas gehört. Auf meine Bemerkung, dass ich die Präparate nicht vertragen würde, kam dann nur noch „Etwas anderes kenne ich nicht". Wieder über 100,- EUR in den Sand gesetzt. An dem Punkt hatte ich genug und brach auch die Ernährungstherapie ab. Mir wurde klar, dass ich mich allein kümmern muss. Aufgrund dieser Erfahrungen kann ich den Hype um diese Praxis, die eine bemerkenswerte Öffentlichkeitsarbeit in Deutschland betreibt, nicht nachvollziehen. M.E. sind die dort angestellten Ärzte und Ernährungsmediziner ideal, wenn jemand wirklich nur eine Erkrankung hat – und selbst nicht in der Lage ist, Lebensmitteltabellen zu lesen und sich danach zu richten. Wenn jemand unter mehreren komplexen Erkrankungen und Unverträglichkeiten leidet, sind diese völlig überfordert. Sie geben dies dann jedoch nicht zu. In der Öffentlichkeitsarbeit und im TV werden nur die leichten Fälle gezeigt, die erfolgreich behandelt werden konnten. Außerdem kamen zumindest die beiden Ärztinnen, mit denen ich es zu tun hatte, nicht damit klar, dass ihr Gegenüber schon sehr viel Wissen besitzt und auch mal Kontra gibt, wenn etwas Falsches behauptet wird. Das ist sehr schade. Aber aus Erfahrung wird man klug.

Zum Glück war mein Hausarzt bereit, mir die MCAS-Basismedikation zu verschreiben. Teilweise werden diese ohne Zusatzstoffe von der Klösterl Apotheke in München hergestellt. Das Einschleichen war mühsam. Aber schrittweise ging es mir besser. Mit einer strengen Diät und dank der Hilfe der Facebook-Selbsthilfegruppen fand ich dann langsam heraus, was ich noch essen und trinken konnte.

Parallel machte ich noch einen Test auf Salicylatintoleranz („Talking Cells-Test"). Dieser Bluttest wurde an der Uniklinik Erlangen über Prof. Dr. Bänkler ausgewertet. Leider gibt es diesen Test heute nicht mehr, da Prof. Dr. Bänkler in Ruhestand gegangen ist. Bei mir war er eindeutig positiv, was ich schon ahnte. Bereits im Vorfeld hatte ich alle Putz- und Waschmittel ausgetauscht sowie die Körperpflege auf salicylat- und benzoatfrei sowie duftstofffrei umgestellt. Auf Kosmetik verzichtete ich vorerst, da ich mir nicht sicher war, was ich überhaupt noch benutzen durfte. Da wir uns mitten in der Corona-Zeit befanden, fiel mir das erst einmal nicht schwer.

## GENETIK UND ZAHNGESUNDHEIT

Aufgrund der MCAS-Diagnose lag nahe, sich auf Komorbiditäten und damit auch auf das Ehlers-Danlos-Syndrom (EDHS) testen zu lassen. Glücklicherweise gab es in meiner Heimatstadt eine Praxis, die die Testung der wichtigsten Gene anbot. Dafür war ich sehr dankbar. Der Verdacht bestätigte sich zum Glück nicht, wobei seltene Genkonstellationen nicht ausgeschlossen werden konnten, die für eine EDHS sprechen. Aber ich war erstmals beruhigt.

Natürlich machte ich mir aber auch über meine genetischen Entgiftungswege Gedanken, seitdem ich wusste, dass ich eine HPU habe. Daher recherchierte ich viel und wandte mich an ein Labor, in dem auch eine umweltmedizinische Sprechstunde angeboten wird. Diese war so begehrt, dass ich über Monate täglich mehrere Male im Online-Kalender nachschauen musste, ob ein Termin vergeben wird. Irgendwann hatte ich Glück und konnte einen Termin buchen. Vorab hatte ich mich in den Selbsthilfegruppen erkundigt, welche Gene bei einer MCAS und Salicylatintoleranz unbedingt getestet werden sollten. Die Überweisung erhielt ich von meinem Hausarzt.

Das Gespräch vor Ort war sehr nett und zugewandt. Der Arztbericht, der einige Monate später verschickt wurde, war jedoch ernüchternd. Letztlich hatte der Arzt nur die Hälfte der Gene testen lassen, die wichtig waren. Zudem hatte er scheinbar mein Mastzellaktivierungssyndrom (MCAS) mit einer multiplen Chemikaliensensivitität (MCS) verwechselt, obwohl ich ihm ärztliche Berichte und Atteste zur Verfügung gestellt hatte. Auch die Salicylatintoleranz wurde nicht berücksichtigt, obwohl es für diese unterschiedliche genetische Ursachen gibt. Der Arzt war der Meinung, dass alle Unverträglichkeiten, unter denen ich litt, auf das Vitamin D-Hochdosis-Protokoll zurückzuführen sind. Da ich die Probleme bereits vorher hatte, wusste ich, dass dies auf keinen Fall stimmte. Die Ergebnisse waren für mich so nur bedingt hilfreich und beschränkten sich auf einige wenige Werte. Ich brauchte mehr Informationen. Daher entschied ich mich, einen umfangreichen Gentest über selfdecode.com zu veranlassen, über den ich mir die notwendigen Genkonstellationen dann selbst über die Rohdaten zusammensuchen musste. Dieser war günstiger als sich die Einzelwerte über ein deutsches Labor zu beschaffen. In diesem Zusammenhang wurde mir aber auch nochmals klar, wie schwierig es in Deutschland noch ist, gewisse Erkrankungen genetisch abklären zu lassen. Hier sind uns zumindest die angelsächsischen Länder weit voraus.

Parallel wandte ich mich nochmals an eine Heilpraktikerin, die sich auf HPU und Zahnmedizin spezialisiert hatte. In Hinblick auf die HPU war ich auf einem guten Weg, wie es schien. Da ich durch die MCAS keine großen Risiken eingehen konnte, war an eine Ausleitung von Schwermetallen und Co. aber nicht zu denken. Aufgrund der Salicylatintoleranz durfte ich keine pflanzlichen Mittel einnehmen, die normalerweise zur Unterstützung der Entgiftungsorgane eingesetzt werden. Daher wurde es recht kompliziert, bis ich endlich auch für die Leber und Niere geeignete Unterstützung fand.

Mein Leaky Gut hatte sich trotz aller Bemühungen durch die Corona-Schutzimpfung eher noch verschlechtert. Ich wollte daher wissen, inwieweit meine Zahngesundheit einen Einfluss hatte. Mein damaliger Zahnarzt betonte seit Jahren, dass alles in bester Ordnung sei. Aber ich konnte mir das aufgrund meiner Symptome nicht mehr vorstellen, auch wenn mein Rantes-Wert völlig in Ordnung war. Ich wollte auf Nummer Sicher gehen und führte bei der Heilpraktikerin einige Tests durch. Der Unverträglichkeitstest auf Zahnmetalle war negativ, während der Speicheltest horrende Metallwerte enthüllte: Ich hatte einen 2000-fachen Goldwert im Speichel und einen 300-fachen Palladium-Wert. Auch andere Metalle waren sehr viel höher als die Referenzwerte. In einem anschließenden Dental-CT, auf das ich neun Monate warten musste, wurden zudem sechs NICOs sowie eine gespaltene Wurzel entdeckt. Damit war klar, dass ich meine Goldkronen sowie sechs NICOS entfernen lassen muss. Zudem musste ich mir drei Zähne ziehen lassen, die nicht mehr zu retten waren. Ein Mammutprojekt, für das ich einen neuen Zahnarzt suchen musste, der Verständnis für MCAS und Co. hat. Dank meiner Heilpraktikerin fand ich diesen aber recht schnell und plante mit ihm das weitere Vorgehen. Aufgrund der MCAS war klar, dass ich diese Eingriffe nur einzeln durchführen konnte – und vor allem in der Zwischenzeit Pausen einlegen musste, um meinem Körper die notwendige Ruhe und Erholung zu gönnen. Letztlich sollten es 18 Monate werden, die ich für alle sechs Operationen benötigte. Der Gebissaufbau steht noch aus. Nach der letzten NICO-OP bekam ich eine Belohnung in Form von guten Bluergebnissen: Zum ersten Mal seit Messung waren meine Leaky Gut-Werte (I-FABP und Co) Mitte 2023 im grünen Bereich. Mein Knochenstoffwechsel hatte sich endlich erholt.

# ME/CFS- UND ERREGERDIAGNOSTIK

Ende 2021 stieß ich u.a. nach einer Messung der Neurotransmitter-Autoantikörper nochmals auf ME/CFS. Die Werte waren durchweg sehr hoch, was mich nicht verwunderte. Mir war nach eingehender Beschäftigung mit dem Thema schon länger klar, dass ich wahrscheinlich an ME/CFS leide. Bisher hatte ich das Thema verdrängt. Aber nun wollte ich es wirklich wissen und vereinbarte einen Termin bei einem Privatarzt, der sich auf ME/CFS spezialisiert hatte. Im März 2022 bekam ich dann die klare Diagnose rückwirkend auf 2003 ausgestellt. Dieser Schritt bedeutete für mich sehr viel. U.a. empfand ich große Erleichterung, da ich nun endlich wusste, was mit mir seit Jahrzehnten falsch lief. Die Diagnose entlastete mich sehr, da nun klar war, dass ich keine Schuld an meinen Gesundheitszustand trug und dass ich mit meinem Gefühl richtig lag. Auch wurde damit deutlich, dass ich nicht mehr in meiner Seele nach weiteren Traumata suchen muss. Das, was ich in der langjährigen Traumatherapie bearbeitet hatte, reichte auch für drei Leben.

Im Abschlussgespräch wurde mir bestätigt, dass ich vieles aus dem Bereich Pacing und Co. bereits umgesetzt hatte und eigentlich nur noch Feinjustierungen vornehmen musste. Da ich inzwischen wieder in der Lage war, einstündige Spaziergänge zu unternehmen, war ich guter Dinge und voller Hoffnung. Dank meiner regelmäßigen Dehnungsübungen, die zu einem abendlichen einstündigen Ritual wurden, hatte ich in der Zwischenzeit auch meine Muskelrelaxantien abgesetzt, die ich fast 15 Jahre lang täglich hochdosiert einnehmen musste. Meine Fibromyalgie-Schmerzen hatten sich durch die Einnahme von LDN stark reduziert. Auch die Migräne trat nur noch vereinzelt auf. Vieles stimmte mich optimistisch.

Gleichzeitig hatte ich mit sehr viel Wut zu kämpfen, die in Etappen in mir ausbrach. Angesichts der vielen Fehldiagnosen und Fehlbehandlungen, die ich in all den Jahren abbekommen habe, entfachte ich einen regelrechten Zorn, mit dem ich erst einmal klarkommen musste. Ich merkte, dass die Bitterkeit sich in mir breit machte, der ich nicht nachgeben wollte. Zum Glück hatte ich meine Körper- und meine Ergotherapeutin, mit denen ich diese Gefühle bearbeiten konnte.

Letztlich nutzte ich die Wut konstruktiv. Eine befreundete Journalistin bot mir an, ein Portrait von mir zu schreiben, um zumindest die Menschen in unserer Gegend über ME/CFS aufzuklären. Dies war ein erster Schritt. Das Feedback, das ich erhielt, tat dann auch gut. Dieses nahm ich zum Anlass und schrieb alle Bürgerschaftsabgeordneten von Hamburg an, um über die schlechten Bedingungen für ME/CFS- und Long Covid-Erkrankte im Bundesland Hamburg aufzuklären. Das Feedback war eher spärlich und nicht besonders ermutigend, was emotional erst einmal verkraftet werden musste. Anfangs dachte ich, dass es an meiner Person und einer fehlerhaften Ansprache lag. Ich hörte jedoch von einem Mitstreiter, der zu selben Zeit sein Buch an alle Abgeordneten verschickte und der noch weniger Feedback erhielt.

Als ich einige Wochen später von der einzigen CFS-Ambulanz in Norddeutschland abgelehnt wurde, packte mich die Resignation. Die Ambulanz begründete die Ablehnung mit der bereits gestellten Diagnose. Mein Einwand, dass bei mir laut des ME/CFS-Experten umfassende immunologische Untersuchungen nachgeholt werden müssen, wurde nicht berücksichtigt. Inzwischen gibt es Gerüchte, dass diese Ambulanz wieder schließen musste aufgrund des hohen Andrangs. Ein Aberwitz angesichts der vielen un- bzw. fehldiagnostizierten und unversorgten ME/CFS- und Long Covid-Fälle.

Mir war es aber sehr wichtig, auch die letzten stichhaltigen Diagnosen zu erhalten. Ich hatte keine Lust mehr, mich zukünftig mit Ärzten auseinanderzusetzen, die unerklärliche Symptome auf die Psyche schieben. So blieb mir nichts anderes übrig als mich wieder an einen Privatmediziner zu wenden, was ich im Frühjahr 2023 umsetzte. Dafür musste ich eine Autofahrt von drei Stunden einplanen, da es in der Nähe meines Wohnortes keinen entsprechenden Mediziner gab, der noch Patienten aufnahm. Wir investierten einen Kurzurlaub, damit ich mich vor und nach den Arztbesuchen ausruhen konnte. Bei diesem Termin wurde die ME/CFS bestätigt sowie die Schwere der entholialen Dysfunktion festgestellt. Darüber hinaus wurden umfangreiche Bluttests in Hinblick auf verschiedenen Erreger und mein Immunsystem veranlasst. Dankenswerterweise wurden bei dem Termin auch die Hautbiopsien entnommen, die für die Diagnostik der Small Fiber Neuropathie (SFN) notwendig waren. Diese wurden dann später in der Hautklinik der Universitätsklinik Münster ausgewertet. Einige Monate hatte ich die letzten Beweise: Ich litt unter einem reaktivierten EBV-Virus und unter einem IGG-Subklassenmangel. Zudem wurde die Diagnose „Small Fiber Neuropathie" bestätigt. Leider konnte ich die Therapiepläne des Arztes nicht umsetzen, da die verordneten Medikamente unverträglich waren. Auch eine Mikroimmuntherapie ist bei mir hinsichtlich des EBV laut eines Mikroimmuntherapeuten nicht zielführend, da ich seit der Impfung unter einer TH2-Dominanz leide, die ich bisher trotz aller Bemühungen nicht umkehren konnte. Daher konzentrierte ich mich erst einmal auf Nahrungsergänzungsmittel wie z.B. L-Lysin oder Serrapeptase.

Die Erregerdiagnostik sollte mich 2023 noch einige Monate beschäftigen, da mein ganzheitlicher Arzt nochmals alle möglichen Bakterien über ein anderes, nicht akkreditiertes Labor testen ließ, das dafür bekannt war, immer etwas zu finden. Die Resultate zeigten eine leicht erhöhte akute Rickettsiose sowie eine zurückliegende Borreliose. Darüber hinaus gab es positive Grenzwerte für zwei Geschlechtserkrankungen. Ich war anfangs erschüttert und recherchierte im Internet. Dort stieß ich auf einen Verein für Infektionserkrankungen, der versprach, bei Rickettsiose zu helfen. Mit dessen Vertretern hatte ich jedoch sehr ungute Gespräche und Erlebnisse, die aufzeigten, wie unseriös dieser Verein arbeitet. Die Beratungen sollten mit „freiwilligen" Spendengeldern bezahlt werden, was letztlich Steuerbetrug und Honorarverschleierung bedeutet. Selbst die Laborkosten im Ausland in Höhe von 6800,- sollten ohne jeglichen Laborschein als Beleg über eine Spendenquittung bezahlt werden. Darüber hinaus wurde verlangt, dass unterschiedliche Untersuchungen und Behandlungen nur von Vereinsmitgliedern durchgeführt werden, obwohl diese teilweise Hunderte von km weit weg wohnten. Für mich wären es teilweise Doppeluntersuchungen gewesen, was nicht berücksichtigt wurde. Da die sehr riskante Therapie, die sich über Jahre hinzieht und mehrere Antibiotika beinhaltet, zudem in dem Verein nur von einer Journalistin und einem Zahnarzt begleitet wird, wurde ich sehr stutzig. In den beiden Gesprächen, die ich mit dieser Journalistin führte, wurden alle bisherigen Bemühungen und Diagnosen meiner Ärzte ins Lächerliche gezogen, da laut dieses Vereins alle gesundheitlichen Probleme von ME/CFS-Erkrankten auf eine Rickettsiose zurückzuführen sind. Auf meine kritischen Fragen angesichts der hochriskanten Therapien bekam ich nur die Antwort „Sie müssen schon vertrauen". Da die Dame, mit der ich sprach, den Begriff „Salicylatintoleranz" noch nicht mal aussprechen konnte, fiel mir das doch schwer. Aber mein detektivischer Spürsinn war erweckt: Ich wollte den Verein genauer überprüfen. Bis jetzt habe ich jedoch trotz mehrmaliger Anfragen noch nicht einmal die Satzung des Vereins zu Gesicht bekommen. Kurzzeitig war ich zutiefst verunsichert, aber auch erschrocken angesichts der Machenschaften, die ich in diesem Zusammenhang entdeckte. Zum ersten Mal erkannte ich am eigenen Leib, wie viel Geschäft mit der Not schwerkranker Menschen gemacht wird.

Zum Glück habe ich eine sehr liebe Freundin, die in der Tiermedizin als Labormitarbeiterin Tierärzte und Tierbesitzer in Bezug auf die Laborergebnisse und Behandlungen von schweren Infektionserkrankungen berät (darunter fallen auch Rickettsiose und Borreliose). Diese hat sich die Ergebnisse und auch das Labor nochmals genau angeschaut und mich beruhigt, da alle Werte im Grenzbereich lagen. Zudem hat sie mir aufgezeigt, welche Untersuchungen noch notwendig sind, um den Verdacht auf eine akute Infektion zu erhärten. Dankenswerterweise übernahm mein Hausarzt den Vorschlag und überprüfte wirklich alle möglichen Blutwerte, die zumindest bei einer akuten Rickettsiose auffällig sein müssten. Diese Untersuchungen waren alle ohne Befund. Über Gruppen fand ich zudem heraus, dass bei diesem Labor auch gesunde Menschen positive Befunde erhalten haben. Das Labor selbst verwies bei meinen Fragen auf die Notwendigkeit von auffälligen klinischen Befunden. Es machte selbst deutlich, dass ein Laborbefund bei diesen Erkrankungen nur eine Diagnostiksäule von vielen ist.

Um ganz sicher zu sein, ließ ich sowohl Rickettsien als auch Borrelien nochmals über zwei akkreditierte Labore auf unterschiedliche Weise testen, die aufgrund ihrer sensiblen Testmethoden bei Erregern bekannt sind. Beide Labore ergaben negative Werte. Da ich im Frühjahr schon eine Testung bei einem weiteren Labor für Mikroimmuntherapie alle Erreger testen ließ, hatte ich nun das Ergebnis, mit dem ich mich auseinandersetzen musste: Drei unabhängige, aber akkreditierte Labore waren der Meinung, dass ich weder Borrelien noch Rickettsien habe. Ein Labor, das nicht akkreditiert ist, aber damit wirbt, immer etwas zu finden, zeigt leicht positive Grenzwerte. Das akute klinische Bild bzw. alle anderen Blutuntersuchungen ergaben keinen Hinweis auf eine Akutinfektion mit Bakterien. Von einem meiner Privatmediziner wusste ich, dass bei einem reaktivierten EBV oft falsch positive Borreliose-Werte im Blut zu finden sind, die nach einer erfolgreichen EBV-Behandlung verschwinden. Daher entschied ich mich für den gesunden Menschenverstand und für die drei Labore. Priorität war und ist für mich der reaktivierte EBV, mit dem ich zu kämpfen habe.

Auch die Geschlechtserkrankungen ließ ich über meine Frauenärztin noch einmal gegenchecken mit klinischer Untersuchung, Abstrich und Co. Kein einziger Hinweis auf eine Infektion!

Die Frage, ob ich nun an Borreliose oder Rickettsiose erkrankt bin, hat mich im Nachhinein einige Monate meines Lebens, viele Nerven, Tränen und letztlich auch sehr viel Geld gekostet. Diese Unsicherheit möchte ich nicht noch einmal erleben. Genauso wenig möchte ich mit unseriösen Vereinen zu tun haben, die mit dem Leid von Menschen große Geschäfte machen und diese im Zweifelsfall schädigen. Die Untiefen, die ich in diesem Zusammenhang entdecken musste, machten mich erst einmal fassungslos.

Ich bin überzeugt, dass Borreliose und Co. sehr schlimm sind – und dass diese Infektionserkrankungen bei vielen Menschen von der Schulmedizin übersehen werden, was großes Leid verursacht. Und ich weiß, dass bei einer solchen Infektion auch etwas getan werden muss. Aber ich musste feststellen, dass es rund um Borreliose und Co. auch sehr viel Missbrauch, Halbwissen, unnötige Behandlungen, Geldmacherei und Co gibt - und dass es gut ist, kritisch zu bleiben, Dingen auf den Grund zu gehen und bei sich zu bleiben.

# Mein heutiges Leben

Nach all den Irrungen und Wirrungen bin ich bei mir angekommen. Ich kenne die Gründe für meine langjährige Erschöpfung und die vielen anderen gesundheitlichen Probleme. Zudem habe ich gelernt, mich auf mein Körpergefühl, das sich allein durch die Körper- und Physiotherapie stark verbessert hat, zu verlassen. Und ich weiß in der Regel, wie ich bei Symptomen gegensteuern kann. Inzwischen würde ich mich wieder als moderat betroffen bezeichnen. Meist befinde ich mich bei einem Bell von 50 bis 60, wobei es mir im Sommer wesentlich besser geht. Im Winter braucht mein Körper sehr viel Energie, um mit der Kälte klarzukommen. Wie anstrengend das ist, merke ich jedes Jahr ab Januar/ Februar. In diesen Monaten bemerke ich meist einen Einbruch meiner körperlichen Kraft. Auch die Anfälligkeit für Viren und Co. steigt um ein Vielfaches.

## MEIN ALLTAG

Meine täglichen Spaziergänge mit unserer Hündin sind für mich das Highlight eines jeden Tages. In der Regel bin ich zweimal unterwegs. An guten Tagen bin ich jeweils eine Stunde unterwegs, an schlechteren 45 Minuten. Insgesamt komme ich so auf zwei Stunden Gehzeit außerhalb der Wohnung. Bei den Spaziergängen wechsele ich zwischen gemütlichem Tempo und Nordic Walking ab.

Zusätzlich schaffe ich in der Regel einen Außentermin pro Tag, wobei ich darauf achte, dass ich in der Woche auch freie Tage habe. Diese Termine sind meist Arzt- oder Therapieterminen vorbehalten. Aber ich nehme mir auch Zeit für Freunde. Ideal ist dabei für mich, wenn ich die Treffen mit meinen Freunden mit einem gemeinsamen Spaziergang verbinden kann, der in der Regel in einem gemütlichen, nicht zu lauten Café endet.

Den Rest des Tages bin ich zuhause. Ich versuche grundsätzlich bis mindestens 9 Uhr zu schlafen, da ein früheres Aufstehen für meinen Körper sehr anstrengend ist. Gegen Mittag muss ich mich für zwei Stunden konsequent hinlegen, wobei ich an guten Tagen Rätsel löse oder lese. An schlechteren Tagen mache ich die Augen zu und mache Atem- oder gewisse Meditationsübungen. Oft schlafe ich auch ein wenig.

In der restlichen Zeit mache ich ein wenig im Haushalt, erledige Organisatorisches, schreibe, male oder recherchiere. Zwischendurch achte ich darauf, dass ich Entspannungsübungen mache – und wenn es nur für fünf Minuten sind. Telefonate verschiebe ich grundsätzlich auf gute Tage, da sie mich sehr anstrengen. Abends koche ich mit meinem Mann. Wir haben für die gemeinsame Zeit und Gespräche meist zwei Stunden reserviert. Meist essen wir zusammen, reden über unseren Tag und schauen einen Film. Zwischen 20 h und 21 h ziehe ich mich zurück, um meine täglichen Dehnungs- und einige wenige Muskelaufbau-Übungen zu machen. Gegen 22 bis 23 h gehe ich zu Bett.

Dank einer Hilfe, die einmal pro Woche für vier Stunden kommt, habe ich im Haushalt ein wenig Unterstützung. Mein Mann übernimmt die großen Einkäufe, während ich Kleinigkeiten besorge. Die Fahrten zu Ärzten und Therapien erledige ich zu 80 Prozent mit dem Taxi oder MOIA. Früher hatte ich deswegen ein sehr schlechtes Gewissen und dachte, ich sei zu bequem, den ÖPNV zu nutzen. Inzwischen weiß ich, dass diese Selbstfürsorgemaßnahmen mich schon seit Jahren vor größeren Crashs geschützt haben.

An Wochenenden unternehmen mein Mann und ich mit unserer Hündin kleine Ausflüge ins Grüne. Manchmal besuchen wir auch eine Ausstellung oder gehen in die Bücherhallen. Klassische Konzerte waren früher noch gut machbar, sind jedoch seit der Salicylatintoleranz sehr schwierig geworden. In der Regel parfümieren sich v.a. die Besucherinnen so stark, dass es für mich selbst mit Maske manchmal unmöglich ist, im Raum zu bleiben. Trotzdem versuchen wir es immer wieder und haben uns inzwischen angewöhnt, Sitze am Rand zu reservieren – sodass ich den Düften nicht so sehr ausgesetzt bin. Alle Unternehmungen sollten nur maximal drei Stunden dauern. Mehr ist in der Regel nicht machbar, weil ansonsten ein Crash droht.

Popkonzerte kann ich aufgrund der Lautstärke und der Menschenmengen nicht mehr wahrnehmen. Auch Restaurantbesuche sind aufgrund der zahlreichen Unverträglichkeiten fast unmöglich geworden. Eine Ausnahme bilden Steakhäuser, da ich dort ein frisch gebratenes Stück Fleisch sowie eine Backkartoffel bekomme.

Ansonsten ist meine Ernährung nach wie vor stark eingeschränkt. Im Vergleich zu anderen MCAS-Erkrankten, die gleichzeitig unter einer Salicylatintoleranz leiden, kann ich inzwischen jedoch wieder zwischen 40 Lebensmitteln auswählen. Das ist auf jeden Fall ein Fortschritt. Da ich sehr oft gefragt werde, was ich zu mir nehme, hier die Antwort: Ich esse nach wie vor rollierend und achte darauf, dass ich nicht ständig dieselben Lebensmittel zu mir nehme. Dabei ernähre ich mich hauptsächlich von frischem Biofleisch und histaminarmen Fischsorten, glutenfreien Porridges (mit Wasser angerührt), Lein- und Hanföl sowie Gemüse mit niedrigen Salicylatwerten. Hanf- und Reisprotein unterstützen meine Eiweißzufuhr. Manchmal gönne ich mir auch eine Portion Reis oder eine Backkartoffel. Obst esse ich zurzeit nur in homöopathischen Dosen (z.B. eine Heidelbeere als Dekoration). Auf Gluten muss ich nach wie vor verzichten, da es mein Leaky Gut wieder anfacht. Milchprodukte würde ich gern wieder einschleichen. Bisher ist dies sehr schwierig. Ziegen- und Schafsmilchprodukte sind noch am verträglichsten. Aber wahrscheinlich habe ich Probleme mit der Benzoesäure, die in vielen Milchprodukten enthalten ist. Zucker ist mehr oder weniger tabu, wobei ich mir inzwischen aber auch mal ein Stück Schokolade, einen Sesamriegel oder ein paar Gummibärchen gönnen kann. Auch Esskastanien und Erdmandeln vertrage ich gut. Bei Getränken bin ich nach wie vor sehr eingeschränkt: Sulfatarmes stilles Wasser und Roibuschtee sowie zwischendurch ein Schluck Wasserkefir – das ist alles, was mir noch möglich ist.

Medikamentös bin ich mit der MCAS-Basismedikation sowie mit LDN und einem Mittel zum Schlafen gut ausgestattet. Im Gegensatz zu früher benötige ich kaum mehr Schmerzmedikamente. Auch der Gebrauch von Muskelrelaxantien ist stark gesunken. Ich setze v.a. auf natürliche Hormone sowie die Mikronährstofftherapie. Da ich zudem die Verdauung sowie Entgiftung unterstütze und den Darm saniere, kommen damit täglich mehrere Kapseln zusammen, die ich zu schlucken habe. Die schiere Anzahl der Pillen erschreckt mich manchmal. Aber es gibt zumindest derzeitig keine Option, sie wegzulassen. Mein Körper braucht die Nährstoffe und Hormone, was sich durch regelmäßige Kontrolluntersuchungen immer wieder beweisen lässt.

Bei allen Einschränkungen bin dankbar, dass so vieles wieder möglich ist, was 2019 so weit entfernt zu sein schien. Es ist ein kleines, feines Leben, das ich inzwischen führe – mit sehr viel Disziplin, aber auch mit vielen kleinen und großen Glücksmomenten.

## WAS MIR FEHLT...

Aber mir fehlt sehr viel aus meinem früheren Leben: Zu gern würde ich z.B. wieder ins Schwimmbad gehen, wie früher, als ich noch meine Bahnen zog. Dies scheitert zurzeit zurzeit allein daran, dass meine Haut auf Chlorwasser allergisch reagiert. Und ich wäre überglücklich, wenn ich einem Café einfach mal unbeschwert einen Tee trinken könnte, anstatt nur auf stilles Wasser zu setzen. Auch die Kurztrips übers Wochenende fehlen mir sehr, die wir früher regelmäßig unternahmen. Wir haben uns inzwischen angewöhnt, einige Male im Jahr ans Wasser zu fahren, wobei wir stark darauf achten, dass die Reisezeit weniger als drei Stunden per Auto beträgt. Diese Urlaube sind mir sehr viel wert. Vor meiner Erkrankung sind wir sehr oft verreist, um unsere Freunde zu treffen und neue Orte kennenzulernen. Dies ist inzwischen in dem Umfang nicht mehr möglich.

Da wir viele Freunde haben, die nicht an unserem aktuellen Wohnort wohnen, bin ich darauf angewiesen, dass diese mich besuchen. Einige tun dies, wofür ich sehr dankbar bin. Aber andere habe ich seit Jahren nicht mehr getroffen. Einen Großteil meiner Familie und meine Heimatstadt habe ich seit über 15 Jahren nicht mehr gesehen, weil ich am anderen Ende von Deutschland aufgewachsen bin. An Fernreisen ist sowieso nicht mehr zu denken. Hier stehen mir nicht nur die geringe körperliche Belastbarkeit, sondern vor allem meine zahlreichen Nahrungsmittelunverträglichkeiten im Weg. Auch wenn ich inzwischen wieder ca. 40 Lebensmittel zur Verfügung habe, so wüsste ich nicht, wie ich mich anderswo ernähren könnte. Das Land Japan, das ich durch mein Studium kennen und lieben lernte, habe ich seit 2001 nicht mehr besucht.

Dadurch sind mir die meisten japanischen Freunde weggebrochen. Wenn ich mir das vor Augen führe, wird mir klar, wie einschränkend und wie einschneidend diese Erkrankung ist.

## HOFFNUNG UND REALISMUS

Aber ich bin immer noch optimistisch und träume davon, dass ich noch weitere Fortschritte machen kann. Gleichzeitig ist mir bewusst, dass die Bäume nicht in den Himmel wachsen. Da ich immer älter werde, muss ich damit rechnen, dass andere Erkrankungen hinzukommen und mir das Leben schwermachen werden. Zudem bin ich trotz aller Vorsichtsmaßnahmen vor Crashs nicht gefeit. Während ich dieses Buch schrieb, erlitt ich z.B. einen Rückfall durch einen hartnäckigen Infekt. In der Zeit musste ich für eine Weile alle Außentermine absagen, um nicht noch tiefer zu rutschen und wieder Kräfte sammeln zu können.

Auf die Forschung setze ich persönlich nicht mehr viel. Dafür bin ich zu lange erkrankt und auch schon zu alt. Trotzdem hoffe ich für andere und v.a. jüngere Betroffene, dass irgendwann wirksame und v.a. verträgliche Medikamente entwickelt werden.

Angesichts der desolaten Versorgung der ME/CFS- und MCAS-Patienten sehe ich oft schwarz. Nach wie vor bemühe ich mich um Aufklärung und hatte in diesem Rahmen letztens auch wieder ein Interview mit einer Nachrichtenagentur. Aber mir wurde in den letzten zwei Jahren klar, wie langsam die Mühlen mahlen. Ich setze meine Hoffnung eher in die individuellen kleinen Schritte und die kleinen Erfolge, die ich zu verzeichnen habe. Und da es bei mir trotz all der Bemühungen nach wie vor Baustellen gibt, an denen ich weiterarbeiten muss, gibt es auch die Möglichkeit der weiteren Verbesserung. Denn auch wenn ich fast alle Nährstoffmängel beseitigt habe, so stehe ich z.B. aktuell mit dem Wirkstoff Q 10 oder mit meiner Jodversorgung noch auf Kriegsfuß. Genauso bleibt mein Mikrobiom eine Dauerbaustelle, auch wenn sich die Werte langsam, aber stetig über die Jahre erholen. Mir ist klar, dass die Darmsanierung ein

Lebensprojekt darstellt, das vor allem ein Ziel hat: Schlimmeres verhindern und in Mini-Schritten vorwärtskommen. Genetisch bin ich in Hinblick auf Darmgesundheit katastrophal aufgestellt. In meiner Familie sind Morbus Crohn und Darmkrebs sowohl von väterlicher als auch von mütterlicher Seite sehr weit verbreitet, sodass ich froh sein muss, bisher noch nicht davon betroffen zu sein.

## KATASTROPHALE MEDIZINISCHE VERSORGUNG

Angesichts der schlechten Versorgung von ME/CFS- und MCAS-Erkrankten in unserem Gesundheitssystem bin ich immer wieder aufs Neue fassungslos. Ich weiß, dass ich die starken Verbesserungen meines Gesundheitszustandes nur dank einiger Privatärzte erzielen konnte. Hätte ich vor einigen Jahren nicht ein kleines Erbe erhalten, hätte ich keine Möglichkeiten gehabt, diese zu bezahlen. Wäre ich in den letzten Jahren weiterhin auf das Kassensystem angewiesen gewesen, sähe das ganz anders aus. Ich hätte weder die korrekten Diagnosen noch die angemessene Versorgung – und wäre nach wie vor bettlägerig. Wahrscheinlich würde ich auch wie früher unter täglichen Krampfanfällen leiden.

Auch heute erlebe ich trotz der klaren Diagnostik Unwissen und Gleichgültigkeit bei manchen Kassenmedizinern, was mich immer wieder erschreckt. In gewissen fachmedizinischen Bereichen wird es immer schwieriger, als komplex Erkrankte überhaupt einen Termin zu erhalten. So bin ich öfters als mir lieb ist gezwungen, auf die Expertise von Privatmedizinern zurückzugreifen. Natürlich gibt es Ausnahmen, für die ich enorm dankbar bin – allen voran mein Hausarzt, der mich nun schon seit zwanzig Jahren begleitet. Gleichzeitig habe ich große Angst vor dem Tag, an dem er in Rente geht – was unwiderruflich irgendwann der Fall sein wird.

Daher kann ich mit Hilfe dieses Buches nur wiederholt und inständig an die Politik plädieren, die Versprechen im aktuellen Koalitionsvertrag einzuhalten und die notwendige Einrichtung von bundesweiten Anlaufstellen für ME/CFS und MCAS zu forcieren.[247] Ich bitte die Ärzte in diesem Land, sich mit ME/CFS und MCAS auseinanderzusetzen und diese Erkrankungen bei unklaren Beschwerden in Betracht zu ziehen sowie die notwendige Diagnostik durchzuführen. Es gibt inzwischen Schulungen vonseiten der Charité[LVII], vom VAEM e.V. (Verein für Förderung der Allergie- und Endoskopie-Forschung am Menschen e.V.) und anderen Stellen, die auch online besucht werden können. Diese Bitte geht auch an Kranken- und Rentenversicherungen sowie Versorgungsämter. Es ist keine Option mehr, diese Erkrankungen zu leugnen und den Betroffenen notwendige Leistungen zu verweigern.

Und ich bitte v.a. die Hausärzte, komplex Erkrankte nicht im Stich zu lassen. Zu oft höre und lese ich, dass ME/CFS-Betroffenen von Hausärzten nicht mehr aufgenommen werden, da sie „zu komplex" sind. Hilferufe von Schwersterkrankten gehen viral, weil sie die Unterstützung eines Hauarztes benötigen, der noch Hausbesuche macht. Mir ist bewusst, dass die Budgets und der Leistungsdruck in den Arztpraxen Deutschlands ein großes Problem sind. Aber wenn jeder Hausarzt ein bis zwei ME/CFS-Betroffene betreuen würde, dann wäre dies für alle Beteiligten machbar. Das, was teilweise aktuell in Deutschland geschieht, grenzt an unterlassener Hilfeleistung.

---

[LVII] Sie finden die Online-Schulungen on Demand unter folgendem link:
https://www.mecfs.de/was-ist-me-cfs/informationen-fuer-aerztinnen-und-aerzte/on-demand-fortbildung/

# Ist Heilung möglich?

*„ Wir können uns kein Leben ohne Leid aussuchen. Aber wir können uns aussuchen, dass wir frei sein wollen, dass wir die Vergangenheit hinter uns lassen, egal, was uns zustößt, und dass wir das Mögliche wagen. "*

**Eger, Edith Eva**[248]

Über diese Frage wird in manchen Foren und Gruppen teilweise auf heftigste Art und Weise diskutiert. Die Diskussionen haben bisweilen eine Schärfe, die mich sehr er-schreckt. Nicht selten führen sie dazu, dass das eine oder andere Mitglied ein Forum oder eine Gruppe verlässt. Beklagenswert ist dabei ein Schwarz-Weiß-Denken, das ich grundlegend ablehne. In den Chats wird oft gar nicht geklärt, worüber man genau strei-tet: Geht es um Long Covid, wo bewiesen wurde, dass ein Teil der Betroffenen wieder gesund werden kann? Geht es um eine reine Fatigue, die oft als Nachwirkung von anderen Erkrankungen auftritt? Oder ist es wirklich eine diagnostizierte ME/CFS? Auch wird bei dieser Frage häufig außer Acht gelassen, dass jüngere Menschen sehr viel mehr Chancen haben zu genesen als ältere Betroffene – und dass selbstverständ-lich die Dauer der Erkrankung eine Rolle spielt. Ein weiterer Faktor, der oft vernach-lässigt wird, sind die Begleit- und Folgeerkrankungen, die es zu beachten gilt, wenn man über die Frage der Heilungschancen spricht. Und schlussendlich gibt es die Erfah-rung einiger langjährigen Erkrankten, die über einen wellenförmigen Verlauf der Er-krankung berichten können – und in ihrem Leben Phasen hatten, in denen sie als „ge-heilt" galten, aber eben auch Rückfälle zu verzeichnen haben. Wahrscheinlich wäre der Begriff „Remission", der v.a. bei Krebserkrankungen verwendet wird, sinnvoller. Eine differenzierte Sichtweise tut dringend Not, für die ich an dieser Stelle nochmals plädie-ren möchte.

*Auch ich hatte zu Beginn meiner Erkrankung nach einem Jahr der Erkrankung das Gefühl, wieder gesund zu sein. Damals ging ich von einer psychischen Ursache sowie einem Burn-out aus. Ich erinnere mich noch gut daran, wie ich 2005 auf unserer Hochzeit das Gefühl hatte, wie „Phönix aus der Asche" wiedergeboren zu sein. Wenn Ich damals schon in Foren unterwegs gewesen wäre, dann hätte ich das auch genauso dargestellt.*

*Heute muss ich angesichts dessen, was mich später alles erwarten sollte, leise schmunzeln. Ich war ganz und gar nicht geheilt. Und die Entscheidung wieder ins Berufsleben zurückzukehren, war eine der dümmsten Entscheidungen angesichts der schweren Erkrankung. Ende 2006 war ich ein Wrack und kränker denn je. Aber leider wusste ich damals noch nicht, woran ich wirklich leide.*

Völlig unangebracht finde ich manche Kommentare wie z.B. „Du bist nur nicht gesund, weil Dein Mindset nicht stimmt." Es ist in Ordnung, wenn wieder Genesene stolz auf sich sind. Sie sollten sich aber immer vor Augen führen, wie unterschiedlich sich diese Erkrankung zeigen kann. Den wenigsten hilft nur eine Maßnahme, sondern eine Kombination vieler unterschiedlicher Methoden. Viele haben gar nicht das notwendige Geld, um Therapien zu bezahlen und sich dadurch bereits abgehängt. Und zu guter Letzt sind für manche Menschen gewisse Methoden einfach kontraindiziert, z.B. bei MCAS. Daher sollten wir Betroffenen bei allen Bemühungen demütig bleiben – und in guten Phasen achtsam bleiben, um uns nicht zu überfordern. Menschen, denen es wieder besser geht, sollten sich darüber im Klaren sein, dass es immer wieder Rückfälle geben kann. Skeptiker, die an absolut keine Heilung glauben, sollten sich wiederum daran erfreuen, dass es anderen gerade gut geht – und deren Erkrankung nicht in Frage stellen. Lasst uns bei diesen Diskussionen auf das Gemeinsame besinnen: Wir wollen, dass es uns besser geht! Wir wollen mehr Lebensqualität und wieder einen normaleren Alltag haben. Und wir wünschen uns Linderung von unseren Schmerzen.

Hilfreich ist in diesem Sinne, Heilung nicht als Ziel, sondern als Weg zu begreifen. Mit diesem Verständnis ist Heilung kein punktuelles, einmaliges Ereignis, sondern ein Prozess. Betroffene beginnen diesen mit ihrer Entscheidung, sich mit ihrer Heilung zu beschäftigen. Sie begeben sich damit auf einen Weg, der aus vielen kleinen und großen Schritten besteht. Egal, ob am Ende Genesung oder Linderung von Beschwerden steht: Der Weg sollte zumindest beschritten werden.

Ich vergleiche meinen Heilungsweg gern mit einer Spirale oder einer Wendeltreppe. Oft begegnen mir alte Themen und Symptome wieder, aber meist auf einem höheren Bewusstseinsniveau und mit einem anderen Hintergrundwissen sowie einer gewachsenen Handlungsfähigkeit. Bei jeder Begegnung mit einem Thema habe ich mehr Boden unter den Füßen.[249] So wachse ich in Kreisen und werde mit jeder neuen Erkenntnis ein wenig ruhiger und körperlich sowie emotional gesünder. Auch wenn ich das Ende der Spirale nicht sehen kann, bleibe ich auf meinem Weg. Denn er lohnt sich. Die Symptome werden weniger und nehmen in ihrer Stärke ab. Da ich inzwischen genügend Basiswissen über die Entstehung und Wirkung der einzelnen Symptome habe, kann ich viele auch besser einschätzen und kontrollieren. Ich kann mich besser entspannen.

Zudem ist mein Körper zum festen Bestandteil meiner Selbst geworden. Er ist mein Frühwarnsystem und muss aufgrund meiner Erkrankungen vor vielen Einflüssen geschützt werden. Er bekommt meine volle Aufmerksamkeit. Ich spüre ihn inzwischen meistens und nehme ihn wahr. Ich kann ihn pflegen und gut für ihn sorgen. Mein Wohlergehen ist jedoch nach wie vor auf ein wohltuendes und liebevolles sowie freundliches Umfeld angewiesen. Darum muss ich mich weiterhin schützen. Ein „kleines, feines Leben" ist unabdingbar. Viel Ruhe, Routine, Stille und Achtsamkeit begleiten mich in meinem Alltag. Daher ist mein Weg der „Heilung" auch noch nicht zu Ende. Es ist gut möglich, dass er auch mein ganzes weiteres Leben bestimmen wird. Aber es ist ein guter Weg, der mich mit Vielem beschenkt. Daher bin ich trotz allem in den meisten Zeiten dankbar und glücklich. Ich habe die starke Zuversicht, dass „Heilung" zwar nicht im medizinischen, aber in einem übergreifenden Sinne möglich ist.

*Lebenszeit*

*Die Vergangenheit*
*überholt*
*die Gegenwart*
*überfordert*
*die Zukunft*
*überfällt*

*oder*

*Die Vergangenheit*
*bewältigen*
*die Gegenwart*
*beurteilen*
*die Zukunft beginnen*

*Margot Bickel*[250]

# Anhang

## Danksagung

Dieses Buch ist in einer Zeit entstanden, in der es mir nicht immer gut ging. Durch einen hartnäckigen Infekt musste ich mein Pensum an Spaziergängen und auswärtigen Terminen zwischendurch einschränken. Das Schreiben hat mich jedoch gut abgelenkt und mir persönlich Hoffnung gegeben, dass es auch dieses Mal nur eine vorübergehende Phase der stärkeren Erschöpfung ist.

Danken möchte ich an dieser Stelle zudem meinen Ärzten und Behandlern, die mir auch in schweren gesundheitlichen Krisen zur Seite stehen und immer wieder an mich glauben. Besonders erwähnen möchte ich hier meinen Hausarzt und Internisten, der mich seit über 20 Jahren durch alle Höhen und Tiefen meines Lebens begleitet. Dank' sagen möchte ich in diesem Zusammenhang auch meiner Ergo- und meinen früheren Trauma-Therapeutinnen sowie meinem Psychiater für die achtsame und geduldige Unterstützung auf meinem Weg. Meiner Physiotherapeutin danke ich für ihre unfassbare Geduld. Meinen ganzheitlichen Behandlern möchte ich dafür danken, dass sie auch bei komplizierten Krankheitsbildern nicht klein beigeben. Ein großer Dank gebührt zudem meinem Seelsorger, der mich in meinen dunkelsten Stunden aushielt und meinen Weg begleitete. Und vor allem danke an Elke, meine Lieblingsschwester.
Dank' sagen möchte ich all meinen FreundInnen für ihre jahrelange Freundschaft, die guten Gespräche und lieben Worte, die Fürsorge, die Geduld, die Unternehmungen und die vielen Spaziergänge. Danke auch an Helga, für Deine unermüdlichen Korrekturen!
Ein großer Dank gebührt zudem den Vierbeinern dieser Welt. Ohne Euch sähe die Welt ein ganzes Stück weit dunkler aus. Coco, Du warst mein Seelenhund. Dank' an Boga, die mich lehrte, Grenzen zu setzen und an Mariza, die es mir mit ihrer unkomplizierten Art leicht machte, auch dieses Buch zu schreiben.
Der größte Dank gilt jedoch meinem Mann und meinem allerbesten Freund T., ohne den ich mir ein Leben nicht mehr vorstellen kann. Lieber T., danke für Deine Liebe und Dein Sein.

# Abbildungsverzeichnis

Abbildung 1: Die Löffel-Theorie..................................................................... 79

Abbildung 2: Das Polyvagal-System.............................................................. 107

Abbildung 3: Die Funktionen des ANS........................................................... 109

Abbildung 4: Ampelprinzip und Spannungsskala; ein Beispiel............................. 132

Abbildung 6: Teil meines Ressourcendiagrammes............................................ 156

# Abkürzungsverzeichnis

| | |
|---|---|
| Abb.: | Abbildung |
| ANS: | Autonomes Nervensystem |
| bzw.: | beziehungsweise |
| DGHS | Deutsche Gesellschaft für Humanes Sterben |
| GET-Therapie | Graded Exercise Therapy |
| GKV: | Gesetzliche Krankenversicherung |
| GPGR: | G-Protein-gekoppelten Rezeptoren |
| HPU: | Hämopyrrollaktamurie |
| ICD-10/ 11: | International Statistical Classification of Diseases and Related Health problems |
| KPU: | Kryptopyrrolurie |
| mAChR: | muskarinerge AcetylcholinRezeptoren |
| MCAS: | Mastzellaktivierungssyndrom |
| ME/CFS: | Myalgische Enzephalomyelitis/Chronisches Fatigue-Syndrom |
| NICO: | Kieferosteonekrosen |
| NLP: | Neuro-Linguistisches Programmieren |
| PEM: | Post-Exertional Malaise |
| PENE: | Post-Exertional Neuroimmune Exhaustion |
| PKV: | Private Krankenversicherung |
| PITT: | Psychodynamisch Imaginative Traumatherapie |
| PMR: | Progressive Muskelrelaxation |
| POTS: | Posturales Tachykardie-Syndrom |
| PTBS: | Posttraumatische Belastungsstörung |
| SGB: | Sozialgesetzbuch |
| SFN: | Small Fiber Neuropathie |
| SoVD: | Sozialverband Deutschland |
| TSS: | Terminservicestelle der Krankenkasse |
| TSY: | Traumasensibles Yoga |
| u.a. | unter anderem |
| VdK: | Sozialverband VdK Deutschland e.V. |
| z.B.: | zum Beispiel |

# Quellenverzeichnis

[1] Ende, Michael (1973): Momo. Stuttgart: K. Thienemanns Verlag, 20. Auflage

[2] https://www.mecfs.de/was-ist-me-cfs/, zuletzt aufgerufen am 18.02.2024

[3] https://prof-stark-selbsthilfe.de/cfs-diagnose/, zuletzt aufgerufen am 18.02.2024

[4] Beil, Leander (2023): „Neue Studie; 65 Millionen leiden an Long Covid", auf https://www.tagesschau.de/wissen/gesundheit/studie-long-covid-101.html, zuletzt aufgerufen am 28.05.2024

[5] https://www.mecfs.de/was-ist-me-cfs/, zuletzt aufgerufen am 08.08.2024 und https://www.deutschlandfunk.de/mehr-als-400-millionen-menschen-haben-long-covid-100.html, zuletzt aufgerufen am 12.08.2024

[6] https://www.mecfs.de/longcovid/, zuletzt aufgerufen am 07.03.2024

[7] Ebenda

[8] https://sgme.ch/was-ist-me, zuletzt aufgerufen am 18.02.2024

[9] https://www.mecfs.de/was-ist-me-cfs/orthostatische-intoleranz/, zuletzt aufgerufen am 18.02.2024

[10] Ebenda

[11] Funk, Miriam: „POTS: Was ist das posturale Tachykardiesyndrom?" auf https://www.onmeda.de/krankheiten/pots-id212900/, zuletzt aufgerufen am 18.02.2024

[12] https://www.gesundheitsinformation.de/beschwerden-und-diagnose-bei-mecfs.html, zuletzt aufgerufen am 19.02.2024

[13] https://www.imd-berlin.de/fachinformationen/diagnostikinformationen/autoantikoerperbestimmung-bei-chronischem-fatigue-syndrom-cfs, zuletzt aufgerufen am 24.02.2024

[14] Ebenda

[15] Moldrings, Gerhard J und Mücke, Martin (2023): Die systemische Mastzellerkrankung, S. 41, Trias im Georg Thieme Verlag KG, S. 75ff

[16] N.N. (2024): „Transfer BONUS: Gibt es bald einen neuen Wirkstoff gegen Long Covid?", auf https://humboldt-innovation.de/de/news/transfer-bonus-berlincures-longcovid, zuletzt aufgerufen am 13.08.2024

[17] https://sgme.ch/bell-skala, zuletzt aufgerufen am 18.02.2024

[18] https://www.mecfs.de/was-ist-me-cfs/, zuletzt aufgerufen am 18.02.2024

[19] https://www.mecfs.de/wp-content/uploads/2023/04/Versorgung-schweres-MECFS-deutsch.pdf

[20] Wittkowski, Oliver (2021): „Was hilft bei MCAS?" auf https://www.swr.de/wissen/odysso/was-hilft-bei-mcas-100.html, zuletzt aufgerufen am 07.03.2024

[21] https://flexikon.doccheck.com/de/Mastzellaktivierungssyndrom, zuletzt aufgerufen am 18.02.2024

[22] Ebenda, https://mcas-hope.de/mcas/mcas-symptome/

[23] Moldrings, Gerhard J und Mücke, Martin (2023): Die systemische Mastzellerkrankung, S. 32-33, Trias im Georg Thieme Verlag KG

[24] https://mcas-hope.de/mcas/mcas-diagnostik/

[25] Fragebogen zur Feststellung eines Mastzellmediatorfreisetzungssyndroms auf http://blog.histaminonline.de/wp-content/uploads/2023/06/Checkliste-Patientenversion-3-2022.pdf, zuletzt aufgerufen am 19.02.2024

[26] Ebenda und https://mcas-hope.de/mcas/mcas-symptome/, zuletzt aufgerufen am 18.02.2024

[27] Moldrings, Gerhard J und Mücke, Martin (2023): Die systemische Mastzellerkrankung, S. 41, Trias im Georg Thieme Verlag KG

[28] Ebenda, S. 39/ 41

[29] https://www.me-cfs.net/datenbanken/index.php?view=map, zuletzt aufgerufen am 08.06.2024

[30] https://www.fatigatio.de/wir-fuer-sie/infomaterial-shop, zuletzt aufgerufen am 08.06.2024

[31] https://me-hilfe.de/, zuletzt aufgerufen am 08.06.2024

[32] Igney, Claudia (2008): „Selbsthilfe im Internet" im „Handbuch Trauma und Dissoziation: Interdisziplinäre Kooperation für komplex traumatisierte Menschen". S. 304 und eigene Erfahrungen. Pabst Science Publishers

[33] https://www.osteopathie.de/geschichte, zuletzt aufgerufen am 16.08.2024

[34] https://www.fatigatio.de/wir-fuer-sie/infomaterial-shop/detail?tx_cartproducts_products%5Bproduct%5D=80&cHash=9594e9a8bce529 f25f4a2e28575cd57f, zuletzt aufgerufen am 07.06.2024

[35] Scheibenbogen, Carmen mit Bellmann-Strobl, Judith, Karger, Thomas, Erdmann-Reusch, Bianca und Behrens, Uta (2024): Die Ärztliche Begutachtung: Info Chronisches Fatigue Syndrom ME/CFS und Komorbiditäten – Begutachtung" auf https://www.springermedizin.de/emedpedia/detail/die-aerztliche-begutachtung/chronisches-fatigue-syndrom-me-cfs-und-komorbiditaeten-begutachtung?epediaDoi=10.1007%2F978-3-662-61937-7_108

[36] https://me-cfs.net/blog, zuletzt aufgerufen am 07.06.2024

[37] Zechert, Christian (2015): Eine Begutachtung steht an – welche Rechte habe ich?, in: Psychosoziale Umschau 012015 auf: https://psychiatrie-verlag.de/wp-content/uploads/2019/06/Begutachtung_Welche_Rechte_habe_ich_PSU_15-1.pdf, zuletzt aufgerufen am 13.09.21

[38] https://cfc.charite.de/klinische_studien/cfs_care/

[39] Raven, Charlotte M. (2023): Nicht noch ein Coaching-Buch, S. 184. Komplett-Media. München

[40] Kirchgeßner, David: „Selbstoptimierung und Life Coaches: Gefährlicher Trend oder doch zum Lachen?", auf https://www.swr.de/swr2/leben-und-gesellschaft/selbstoptimierung-und-life-coaches-gefaehrlich-oder-zum-lachen-100.html, zuletzt aufgerufen am 19.03.2024

[41] https://www.emodiversity.org/, zuletzt aufgerufen am 19.03.2024 sowie https://emotionen-info.de/2017/09/21/emodiversitaet/, zuletzt aufgerufen am 19.03.2024

[42] Huber, Linda vom SWR (2024): „Risiken der Achtsamkeit Krank durch Meditation?" auf https://www.tagesschau.de/investigativ/swr/meditation-risiken-nebenwirkungen-100.html, zuletzt aufgerufen am 19.03.2024

[43] Ebenda

[44] http://www.cfs-aktuell.de/index-Dateien/Goudsmit.pdf, zuletzt aufgerufen am 11.02.2024

[45] Goudsmit et al. (2011): „Pacing as a strategy to improve energy management in my-algic encepha-lomyelitis/chronic fatigue syndrome: a consensus document", Disability and Rehabilitation, doi: 10.3109/09638288.2011.635746 über
https://www.mecfs.de/was-ist-me-cfs/pacing/, zuletzt aufgerufen am 10.02.2024
[46] https://www.mecfs.de/was-ist-me-cfs/pacing/, zuletzt aufgerufen am 24.09.2024
[47] https://herzstiftung.de/ihre-herzgesundheit/anzeichen-fuer-herzprobleme-erkennen/welcher-puls-ist-normal, zuletzt aufgerufen am 15.08.2024
[48] https://www.mecfs.de/was-ist-me-cfs/pacing/, zuletzt aufgerufen am 24.09.2024
[49] Ebenda
[50] https://www.mecfs.de/was-ist-me-cfs/pacing/, zuletzt aufgerufen am 10.02.2024 sowie Manz, Marie-Hélène (2024): „Sauerstoffsättigung" auf www.praktischarzt.de/untersuchungen/blutuntersuchung/blutwerte/sauerstoffsaettigung/, zuletzt aufgerufen am 11.02.2024
[51] Ebenda
[52] Frederik, einer der Gründer des Programms, erklärt in der Podcastfolge https://podcasts.apple.com/us/podcast/episode-49-von-sauerstoff-und-pulsmessung-bis-zu-bewegung/id1669868570?i=1000638170599 im Detail, worauf zu achten ist.
[53] Das Essay ist unter dem link https://butyoudontlooksick.com/articles/written-by-christine/the-spoon-theory/ zu finden, zuletzt aufgerufen am 11.02.2024
[54] Prof. Dr. Simon (2023): „Post-Covid: Neue sportmedizinische Erkenntnisse. Inter-view mit Prof. Dr. Dr. Simon Teil 1" unter youtube.com/watch?v=LdkSdAOsfWg sowie
Prof. Dr. Simon (2023) „Post-Covid: Neue sportmedizinische Erkenntnisse. Interview mit Prof. Dr. Dr. Simon Teil 2" unter
https://www.youtube.com/watch?v=aro0lZD0nH4
[55] „Prof. Dr. Simon: „Post-Covid: Neue sportmedizinische Erkenntnisse. Interview mit Prof. Dr. Dr. Simon Teil 1" unter youtube.com/watch?v=LdkSdAOsfWg sowie „Post-Covid: Neue sportmedizinische Erkenntnisse. Interview mit Prof. Dr. Dr. Si-mon Teil 2" unter https://www.youtube.com/watch?v=aro0lZD0nH4
[56] https://www.mecfs.de/was-ist-me-cfs/pacing/, zuletzt aufgerufen am 10.02.2024

[57] Johnson, Courtney (2022): „Die Löffel-Theorie: Was ist das und wie kann sie chronischen Patienten helfen?" auf https://www.carenity.de/informationen-krankheit/magazin/ratschlage/die-loffeltheorie-was-ist-das-und-wie-kann-sie-chronischen-patienten-helfen-1040, zuletzt aufgerufen am 11.02.2024

[58] https://www.fasynation.de/pacing-bei-mecfs/, zuletzt aufgerufen am 11.02.2024

[59] https://www.smartments-business.de/blog/pomodoro-technik-konzentriertes-arbeiten (zuletzt aufgerufen am 14.09.2021)

[60] Prof. Dr. Simon: „Post-Covid: Neue sportmedizinische Erkenntnisse. Interview mit Prof. Dr. Dr. Simon Teil 1" unter youtube.com/watch?v=LdkSdAOsfWg sowie „Post-Covid: Neue sportmedizinische Erkenntnisse. Interview mit Prof. Dr. Dr. Simon Teil 2" unter https://www.youtube.com/watch?v=aro0lZD0nH4

[61] Ebenda

[62] https://www.me-cfs.net/images/aktuelles/aktuelles_2021/Adrenalin-und-M.E.pdf, zuletzt aufgerufen am 17.02.2024

[63] ebenda

[64] Dr. Wolf, Doris: „Gefahren der intensiven Nutzung von Smartphones", auf https://www.palverlag.de/gesundheitsrisiken-smartphone.html, zuletzt aufgerufen am 06.06.2024

[65] Cadeggianini, Georg „Gesundheitliche Schäden durchs Handy?", auf https://www.brigitte.de/gesund/gesundheit/smartphones--gesundheitliche-schaeden-durchs-handy--10160800.html, zuletzt aufgerufen am 06.06.2024

[66] Köppe, Julia: „Schlafstörungen und Handys Augen zu und durch", auf https://www.spiegel.de/gesundheit/diagnose/schlafstoerungen-die-gefahr-von-smartphones-und-handys-a-1120373.html, zuletzt aufgerufen am 06.06.2024

[67] N.N. „Handysucht: Welche Anzeichen es gibt, was Sie tun können" auf https://www.barmer.de/gesundheit-verstehen/psyche/sucht/handysucht-1058200, zuletzt aufgerufen am 06.06.2024

[68] Stadler, Silke und Funk, Miriam „Droge Handy - Handysucht: Kann das Smartphone abhängig machen?", auf https://www.lifeline.de/krankheiten/handysucht-id29598.html, zuletzt aufgerufen am 06.06.2024 und N.N.: „Smartphone-Sucht: Wie

viel Handy am Tag ist gesund?, auf „https://mobil-krankenkasse.de/wissen-gesundheit/sucht/smartphone-sucht.html, zuletzt aufgerufen am 06.06.2024

[69] https://mcas-hope.de/mcas/therapie/, zuletzt aufgerufen am 16.02.2024

[70] Jiménez, Juan Ramon (1987): Herz, stirb oder singe: Gedichte, spanisch und deutsch. Zürich: Diogenes Verlag; 16. Auflage.

[71] Stahlschmidt, Stephan: „Trauma – Was im Gehirn dabei passiert" auf http://posttraumatische-belastungsstoerung.com/trauma-was-im-gehirn-passiert, zuletzt aufgerufen am 25.02.2024

[72] Ebenda

[73] Eva Rudolf-Müller: „Thalamus" auf https://www.netdoktor.de/anatomie/gehirn/thalamus/, zuletzt aufgerufen am 25.02.2024

[74] Ebenda

[75] Vgl. Rost, Christine und Overkamp, Bettina (2018): Selbsthilfe bei posttraumatischen Symptomen: Übungen für Körper, Geist und Seele.S. 23/24, Paderborn: Junfermann
sowie
Heller, Laurence und Lapierre, Aline (2020): Entwicklungstrauma heilen: Alte Überlebensstrategien lösen, Selbstregulierung und Beziehungsfähigkeit stärken. S. 142/ 143. München: Kösel-Verlag, 7, Auflage
und https://malwina.coach/artikel/polyvagaltheorie/, zuletzt aufgerufen am 18.09.2021

[76] https://flexikon.doccheck.com/de/Autonomes_Nervensystem, zuletzt aufgerufen am 07.02.2024

[77] Rosenberg, Stanley (2019): Der Selbstheilungsnerv: So bringt der Vagus-Nerv Psyche und Körper ins Gleichgewicht. S. 216

[78] Sanchéz, Edith (2023): „Neuroplastizität und posttraumatischer Stress: Kann das Gehirn ein Trauma überwinden?" auf https://gedankenwelt.de/neuroplastizitaet-und-posttraumatischer-stress-kann-das-gehirn-ein-trauma-ueberwinden/, zuletzt aufgerufen am 23.02.2024

[79] Rieckmann, Peter: Wie Schlaganfall-Patienten die Neuroplastizität des Gehirns nutzen können, auf https://www.faz.net/asv/zukunft-der-neurologie/wie-schlaganfall-patienten-die-neuroplastizitaet-des-gehirns-nutzen-koennen-19279545.html, zuletzt aufgerufen am 23.02.2024

[80] Rost, Christine und Overkamp, Bettina (2018): Selbsthilfe bei posttraumatischen Symptomen: Übungen für Körper, Geist und Seele. S. 80/ 81. Paderborn: Junfermann

[81] https://www.lungeninformationsdienst.de/leben-mit-der-krankheit/atemschulung, zuletzt aufgerufen am 07.02.2024

[82] Heidenberger, Burkhard: „Atemübungen" auf https://www.zeitblueten.com/news/atemuebungen/, zuletzt aufgerufen am 08.02.2024

[83] https://www.fasynation.de/buteyko-atmung/, zuletzt aufgerufen am 08.02.2024

[84] Lienhard, Lars und Schmid, Fetzer, Ulla mit Dr. Cobb, Eric (2020): Neuronale Heilung. Riva Verlag, ein Imprint der Münchner Verlagsgruppe GmbH, S. 204

[85] Rost, Christine und Overkamp, Bettina (2018): Selbsthilfe bei posttraumatischen Symptomen: Übungen für Körper, Geist und Seele. S. 80/ 81

[86] Lienhard, Lars und Schmid, Fetzer, Ulla mit Dr. Cobb, Eric (2020): Neuronale Heilung. Riva Verlag, ein Imprint der Münchner Verlagsgruppe GmbH, S. 205/206

[87] Schiwarth, Eva: „Qi Gong: Bewegungen, die Körper und Geist harmonisieren", auf https://www.lifeline.de/therapien/qigong-id47121.html, zuletzt aktualisiert am 18.09.2021 und Reddemann, Luise (2007): Imagination als heilsame Kraft. Zur Behandlung von Traumafolgen mit ressourcenorientierten Verfahren, S. 97 bis 108. Stuttgart: Klett-Cotta. 7. Auflage.

[88] Härle, Dagmar (2017): „Traumasensitives Yoga als komplentärer Interventionsansatz zur Behandlung von komplexen Traumafolgestörungen" in „Trauma – Zeitschrift für Psychotraumatologie und ihre Anwendungen Jahrgang 2017/ Heft 3, Saint-Cyr, Sienna: „Traumasensibles Yoga", auf https://www.happiness.com/magazin/gesundheit/traumasensibles-yoga/

[89] https://www.neurologen-und-psychiater-im-netz.org/psychiatrie-psychosomatik-psychotherapie/therapie/entspannungsverfahren/progressive-muskelentspannung/ (zuletzt aufgerufen am 18.09.2021)

[90] https://www.neurologen-und-psychiater-im-netz.org/psychiatrie-psychosomatik-psychotherapie/therapie/entspannungsverfahren/autogenes-training/, zuletzt aufgerufen am 18.09.2021

[91] Reddemann, Luise (2007): Imagination als heilsame Kraft. Zur Behandlung von Traumafolgen mit ressourcenorientierten Verfahren, S. 92-96. Stuttgart: Klett-Cotta. 7. Auflage.

[92] Ebenda

[93] Mehr Informationen zu dieser Methode finden Sie u.a. bei Klinkusch, Julia (2020): „Klopftherapie: Welche Wirkung hat das Tappen?" auf https://www.praxisvita.de/klopftherapie-welche-wirkung-hat-das-tappen-18668.html, zuletzt aufgerufen am 19.09.2021

[94] Bambach, Stefan „Die 5-4-3-2-1-Regel" auf https://www.traumatherapie.de/users/bambach/hydratext.html, zuletzt aufgerufen am 15.09.2021)

[95] Ebenda

[96] Reddemann, Luise und Cornelia Dehner-Rau (2004): Trauma: Folgen erkennen, überwinden und an ihnen wachsen: Ein Übungsbuch für Körper und Seele. S. 134. Stuttgart: Trias; 3. Auflage

[97] Spangenberg, Ellen (2008): Dem Leben wieder trauen. Traumaheilung nach sexueller Gewalt, S. 55. Düsseldorf: Patmos.

[98] Ebenda, S. 175 bis 178

[99] Ebenda

[100] Fried, Erich (2015): Es ist was es ist: Liebesgedichte, Angstgedichte, Zorngedichte. Berlin: Verlag Klaus Wagenbach, 16. Auflage

[101] Reddemann, Luise (2007): Imagination als heilsame Kraft. Zur Behandlung von Traumafolgen mit ressourcenorientierten Verfahren. Seite 27. Stuttgart: Klett-Cotta. 7. Auflage.

[102] Spangenberg, Ellen (2008): Dem Leben wieder trauen. Traumaheilung nach sexueller Gewalt, S. 79. Düsseldorf: Patmos

[103] Diegelmann, Christa (2007): Trauma und Krise bewältigen. Hör-CD mit Texten, Übungen und Gedichten zur Ressourcenstärkung. Stuttgart: Klett-Cotta.

[104] Huber, Michaela (2006): Wege der Traumabehandlung. Trauma und Traumabehandlung, Teil 2, Seite 102-103. Paderborn: Junfermann. 3. Auflage

[105] Ebenda

[106] Reddemann, Luise (2007): Imagination als heilsame Kraft. Zur Behandlung von Traumafolgen mit ressourcenorientierten Verfahren, S. 33. Stuttgart: Klett-Cotta. 7. Auflage.

[107] Lionni, Leo (1967): Frederick

[108] Huber, Michaela (2007): Trauma und die Folgen. Trauma und Traumabehandlung, Teil 2, S. 95. Paderborn: Junfermann. 3. Auflage

[109] Striebel, Christine (2008): Schritt für Schritt ins Leben: Ein kompaktes Selbsthilfebuch für Menschen mit Dissoziativer Identitätsstörung und Zwischenformen, S. 163. Leipzig. Engelsdorfer Verlag

[110] Spangenberg, Ellen (2008): Dem Leben wieder trauen. Traumaheilung nach sexueller Gewalt, S. 78. Düsseldorf: Patmos.

[111] Diegelmann, Christa (2007): Trauma und Krise bewältigen. Hör-CD mit Texten, Übungen und Gedichten zur Ressourcenstärkung. Stuttgart: Klett-Cotta.

[112] Huber, Michaela (2006): Wege der Traumabehandlung. Trauma und Traumabehandlung, Teil 2, S. 97. Paderborn: Junfermann. 3. Auflage

[113] Vgl. Stangl, Werner (2021): „Täterintrojekte", im Online Lexikon für Psychologie und Pädagogik, auf https://lexikon.stangl.eu/10883/taeterintrojekte (zuletzt aufgerufen am 16.09.2021)

[114] Huber, Michaela (2005): Der innere Garten. Ein achtsamer Weg zur persönlichen Veränderung, S. 32-44. Paderborn. Junfermann. 3. Auflage.

[115] Ebenda

[116] Bickel, Margot (2005): „Wichtig", in: Wage zu träumen. Freiburg im Breisgau. Herder-Verlag

[117] Reddemann, Luise (2007): Imagination als heilsame Kraft. Zur Behandlung von Traumafolgen mit ressourcenorientierten Verfahren. S. 45. Stuttgart: Klett-Cotta. 7. Auflage.

[118] Ebenda

[119] Huber, Michaela (2015): Der geborgene Ort. Sicherheit und Beruhigung bei chronischem Stress. S. 43 bis 50 sowie auf der gleichnamigen CD. Paderborn: Junfermannsche Verlagsbuchhandlung

[120] Reddemann, Luise (2003): Imagination als heilsame Kraft. Zur Behandlung von Traumafolgen mit ressourcenorientierten Verfahren. S. 45. Stuttgart: Klett-Cotta. 7. Auflage.

[121] Sack, Martin: Schonende Traumatherapie: Ressourcenorientierte Behandlung von Traumafolgestörungen. S. 98/99. Stuttgart: Schattauer.

[122] Huber, Michaela (2006): Wege der Traumabehandlung. Trauma und Traumabehandlung, Teil 2. S. 106/ 107. Paderborn: Junfermann. 3. Auflage

[123] Zu finden in dem Buch und der dazugehörigen CD von Huber, Michaela (2005): Der innere Garten. Ein achtsamer Weg zur persönlichen Veränderung. S. 64 bis 68

[124] Huber, Michaela (2005): Der innere Garten. Ein achtsamer Weg zur persönlichen Veränderung. S. 84. Paderborn. Junfermann. 3. Auflage.

[125] Ebenda

[126] Diegelmann, Christa (2007): Trauma und Krise bewältigen. Hör-CD mit Texten, Übungen und Gedichten zur Ressourcenstärkung. Stuttgart: Klett-Cotta. Reddemann, Luise (2003): Imagination als heilsame Kraft. Stuttgart: Klett-Cotta, 7. Auflage.

[127] Huber, Michaela (2005): Der innere Garten. Ein achtsamer Weg zur persönlichen Veränderung. Übungen mit CD. S. 79 bis 84 und auf der gleichnamigen CD.

[128] Sack, Martin: Schonende Traumatherapie: Ressourcenorientierte Behandlung von Traumafolgestörungen. S. 100

[129] Diegelmann, Christa (2007): Trauma und Krise bewältigen. Hör-CD mit Texten, Übungen und Gedichten zur Ressourcenstärkung; Reddemann, Luise (2003): Imagination als heilsame Kraft.

[130] Huber, Michaela (2005): Der geborgene Ort. Sicherheit und Beruhigung bei chronischem Stress. S. 61 bis 67, Paderborn. Junfermann. 3. Auflage.

[131] Sack, Martin: Schonende Traumatherapie: Ressourcenorientierte Behandlung von Traumafolgestörungen. S. 99. Stuttgart: Schattauer.

[132] https://mehrentspannung.de/achtsamkeitsuebung-den-blickwinkel-aendern/

[133] Huber, Michaela (2005): Der innere Garten. Ein achtsamer Weg zur persönlichen Veränderung. S. 102 bis 105, Paderborn. Junfermann. 3. Auflage

[134] Schulz von Thun, Friedemann (2003): Miteinander reden, Band 3: Das "Innere Team" und situationsgerechte Kommunikation, S. 53-54, Reinbek bei Hamburg: Rororo

[135] Ebenda, S. 53-54

[136] Ebenda

[137] Holmes, Tom (2007): Reisen in die Innenwelt: Der Selbsterfahrungs-Guide in Bildern. München: Kösel-Verlag

[138] Heller, Jutta (2017): So bin ich stark: Gut aufgestellt mit dem inneren Team. München: Verlagsgruppe Random House GmbH

[139] Reddemann, Luise (2004): Dem inneren Kind begegnen. Stuttgart: Klett-Cotta.

[140] Reddemann, Luise (2007): Imagination als heilsame Kraft. Zur Behandlung von Traumafolgen mit ressourcenorientierten Verfahren, S. 81-88, Stuttgart: Klett-Cotta, 7. Auflage.

[141] Huber, Michaela (2006): Wege der Traumabehandlung. Trauma und Traumabehandlung, Teil 2, S. 121-124. Bei Huber, Michaela (2005): Der innere Garten. Ein achtsamer Weg zur persönlichen Veränderung, S. 70 bis 77 wird die die Imaginationsübung zur „Inneren Landkarte" näher erläutert. Auf der gleichnamigen CD ist die Übung enthalten.

[142] Huber, Michaela (2005): Der innere Garten. Ein achtsamer Weg zur persönlichen Veränderung. Seite 79-84

[143] Ebenda

[144] Ebenda

[145] Ebenda

[146] Reddemann, Luise (2007): Imagination als heilsame Kraft. Zur Behandlung von Traumafolgen mit ressourcenorientierten Verfahren, S. 51

[147] https://www.ludwig-ulrike.de/fileadmin/Ulrike-Ludwig/Dokumente/imaginationsuebungen_tipps_und_tricks.pdf

[148] Huber, Michaela (2006): Wege der Traumabehandlung. Trauma und Traumabehandlung, Teil 2, S. 96

[149] Ebenda

[150] Kahn, Gabriele (2010): Das Innere-Kinder-Retten. Sanfte Traumaverarbeitung bei Komplextraumatisierung. Gießen: Psychosozial-Verlag

[151] Huber, Michaela (2005): Der innere Garten. Ein achtsamer Weg zur persönlichen Veränderung, S. 32-44

[152] l Huber, Linda vom SWR (2024): „Risiken der Achtsamkeit Krank durch Meditation?" auf https://www.tagesschau.de/investigativ/swr/meditation-risiken-nebenwirkungen-100.html, zuletzt aufgerufen am 19.03.2024

[153] https://meditationsnerd.de/gefuehrte-meditation/, zuletzt aufgerufen am 09.02.2024

[154] Ebenda

[155] Rinpoche, Sogyal (2004): Das tibetische Buch vom Leben und vom Sterben. Ein Schlüssel zum tieferen Verständnis von Leben und Tod. Frankfurt: Fischer (Tb.), 5. Auflage. Das Gedicht wird jedoch oft auch der Songschreiberin, Sängerin, Schauspielerin und Autorin Portia Nelson: „Autobiografie in fünf Kapiteln" zugeschrieben.

[156] https://educalingo.com/de/dic-de/selbstachtung (zuletzt aufgerufen am 14.09.2021)

[157] Satir, Virginia (1978): Meine vielen Gesichter: Wer bin ich wirklich? München: Verlagsgruppe Random House, 18. neu ausgestattete Auflage 2020

[158] https://headletic.de/affirmationen-im-mentaltraining/, zuletzt aufgerufen am 26.02.2024

[159] https://digitales-institut.de/die-kraft-der-affirmationen-wie-positive-gedanken-dein-leben-veraendern-koennen/, zuletzt aufgerufen am 26.02.2024

[160] https://www.med.de/ratgeber/die-visualisierung-als-therapie-richtig-verstehen/, zuletzt aufgerufen am 08.03.2024

[161] http://www.visualisierung-ms.de/, zuletzt aufgerufen am 08.03.2024

[162] https://mentaltraining-to-go.ch/visualisieren-eine-der-haupttechniken-im-mentaltraining/, zuletzt aufgerufen am 22.03.2024

[163] https://neowake.de/visualisierung-mentaltraining/, zuletzt aufgerufen am 08.03.2024

[164] Striebel, Christine (2008): Schritt für Schritt ins Leben: Ein kompaktes Selbsthilfebuch für Menschen mit Dissoziativer Identitätsstörung und Zwischenformen. S. 136

[165] Ebenda

[166] Ebenda

[167] Ein Kinderbuch zu diesem Thema heißt: Apenrade, Susa und Cordes, Miriam (2011): Ich bin stark, ich sag laut Nein! So werden Kinder selbstbewusst. Würzburg: Arena Verlag GMBH

[168] Grün, Amseln und Robben, Ramona: Grenzen setzen – Grenzen achten. Damit Beziehungen gelingen – Spirituelle Impulse, 92-94. Freiburg im Breisgau: Verlag Herder

[169] Ebenda

[170] https://www.duden.de/rechtschreibung/Musze (zuletzt aufgerufen am 14.09.2021)

[171] Langer, Marcus, illustriert (2005): Wenn ich mein Leben noch einmal leben könnte. Mainz: Verlag Hermann Schmidt

[172] Spangenberg, Ellen (2008): Dem Leben wieder trauen. Traumaheilung nach sexueller Gewalt, S. 175-178

[173] Fried, Erich: „Meer", in Fried, Erich (2012): Gründe: Gedichte – Ausgewählt von Klaus Wagenbach. Berlin: Verlag Klaus Wagenbach. 14. neu ausgestattete und gesetzte Auflage

[174] Viele Inhalte stammen aus dem Buch von Spangenberg, Ellen (2008): Dem Leben wieder trauen. Traumaheilung nach sexueller Gewalt, S. 175-178

[175] https://einfachtaeglich.de/spiritualitaet/ (zuletzt aufgerufen am 14.09.2021)

[176] Ebenda

[177] Bernjus, Annette und Cavelius, Anna (2018): Waldbaden. Mit der heilenden Kraft der Natur sich selbst neu entdecken. München: mvg Verlag

[178] Kabat-Zinn, Jon (2019): Gesund durch Meditation: Das große Buch der Selbstheilung mit MBSR. München: Knaur Verlag, Taschenbuch-Neuauflage

[179] https://www.mindfulness.swiss/achtsamkeit/achtsamkeit, zuletzt aufgerufen am 13.09.2021

[180] Ebenda

181 https://bodymindtherapie.com/home/anleitung-achtsamkeit-durch-die-rosinenbung, zuletzt eingegeben am 06.02.2024

182 https://www.mbsr-verband.de/kurse/privatpersonen, zuletzt aufgerufen am 06.10.2021

183 https://www.einfachbewusst.de/2020/10/desiderata-max-ehrmann/, zuletzt aufgerufen am 14.09.2021

184 Baer, Udo & Frick-Baer, Gabriele (2000): Das große Buch der Gefühle. Weinheim und Basel: Beltz-Verlag. 4. Auflage

185 Die Ideen basieren auf der Website https://soulsweet.de/blog/gruebeln-stoppen/ sowie auf meinen eigenen Therapieerfahrungen

186 Boon, S. und weitere (2013): Traumabebedingte Dissoziation bewältigen. Ein Skills-Training für Klienten und ihre Therapeuten. S. 264

187 Baer, Udo & Fricke-Baer, Gabriele (2000): Das große Buch der Gefühle. S. 69

188 Boon, S. und weitere (2013): Traumabebedingte Dissoziation bewältigen. Ein Skills-Training für Klienten und ihre Therapeuten. S. 264.

189 Baer, Udo & Fricke-Baer, Gabriele (2000): Das große Buch der Gefühle. S. 75

190 https://www.eurapon.de/blog/erste-hilfe-massnahmen-bei-hyperventilieren, zuletzt aufgerufen am 15.09.2021

191 Boon, S. und weitere (2013): Traumabebedingte Dissoziation bewältigen. Ein Skills-Training für Klienten und ihre Therapeuten. S. 270

192 Ebenda

193 Baer, Udo & Frick-Baer, Gabriele (2000): Das große Buch der Gefühle. S. 202

194 Spangenberg, Ellen (2008): Dem Leben wieder trauen. Traumaheilung nach sexueller Gewalt. S. 90-91

195 Domin, Hilde (1999): Der Baum blüht trotzdem, S. 11. Frankfurt am Main: C.S. Fischer Verlag GmbH, 6. Auflage.

196 Ebenda

197 Spangenberg, Ellen (2008): Dem Leben wieder trauen. Traumaheilung nach sexueller Gewalt. S. 130

198 Boon, S. und weitere (2013): Traumabebedingte Dissoziation bewältigen. Ein Skills-Training für Klienten und ihre Therapeuten. S. 258

[199] Ebenda, S. 259

[200] Ebenda, S. 253

[201] Spangenberg, Ellen (2008): Dem Leben wieder trauen. Traumaheilung nach sexueller Gewalt. S. 126

[202] „"Scham in der Pflege", auf https://www.zqp.de/thema/scham-pflege/, zuletzt aufgerufen am 12.08.2024

[203] Spangenberg, Ellen (2008): Dem Leben wieder trauen. Traumaheilung nach sexueller Gewalt. S. 42

[204] Ebenda, S. 49/50

[205] Spangenberg, Ellen (2008): Dem Leben wieder trauen. Traumaheilung nach sexueller Gewalt. S. 157-161

[206] Petrus Ceelen war ein belgischer Geistlicher, Psychotherapeuten und Autor, geboren am 11.2.1943. Er arbeitete als Gefangenenseelsorger und war von 1992 bis 2005 in der Betreuung von Aidskranken in Stuttgart tätig. Siehe https://www.deutschelyrik.de/manche-wissen-nicht-1797.html, zuletzt aufgerufen am 15.09.2021

[207] https://www.ndr.de/ratgeber/gesundheit/Fructoseintoleranz-Symptome-und-Behandlung,fruktoseintoleranz100.html, zuletzt aufgerufen am 13.02.2024

[208] Menzel, Stefanie (2024): Histaminintoleranz: Ein Großteil der Patienten profitiert von vier Maßnahmen, auf https://www.medical-tribune.de/medizin-und-forschung/artikel/ein-grossteil-der-patienten-profitiert-von-vier-massnahmen

[209] SIGHI (2023): „Lebensmittel-Verträglichkeitsliste-Histamin" auf https://www.mastzellaktivierung.info/downloads/foodlist/11_FoodList_DE_alphabetisch_mitKat.pdf, zuletzt aufgerufen am 12.08.2024

[210] https://www.baliza.de/apps/histamin.html, zuletzt aufgerufen am 12.08.2024

[211] https://deine-ernaehrung.de/gruendliches-kauen/, zuletzt aufgerufen am 14.02.2024

[212] https://medlexi.de/Leaky-Gut-Syndrom, zuletzt aufgerufen am 13.02.2024

[213] https://www.fasynation.de/das-leaky-gut-syndrom-ursachen-symptome-und-behandlung/, zuletzt aufgerufen am 13.02.2024

214 Mikula, Tobias: „Amalgam-Zahnfüllungen: So gefährlich sind sie wirklich", auf: https://dentalwissen.com/amalgamfuellung/, zuletzt aufgerufen am 13.02.2024

215 Remus, Daniela: „Amalgam für Zahnfüllungen: Was dafür und was dagegen spricht", auf https://www.br.de/nachrichten/wissen/amalgam-fuer-zahnfuellungen-was-spricht-dafuer-was-spricht-dagegen,TpAaJE5, zuletzt aufgerufen am 13.02.2024

216 https://www.medizinius.de/ernahrung-und-diat/mikronaehrstofftherapie/, zuletzt aufgerufen am 13.02.2024

217 Ebenda

218 https://www.schmerztherapie-hochrhein.de/schmerzpraxis/komplementaere-verfahren/low-dose-naltrexon-ldn/, zuletzt aufgerufen am 14.02.2024

219 https://www.doccheck.com/de/detail/articles/39683-long-covid-und-me-cfs-drei-einfache-therapien, zuletzt aufgerufen am 14.02.2024

220 https://www.schmerztherapie-hochrhein.de/schmerzpraxis/komplementaere-verfahren/low-dose-naltrexon-ldn/, zuletzt aufgerufen am 14.02.2024

221 https://www.schmerztherapie-hochrhein.de/schmerzpraxis/komplementaere-verfahren/low-dose-abilify-aripiprazol/?L=0, zuletzt aufgerufen am 14.02.2024

222 Charité Berlin: Empfehlungen für die Behandlung von Patienten mit schwerem postinfektiösem/ Post-COVID-19 Chronic Fatigue Syndrome (ME/CFS) (G93.3G)

223 https://www.mikroimmuntherapie.com/, zuletzt aufgerufen am 02.03.2024

224 Dr. med. Kermani, Hamid (2012): Naturheilkundliche Therapie chronischer Virusinfekte am Beispiel der Epstein-Barr-Infektion, auf https://www.semmelweis.de/images/downloads/SANUM-Post/99/99_kermani_ebv.pdf, zuletzt aufgerufen am 02.03.2024

225 https://www.praxis-breitenberger.de/ratgeber/stress/nebennierenschwaeche/, zuletzt aufgerufen am 17.02.2024

226 Siehe https://www.klinik-st-georg.de/pregnenolon-das-grossmutterhormon/, zuletzt aufgerufen am 23.07.2024

227 Siehe https://www.klinik-st-georg.de/pregnenolon-das-grossmutterhormon/, zuletzt aufgerufen am 23.07.2024

228 https://www.hormonzentrum-an-der-oper.de/files/ratgeber/Pregnenolon-Hormonzentrum-an-der-Oper.pdf, zuletzt aufgerufen am 23.07.2024

[229] https://fasynation.letscast.fm/episode/basiswissen-entgiftung-als-wichtigen-therapie-baustein-bei-me-cfs-ep-48, zuletzt aufgerufen am 14.02.2024

[230] https://www.hashimoto-info.de/hpu-kpu.html, zuletzt aufgerufen am 14.02.2024

[231] https://arminlabs.com/de/tests/toxiplex, zuletzt aufgerufen am 15.02.2024

[232] https://www.mito-medizin.de/, zuletzt aufgerufen am 15.02.2024

[233] https://coimbraprotokoll.de/coimbra/, zuletzt aufgerufen am 14.02.2024

[234] https://globalnews.ca/news/10284735/long-covid-nicotine-patches-what-to-know/, zuletzt aufgerufen am 15.02.2024

[235] https://www.ncbi.nlm.nih.gov/pmc/articles/PMC9046673/

[236] https://www.buffalo.edu/news/releases/2023/01/002.html, zuletzt aufgerufen am 23.07.2024

[237] https://michael-nehls.de/infos/lithium/, zuletzt aufgerufen am 23.07.2024

[238] Fischer, Lorenz; Barop, Hans, Ludin, Sabina Maria Ludin und Schaible, Hans-Georg (2021): Regulation of acute reflectory hyperinflammation in viral and other diseases by means of stellate ganglion block. A conceptual view with a focus on Covid-19, auf: https://pubmed.ncbi.nlm.nih.gov/34894589/, zuletzt aufgerufen am 31.07.2024 sowie CW/ Ärzteblatt (2022): Stellatumblockade als neuer Ansatz bei Long COVID denkbar, auf https://www.aerzteblatt.de/nachrichten/130981/Stellatumblockade-als-neuer-Ansatz-bei-Long-COVID-denkbar, zuletzt aufgerufen am 31.07.2024 sowie Liu, Luke D. Liu und Duricka, Deborah L.(2022): Stellate ganglion block reduces symptoms of Long COVID: A case series auf https://www.ncbi.nlm.nih.gov/pmc/articles/PMC8653406/, zuletzt aufgerufen am 31.07.2024

[239] RME/ Ärzteblatt (2016): Wie Ketamin Depressionen behebt, auf: https://www.aerzteblatt.de/nachrichten/66592/Wie-Ketamin-Depressionen-behebt, zuletzt aufgerufen am 31.07.2024 sowie

[240] Jaksch, Wolfgang, Likar, Rudolf, Aigner, Martin (2018): Ketamin: Einsatz bei chronischen Schmerzen und Depression, in der Wiener Medizinischen Wochenzeitschrift, auf https://link.springer.com/article/10.1007/s10354-019-0695-x, zuletzt aufgerufen am 31.07.2024

[241] Akinosoglou, Karolina und andere (2021): Ketamine in COVID-19 patients: Thinking out of the box, auf: https://www.ncbi.nlm.nih.gov/pmc/articles/PMC7753268/, zuletzt aufgerufen am 31.07.2024

[242] Berman, Joel (2024): Süchtig nach Ketamin:Ein ziemlich neues Leben, auf: https://taz.de/Suechtig-nach-Ketamin/!5998069/, zuletzt aufgerufen am 31.07.2024

[243] Kuklinski, Bodo (2018): Das HWS-Trauma – Ursachen, Diagnose und Therapie, Bielefeld: Aurum in J. Kamphausen Mediengruppe GmbH, 9. Auflage und

[244] www.koerperwerk-suedbaden.de/hws-instabilitaet, zuletzt aufgerufen am 29.04.2024

[245] histafit.de/instabile-halswirbelsaeule-und-histamin-intoleranz, zuletzt aufgerufen am 29.04.2024

[246] Ebenda

[247] Frischke, Sarah (2024): „ME/CFS, Long Covid und der Koalitionsvertrag" auf https://www.lebenmitmecfs.de/2024/05/mecfs-long-covid-und-der.html, zuletzt aufgerufen am 13.08.2024

[248] Eger, Edith Eva (2018): Ich bin hier, und alles ist jetzt: Warum wir uns jederzeit für die Freiheit entscheiden können. München: Random House GmbH

[249] Lee Cori, Jasmin (2015): Das große Trauma-Selbsthilfebuch: Symptome verstehen und zurück ins Leben finden. S. 137/ 138.

[250] Bickel, Margot (2005): „Wichtig", in: Wage zu träumen. Freiburg im Breisgau. Herder-Verlag

Weiterführende und hilfreiche Literatur finden Sie zudem in den einzelnen Kapiteln.